陆氏中医临床实用丛书

# 陆氏中医诊治验方

## （修订本）

主编　陆鹏飞　宋月英

编委　陆拥玲　陆拥均　陆拥护　陆拥荣
　　　徐怀成　许先进　戚　慧　马振波
　　　徐福坤　许　潇　陆一朝　马　珍
　　　陆一康　许　亮

中医古籍出版社

**图书在版编目（CIP）数据**

陆氏中医诊治验方/陆鹏飞，宋月英主编. ——修订本. －北京：中医古籍出版社，2016.1

（陆氏中医临床实用丛书）

ISBN 978－7－5152－1079－7

Ⅰ.①陆… Ⅱ.①陆…②宋… Ⅲ.①验方－汇编 Ⅳ.①R289.5

中国版本图书馆 CIP 数据核字（2015）第 275616 号

**陆氏中医临床实用丛书**

陆氏中医诊治验方

主编　陆鹏飞　宋月英

---

责任编辑　张　磊

封面设计　陈　娟

出版发行　中医古籍出版社

社　　址　北京东直门内南小街 16 号（100700）

印　　刷　三河市华东印刷有限公司

开　　本　787mm×1092mm　1/16

印　　张　17.5

字　　数　350 千字

版　　次　2016 年 1 月第 2 版　2016 年 1 月第 2 次印刷

印　　数　0001~1500 册

ISBN 978－7－5152－1079－7

定　　价　40.00 元

# 作 者 简 介

陆鹏飞，出生于1937年。出身陆氏九代中医世家，自幼酷爱中医。曾发表《不通则痛，不通则病》《针灸治百病妙在手法》《草方治大病关键是对症》《针灸治中风越早越好》《中药炮制，妙在火候》《三分治病，七分调养》等论文八十余篇。

陆氏主张除病痛要着眼于人身整体和生活各个方面，擅调脏腑气血与阴阳表里之机，则疗效更佳。根据体质不同，病因有异，辨证求因，审因论治，治病当求其本，标本皆治，因而疗效突出。

陆氏主张除病痛应根据病情采取多种疗法，如针灸、中药、食疗、足疗、脐疗、浴疗、肛疗、按摩推拿、刮痧、拔罐等多元疗法，临床疗效显著，治愈率高。

陆氏主张除病痛应以预防为主。节生冷、辛辣、酒，忌暴饮暴食，以保胃气；戒郁怒以保肝气；节情欲，谨房事以保肾气；戒烟毒，防风寒以保肺气；宁心神和七情以保心气；心情坦荡，无忧无虑，不伤神气。

陆氏主张，人人都得学点医，学医能够健身体。中医医学文化是人类的生活文化、健康文化、生命文化，博大精深，为了养生、优生、延年益寿，人人都得学。

# 内 容 简 介

　　《陆氏中医诊治验方》是陆氏家族几代人临床诊断、治疗医案总结，用中西医通用语言编写而成。本书共分十二章：内科、外科、妇产科、男性科、儿科、皮肤科、耳鼻喉科、眼科、口腔科、肿瘤科、发热、疑难杂症验方。

　　本书以中西医通用白话文叙述病症名称、诊断要点、治疗方法、组方内容、炮制和服用方法、病例治疗回访，只要能辨证、对病下药，确保效佳。是一部中医临床、诊断、治疗、家庭保健用书和医者参考书。

# 编 者 前 言

　　取古今中医诊治精华，经过几代人的反复临床实践，将五十年的临床医案反复整理写成此书，今奉献给广大中医诊治爱好者、钻研者，奉献给人类的健康事业。

　　陆氏中医世家，临床诊断医案很多，由于年代久远，损失一大部分，尤其文革毁烧最多。有些残缺不齐，虽经搜求整理，仍不尽如人意，辜负了祖辈的心愿，对祖辈的遗愿甚感抱歉内疚。

　　祖辈待病人如亲人，望闻问切详细了解病情、虚实寒热、阴阳表里，精益求精治疗病症。主张除病痛，要着眼于人身整体，擅调脏腑气血与阴阳表里之机，则疗效更佳。体质不同，病因有异，辨证求因，审因论治，治病当求其本，标本皆治，因而疗效突出，病者早日康复。

　　祖辈治病采取多元疗法，如食疗、针灸、中药、内服、外用、刮痧、足疗、脐疗、浴疗、局部疗、按摩推拿、牵引、拔罐等。因而疗效显著，治愈率高。

　　祖辈炮制中药采取一次炮制法，一剂中药一次把水加足，够三次服用。头煎加水约3000毫升，煎沸后文火煎约40分钟，取一碗慢慢品尝喝下。二煎不加水，煮开上气即可，取一碗喝。三煎如二煎。三煎服完，再加3000毫升水在药渣里煮开，将水滤出作下剂药水用，以此类推。服药于饭前30分钟，饭后须两小时。

　　中药炮制里面有学问，先煎、后下、烊化、冲服各有不同。如石决明、附子、生龙骨、生牡蛎、磁石、紫石英、龟甲、鳖甲等，须先煎一小时；木香、薄荷、泽漆须后下；鹿角胶、龟胶、阿胶等须单独烊化；三七粉、珍珠粉、琥珀粉等须冲服。服药应趁热慢慢品尝喝，不能一气下胃，会引起反胃，造成浪费。祖辈讲：服药有学问，宁叫口中苦，不使胃难受，嘴难受多咽唾液即缓解。

　　陆氏医训十二字诀：

　　厚医德、除病痛、谈健康、研益寿。

　　医者应有丰富的诊治知识，精益求精、勤朴忠厚的医疗道德，待病人如亲人的忠诚态度。

　　人活百岁，健康是关键，健康是生存的本钱，是财富的源泉，是幸福快乐的基础。人的健康形成有三个原因：一是遗传基因，二是环境影响，三是生活习惯。要想健康，首先从个人做起，学会养生之道、保养方法，可使后代健康聪明。

　　精气血脉是人体生命活动的物质基础，精气的盛衰直接影响人体生命力的强弱及生命过程的长短。精血充实，则生命力旺盛，健康少病或无病。精血不足则生命力弱，体虚多病，早衰短寿。因此，养生必先保精血，增强生命力，延长生命活动过程，从而达到养生延年的目的。

陆氏健康十八字诀：

管好嘴，练好腿，气血通，阴阳平，免疫高，百岁壮。

健康益寿，长命百岁，要做到下述十个方面：

一是宁心神：心为君主之官，心静神安，相火安宁，少耗精血，安眠香睡。

二是和七情：七情不和消耗精血，气极伤肝，悲哀伤心，惊吓伤肾，食大伤胃，风寒伤肺，咸大伤血，虑多伤神。

三是适劳逸：过度操作劳累，耗伤精血，损伤筋骨及大脑，衰老身心，减少寿命。过度的休闲产生肥胖，影响健康。

四是节情欲：疲劳、暴食、醉酒、生病等，切忌房事，无节制地纵欲消耗精血，损伤身体，使生命力减退，加速衰老，减少寿命。

五是除嗜好：吃、喝、嫖、赌、抽五毒俱全不可救也。大吃大喝，暴饮暴食伤脾胃，喝酒先伤胃后伤肝，最后伤肾；嫖女子伤精血；赌博伤神；抽烟伤肺；吸大烟吸毒短寿。

六是保环境：生存必须有良好的环境。污染、噪音、菌毒均影响人的寿命。

七是食欲均衡：脂肪、蛋白、维生素、微量元素等必须合理吸收，不能贪精食去粗食，营养不均衡易染疾病，减少寿命。

八是勤运动：生命在于运动，饭后百步走，活到九十九，持之以恒的锻炼有利于健康长寿。

九是防疾病：养病如养虎，有病要及时治疗，治疗越早越好，消灭在萌芽状态更好。

十是慎药石：有病不能乱用药，有些药物副作用很大，必须在医生指导下服药，即使是补药也不能乱服，乱服伤身。

三分治病，七分调养，调养滋补很关键。药物治疗和生活上协调配合是治愈疾病早日康复的关键。治病忌口是有医学道理的，是治愈疾病最关键因素。如：肝病禁辛，心病禁咸，脾病禁酸，肺病禁苦，肾病禁甘，水肿病禁盐，腹泻病禁重油，风寒湿痰禁油腻厚味，疮疾炎症忌荤腥、辛辣。食物与药物一样有寒、热、温、凉之四气，酸、甘、辛、苦、咸之五味。所以从本质上讲，食物就是药物，食物同样可以起到治疗作用，也同样有宜用范围和禁忌。食物有寒热补泻的作用，病体亦有虚实、寒热之异。食物之性必须与疾病的属性相适应，否则就应禁忌。如疾病虚寒再食用寒性食物，则会加重病情；如病性大热，再进食热性食品，则无异火上浇油。

食性要与天时气候相适应，用凉远凉，用寒远寒，用温远温，用热远热，食宜同法，假者反之，此其道也。意思是讲用药用食要讲究天时气候，寒冷季节少用寒凉药物，温热季节少用温热药物，饮食忌口亦与之同理。秋季因气候干燥，宜防燥伤阴，要忌用葱、姜、辣椒、胡椒、花椒等温燥之品。因为食物与药物一样具有不同的性味，当一起采用时，亦有相克、相畏、相杀之关系，所以药物与食物，药物与药物，食物与食物之间都存在禁忌。人参不能与萝卜同吃，其道理：人参味甘微温，补气强壮之药；萝卜味辛性凉，为下气泄气之品，能耗损正气，故服人参不能吃萝卜，否则抵消药效。又如菠菜不能与鳝鱼同食，鳝鱼味甘，大温补中益气，除腹中冷气，菠菜性干冷而滑，下气润燥，性味功能皆不协调；鳝鱼多脂，菠菜冷滑，同食会致腹泻。虾忌猪肉，鲫鱼忌猪肝，牛肉忌红糖、栗子，狗肉忌茶，鸡肉忌鲤鱼，豆腐忌菠菜等，都不能搭配食用。因此忌口是有翔实的科学依据的，一定要充分认识忌口，科学运用于疾病治疗和日常生活饮食中，无疑会对健康长寿大有帮助。

病人服药治疗期间，要选择与药物相宜的食物，而忌用与药物有不良反应的饮食，如服用中药时忌油腻、大荤、腥膻、烟酒、辛辣、异味之物。如果是温经暖胃的中药，需要忌生冷、豆类，特别是绿豆。如果是凉血止血方药，应忌羊、牛、狗之肉类。此外还需注意食物与药物互相拮抗的作用。如人参、熟地忌萝卜，麦冬忌木耳，天门冬忌鲤鱼，茯苓忌醋，白术忌桃、李、大蒜，甘草、黄连、桔梗、乌梅四药忌猪肉，薄荷忌蟹肉，补骨脂、何首乌忌诸血等等。

陆氏中医中药使用禁忌：

川乌、草乌、附子禁忌与半夏、瓜蒌、瓜蒌仁、瓜蒌皮、天花粉、白蔹、贝母、犀角同用。

藜芦禁忌与白芍、赤芍、芍药、杭芍、细辛、人参、沙参、玄参、丹参、苦参同用。

甘草禁忌与大戟、芫花、甘遂、海藻同用。

人参禁忌与五灵脂、皂荚同用。

硫黄禁忌与朴硝同用。

水银禁忌与砒霜同用。

狼毒禁忌与密陀僧同用。

巴豆禁忌与牵牛同用。

丁香禁忌与郁金同用。

牙硝禁忌与三棱同用。

肉桂禁忌与赤石脂同用。

中医医学文化，是人类生活文化、是健康文化、是生命文化，确实博大精深，由于水平有限，编写时间长，资料多，难免有不当之处，望请医学界专家学者批评指正，以便修改。

# 目 录

# 第一章 内 科

## （一）呼吸系统疾病

### 1. 感冒

感冒是由多种病毒引起的最常见的呼吸道传染病，以喷嚏、鼻塞、流涕、咽喉痛痒、咳嗽等上呼吸道炎症为主要特征。起病较缓，全身病状较轻。感冒一年四季均可发生，但以冬季为多见，气候突变受凉或过度疲劳为本病诱因。感冒由风寒、风热引起，故治疗原则上，风寒用辛温发汗，风热用辛凉消解。

流行性感冒简称流感，是流行性感冒病毒引起的急性呼吸道传染病，临床上发病急，病状复杂，有较强的传染性。治宜清热解毒，发汗解表。

（1）陆氏祛风热汤：主治咽喉红肿，目赤发热，咳嗽，黄痰，风热型感冒。板蓝根、金银花、连翘各 30 克，荆芥、生甘草、桔梗、杏仁、山豆根各 10 克。水煎服。

（2）陆氏祛风寒汤：主治恶寒发热，头痛鼻塞，喷多，流涕，无汗，咳嗽，痰多，风寒感冒。豆豉、紫苏叶、生姜各 10 克，麻黄 6 克，辛夷、杏仁、桔梗各 10 克。水煎服。

（3）陆氏解邪汤：主治风寒风热之邪外袭无汗体弱者。葛根、连翘各 15 克，白芷、浙贝母各 12 克，辛夷 10 克，板蓝根 30 克。热重无汗加荆芥 12 克，体弱者加南沙参 25 克，咳重者加杏仁 12 克，咳而喉干者加川贝 6 克，湿重者加车前草 15 克。水煎服。

（4）解表清理汤：主治内伤房事，表邪侵袭者、外感风热者。生石膏、葛根各 15 克，黄芩、黄连、黄柏、麻黄各 6 克，山栀 10 克。水煎服。

（5）解痛汤：发汗解表，清热解毒。主治流行性感冒，外感邪疫病毒者。青蒿 6 克，银柴胡、桔梗、黄芩、连翘、金银花、板蓝根各 12 克。头痛全身骨节痛，加桑枝 20 克，葛根 30 克，荆芥子 12 克；恶寒不渴，舌苔白腻，加草果 6 克；高热不退者加生石膏 30 克；上焦热盛有痰、喘者加青天葵 10 克，桑白皮 12 克，天竹黄 2 克，川贝 3 克冲服；咽喉扁桃体肿大者加马勃 6 克、山豆根 10 克；饮食欠佳者加山楂 12 克；体弱加党参 15 克，桑寄生 30 克。水煎服，4 剂即愈。

（6）风寒解表汤：解表祛风，散寒止痛。主治风寒感冒。葛根 15 克、白芷、辛夷各 10 克。咳嗽者加川贝母。水煎服。

（7）祛热感汤：祛风清热。主治风热感冒。鸭舌草 30 克，连翘 15 克，金银花、板蓝根、桔梗、甘草各 10 克。水煎服。

（8）祛热解毒汤：清热解毒。主治外感高热，头咽痛。白蚤休、大青叶、板蓝根、射干各 30 克，连翘 20 克，黄芩 10 克。水煎服。3 剂即愈。

（9）陆氏板七汤：清热解毒。主治病毒性上呼吸道感染。小儿酌减。板蓝根、七叶一枝花各 15 克，荆芥穗、射干各 10 克。水煎服。

（10）解湿火汤：主治感冒日久之气虚血弱，营运失调，内蕴湿火出黄汗者。白芷 10 克，黄柏 6 克（淡盐炒黑），黄芪、炒姜炭、白芍各 15 克。加水 2000 毫升，煎沸后文火煎 30 分即可，二煎不加水煎沸即可服。

（11）补肾祛邪汤：治肾虚型感冒，受风寒之邪，男女房事不节，症见头昏，目眩疼痛，疲乏，腰脊酸软无力，寒热不扬，烦躁少寝，舌淡嫩苔白，脉虚浮、无力。羌活、独活、生姜各 5 克，防风 6 克，桑枝、法半夏、陈皮各 10 克，桑寄生、炒干地黄各 15 克，茯苓 15 克，细辛 3 克，甘草 4 克。水煎服。腰背痛者加杜仲 15 克，熟附片 10 克。服 4 剂即愈。

（12）止咳清热汤：治感冒初起引起发热喘咳，抽搐烦躁，面色青白，两额汗出，口角微搐，鼻煽唇绀，腹胀，稀便每日两次，四肢冷，脉数，舌黯红，苔白厚。桂枝、白芍、厚朴、杏仁各 10 克，竹叶 15 克，蜈蚣 3 条，大枣 5 枚，生姜 3 片。水煎服。风热感冒者可减桂枝用量至 5 克。4 剂见效，8 剂即愈。

（13）补脾祛感汤：治感冒时邪，鼻流清涕，咽痛，咳嗽或伴恶心，大便稀，或发热恶寒，舌苔白薄或微黄，脉浮缓。苏叶、防风、苍术、薄荷、荆芥、黄芪、藿香各 10 克，金银花 15 克，甘草 3 克。咽喉痛者加桔梗 10 克，白僵蚕 6 克；咳嗽痰多稠者加浙贝母 10 克，清稀者加半夏 6 克、陈皮 10 克；头痛者加白芷、川芎各 10 克；夏季感冒，恶寒无汗加香薷 6 克；口渴汗出，小便短数者加滑石 15 克，石膏 20 克，荷叶 10 克。服 6 剂即愈。

（14）止咳祛热汤：治小儿感冒发热 39.6℃，发热头痛，咳嗽频作，气促，呕吐，不思食，舌尖红，脉细数。北沙参 10 克，金银花 8 克，野菊花、黄芩、前胡各 8 克，薄荷 3 克，甘草 2 克。4 剂热退，8 剂痊愈。成人用量可加大，即：南北沙参各 15 克，金银花 20 克，菊花 10 克，薄荷 6 克，杏仁 10 克，甘草 4 克。

（15）解毒清热汤：治流行感冒、病毒性感冒，高热低热均可服用，突然高热 41℃，头痛，周身烦痛，后背麻冷，肢倦乏力。金银花、连翘、菊花各 30 克，桑叶 20 克，薄荷、甘草、黄芩、蝉蜕各 15 克，柴胡 10 克，芦根、生石膏、滑石各 20～30 克。咳嗽者加前胡、杏仁各 15 克，橘红 20 克。痰多加川贝 10～15 克，海浮石 20～30 克。一般 4 剂即愈。

以上感冒处方制作服用：采用一次炮制法，即加清水 2000～3000 毫升，煎沸后，文火煎 30 分钟即服，二渣不加水煮沸即服，三渣煎沸不加水即服，每日一剂。早、中、晚饭前 30 分钟服，饭后 60 分钟服。禁烟酒、荤腥食品。

（16）陆氏外感汤：主治风寒、风热之邪外袭之感冒。葛根 15 克，白芷、浙贝母各 12 克，辛夷 10 克，连翘 15 克，板蓝根 30 克。热重无汗加荆芥 12 克；体弱者加沙参 25 克；咳嗽重加杏仁 12 克；咳而咽痛者，浙贝母改为川贝母 10 克（冲服）；感冒夹湿重加白芷、车前草各 15 克。水煎，每日一剂，分三次服。临床治疗 288 例，4 日痊愈 145 例，8 日痊愈 143 例，治愈率 100%。

（17）陆氏四黄汤：主治外感温热，内伤房事，表里邪袭之感冒。石某，32 岁，工人。工地劳动被水淋湿，回家后又用冷水冲洗，休息时即行房事，当夜感身沉体酸，全身疼痛，晨起畏寒发热，口苦口干，呕吐两次。面赤、目红、头痛，不得汗出。曾去医院用感冒药和抗生素治疗，效果不显。身乏，体温升高到 39℃，故来求中医治疗。脉弦数，舌淡、苔白带黄。证属外感温热，内伤房事，表里邪袭感冒。治宜解表清里，泻火解毒。黄连、黄柏、黄芩、麻黄各 8 克，生石膏 20 克，葛根 15 克，山栀 10 克。水煎，每日一剂，分三次服。两剂体温正常，头痛大减，全身舒服，已能进食安睡，再进两剂，诸症皆除。

（18）陆氏清热解毒汤：主治流行性感冒，外感时疫邪毒。王某，男，36 岁，工人。突然高热 40℃，头痛，全身骨节痛，咳喘有痰，咽痛、扁桃肿大，纳呆，体弱，脉洪滑，舌淡苔黄。证属外感时疫邪毒。治宜发汗解表，清热解毒。桑枝 20 克，葛根、桑寄生、生石膏各 30 克，荆芥子、银柴胡、桔梗、黄芩、连翘、金银花、板蓝根、桑白皮、天竹黄、苍术、党参各 15 克，青蒿 8 克。水煎，每日一剂，分三次服。临床治疗 68 例，三剂见效，六剂病去康复。

忌口与食疗（各种感冒）：

（1）流行性感冒禁忌油腻、厚味及补益之品，如参类、桂圆、荔枝、枸杞子、甲鱼、燕窝、酸性食品及饮料。膻腥异味、驴肉忌荆芥及河豚、无鳞鱼、蟹，苏叶忌鲤鱼，薄荷忌蟹肉，桔梗禁猪肉。

（2）风热型感冒忌辛辣助热动火食品，如辣椒、胡椒、花椒、生姜、韭、葱、桂皮、茴香、羊肉、狗肉、牛肉、鸡肉以及烟酒。

（3）风寒型感冒忌用寒凉，如猪肉、银耳、柿子、西瓜、荸荠等。感冒是由外邪侵袭人体肌表而引起，治疗总以驱邪外出为是，故凡有碍驱邪的食物均应忌口。平时一直服用补益剂者，感冒期间也应停服，必待邪净病愈方可补养。

2. 咳嗽

咳嗽的治疗首先辨外感与内伤，然后选方疗药。治宜温化痰湿，敛阴润肺，活血去痰，清热凉血，益阴润燥。

（1）陆氏苏麦汤：化痰止咳，适用于各类咳嗽，包括风寒、风热之咳嗽，以及阴虚劳伤的干咳。苏叶、麦门冬、天竺子各 10 克，杏仁 12 克，半夏 15 克，甘草 5 克，乌梅 30 克，生姜 2 片。

如系外感寒邪，可重用苏叶、生姜；如为寒饮，可去生姜换干姜，亦可加入细辛；如外感温邪，则去苏叶换苏梗，去生姜加入金银花或夏枯草；如内伤干咳，以苏梗代苏叶，重用乌梅、天竺子。

加入清水 2500 毫升，煎沸后文火煎 30 分钟，二煎、三煎煎沸即可，不要加水，每日三次，每日一剂，8 剂即愈。禁烟酒、荤腥食品。

（2）化痰汤：温化痰湿，敛阴润肺。用治咳嗽日久，气喘痰稠或痰中带血。蜜炙款冬花、法半夏、广陈皮各 10 克，五味子、茯苓、桑白皮、炒侧柏叶各 6 克。

清水 2500 毫升，煎沸后文火煎 30 分钟，二煎、三煎不加水煮沸即可，每日一剂，分三次服用。禁烟、酒、荤腥食品。

（3）活血祛痰汤：活血去痰。主治日久顽咳，面色灰黯，胸闷痛，夜咳尤剧，痰稠黏难咯。桃仁、当归、杏仁、麻黄、苏子、葶苈子各 10 克，紫菀 15 克，石膏、冬瓜仁各 30 克，甘草 5 克。

清水 3000 毫升，煎沸文火 30 分钟，二煎、三煎不加水煮沸即可，每日一剂，日服三次，对症八剂即愈。禁烟、酒、荤腥食品。

（4）祛痰止血汤：主治支气管扩张，咳嗽，痰多，咯血，口干，自汗，舌苔薄，脉弱。北沙参、炒黄芩、天门冬、麦门冬、杏仁、川贝母、百合、冬瓜子、瓜蒌皮各 10 克，白参 6 克。

加清水 2500 毫升，煎沸后文火煎 30 分钟，二煎、三煎不加水煎沸即可，每日一剂，日服三次，16 剂即愈。禁烟、酒、荤腥。

（5）陆氏解表止咳汤：主治外感风寒上呼吸道感染咳嗽。赵某，男，26 岁，工人。外感风寒咳嗽、鼻塞、恶心，舌苔薄白，脉洪滑。证属外感风寒，治宜辛温解表。荆芥子、防风、桑叶、羌活、独活、杏仁、苏叶各 10 克，豆豉 12 克，前胡、陈皮、薄荷、焦枳壳各 6 克，鲜姜 2 片。水煎，每日一剂，分三次服。嗳气频频，胃腹胀满者加神曲、炒枳实、莱菔子各 12 克；咳者加象贝母、桔梗各 10 克；咽痛及咽下困难，扁桃体红肿者去鲜姜、苏叶、荆芥、防风、羌活、独活，加连翘、金银花、牛蒡子、野菊花各 10 克，马勃 3 克，桔梗、蝉蜕各 6 克。临床治疗 79 例，2 剂见效，4剂痊愈康复。

（6）陆氏青紫解毒汤：主治外感四时疫毒邪气，内侵化热咳嗽。王某，男，15岁，学生。近半月来上午体温 38℃ 左右，下午高达 40℃，干咳，面黄消瘦，体倦无力，饮食减少。检查颈部淋巴结不肿大，咽部无充血，未发现其他阳性体征。曾用过解毒发汗药物及抗生素等治疗无效，故求中医诊治。经诊面黄憔悴，形体消瘦，头晕、头痛、咳嗽，饮食差，舌质红、无苔，脉象细数无力。症属病毒性上呼吸道感染。治宜清热凉血，益阴润燥。大青叶、紫草各 60 克。煎前先用温水浸泡 60 分钟，后用文火煎沸 3～5 分钟即可。忌煎时间过长，否则药效降低。儿童服用剂量减半。临床治疗 59 例，2 剂见效，4 剂病除康复。

3. 哮喘

痰鸣气喘，喉中哮鸣有声，呼吸气促困难，不能平卧，张口抬肩，鼻翼煽动。本病发作多因气候寒冷，吸入食用过敏物质，劳累，及烟酒。中医认为痰浊内伏于肺，寒热诱发，反复发作年久，肺脾肾虚。故应辨虚实。治宜益气润肺定喘，益肾健脾，宣肺平喘，扶正祛寒，化痰平喘。

（1）润肺定喘汤：益气润肺定喘。主治哮喘。党参、麦门冬、熟地黄各 60 克，怀牛膝 15 克，五味子 20 克，山萸肉 12 克。

加清水 2000 毫升，煎沸后文火煎 40 分钟，二煎不加水煎沸即可。每日一剂，每剂分两次服，对症 4 剂即愈。禁烟酒、荤腥。

（2）健脾止喘汤：益肾健脾，宣肺平喘，扶正祛寒，化痰平喘。淫羊藿、山药各 30 克，炙麻黄、炙甘草 6 克，杏仁、陈皮、半夏、炙款冬花、炙紫菀各 10 克。

用清水 2500 毫升，煎沸后文火煎 40 分钟，二煎、三煎不加水，煎沸即可服，每日一剂，每剂分三次。对症 8 剂即愈。禁烟酒、荤腥。

（3）化痰平喘汤：降压，化痰，平喘。主治实喘，气促，胸闷，痰壅。久病虚寒喘禁服。炒苏子、瓜蒌仁各 15 克，葶苈子 20 克。

加清水 2000 毫升，煎沸后文火煎 30 分钟，一煎、二煎煎沸即服。每日一剂，分两次服。

（4）清热平喘汤：清热宣肺，止咳平喘。主治：属热的咳症、喘症、肺胀以及麻疹、水痘等病，属肺、胃热盛的里热症。大青叶 15 克，黄芩、连翘、牛蒡子、杏仁各 12 克，生石膏 25 克，鱼腥草 20 克，炙麻黄 10 克，甘草 6 克。发热痰盛者加桔梗 12 克；咯血痰加生地、茅根各 20 克。

用清水 2500 毫升，煎沸后文火煎 40 分钟，二煎、三煎不加水，煎沸即可，每日一剂，分三次服。对症 4 剂见效，8 剂即愈。禁烟、酒、荤腥。

（5）止咳平喘汤：补脾肾，化痰利肺。主治支气管哮喘，可预防发作。制附子、陈皮各 10 克，党参、白术、茯苓各 12 克，半夏 8 克，炙杷叶、炙款冬花各 15 克，甘草 3 克。吐白痰量重者加炙白芥子 10 克；吐痰黄稠者去附子，加石膏 12 克、鱼腥草 10 克；若五心烦热，舌红咽干阴亏虚者，去附子，加沙参 10 克、生地 12 克、丹皮 6 克。

清水 2500 毫升，水煎沸后文火煎 30 分钟，二煎不加水，煎沸即可。每日一剂，分两次服。或用 10 倍量文火共煎汁，加蜜适量，装瓶存放，每次 10 克，开水冲服，长服可预防复发。禁烟、酒、荤腥。

（6）补虚止喘汤：主治中老年肺、脾、肾气阴两虚，痰涎壅肺，咳喘；支气管炎、肺气肿、肺源性心脏病出现的咳喘，气喘，背部烘热，口干不饮，痰多泡沫，黄稠或胶黏咳嗽不利，甚则颜面、下肢浮肿，口唇紫绀，喘促不能平卧，舌质淡红或黯红，苔黄腻或灰白，脉弦数，或弦滑，或细小，或结代。南沙参、法半夏、麦门冬、苏子、紫菀、款冬花、葶苈子、茯苓各 15 克，苏梗、杏仁、厚朴、桔梗、浙贝各 10 克，甘草 6 克。

加清水 2500 毫升，煎沸后文火煎 30 分钟，二煎、三煎煎沸即可，不用加水，每日一剂，日服三次，10 剂即愈。禁烟酒、荤腥。

（7）宣痹平喘汤：益肝宣痹平喘。适用于久咳喘，肺虚累及心，肺胀，喘息气短，咳嗽胸闷，痰涎稀薄，或呛咳少痰，心慌自汗，面青唇紫，舌淡或紫黯，苔薄或腻，脉沉涩、或细数、或结代，虚中夹实之病者。南沙参、丹参各 30 克，五味子、甘草 6 克，麦门冬、苏子、茯苓各 15 克，砂仁、苏梗、法半夏、陈皮各 10 克。

肺虚及肾，久喘不已，加生牡蛎 30 克、山茱萸 10 克，补肺宣肾，益肺纳气；咳嗽痰稠色黄去半夏，加川贝、黄芩、海蛤壳各 10 克，以清肺化痰止咳；肺胀胸痛，加降香、郁金各 10 克，以行气和络，宣痹止痛；脾肾阳虚，肢冷水肿者，加白术、桂枝各 10 克，以健脾温肾，化气行水。

加清水 2500 毫升，煎沸后文火煎 30 分钟，二煎、三煎不加水，煎沸即可。每日一剂，日服三次，对症 16 剂即愈。禁烟酒、荤腥。

（8）化痰止喘汤：宣肺化痰，降气定喘。主治支气管哮喘，咳嗽痰多，咯吐不爽，胸闷气急，喉痒作呛，有哮鸣音，夜间不得平卧，乳蛾胀痛，苔薄白腻，脉浮滑数。中医辨证为风寒客肺，痰浊内阻，肺气失于宣降。麻黄、蝉衣、陈皮、桔梗、生甘草、枳实各 5 克，杏仁、射干、白僵蚕、苏子、制半夏、制胆南星各 10 克，鹅管石 12 克。

口渴烦躁，痰黏，舌红苔黄者可去半夏、陈皮，加石膏 30 克，知母、贝母各 12 克；如形寒肢冷无汗，痰白成泡沫，舌苔白滑者，可去蝉衣、白僵蚕、桔梗，加桂枝 5 克、细辛 3 克、干姜 3 克；如喉红乳蛾肿痛，痰稠，舌红脉数者，可去半夏、陈皮，加金银花、连翘各 10 克，炒牛蒡子 10 克；如尿黄便秘舌红者，可去桔梗、甘草，加黄芩 10 克、桑白皮 12 克，生麻黄改蜜炙麻黄 5 克，制半夏改为竹沥半夏 10 克；如咳嗽气逆，腹胀肋痛，去桔梗、甘草，加莱菔子、白芥子各 10 克；如脘腹痞胀，口黏纳差，苔白腻者，去蝉衣、白僵蚕，加厚朴 5 克，焦六曲 12 克；如有头痛，鼻塞多涕者，去半夏、陈皮，加辛夷、苍耳子各 10 克

一煎加水 2500 毫升，煎沸后文火煎 30 分钟，二煎、三煎不用加水，煎沸即可。每日一剂，分三次服，对症 8 剂见效，16 剂可愈。禁烟酒、荤腥。

（9）陆氏平喘汤：石某，男，38 岁，农民。10 岁起感冒受凉并发咳嗽，哮喘，每遇冷，咳嗽不已。曾经多方治疗，效果不佳。近年来每次发作抬肩仰喘，状甚痛苦。应用麻黄素、氨茶碱等不能止喘咳，用肾上腺素能缓解 20～30 分钟，静滴激素等药，一天左右才能缓解，故求中医治疗。生石膏 25 克，炙麻黄、细辛、射干、五味子、炙甘草、法半夏各 10 克。偏寒者加干姜、附子各 10 克，去石膏；偏热者加桑白皮 12 克，黄芩 10 克；喘甚者加地龙、白果各 10 克；痰多加竹沥、贝母各 10 克。临床治疗 28 例，8 天见效，16 天痊愈。

（10）陆氏前胡汤：王某，女，26 岁，农民。喉中痰鸣，呼吸困难，咳痰色黄、黏稠，胸满闷热，口渴心烦，面红唇赤，舌质红、苔黄，脉滑数有力。证系痰火犯肺，瘀塞肺窍，肺失肃降之职，气道不利而致哮喘。治宜清热化痰，宣肺利气。前胡、桑叶、知母、枇杷叶各 15 克，金银花 20 克，杏仁、麦门冬、黄芩、款冬花、桔梗各 10 克，甘草 8 克。临床治疗 38 例，16 例 8 剂痊愈，22 例 16 剂痊愈。

（11）陆氏补肾益气汤：仲某，男，62 岁，干部。患哮喘病已 20 余年，近年来逐渐加重。症见胸闷气喘，动则更甚，不能平卧，上楼更为困难，痰多，有多量泡

沫，脉细弦缓，舌质淡红，苔白较厚。证属肾气虚，寒痰阻肺。治宜泻肺益肾纳气。熟地、山药、茯苓各 18 克，枸杞子、泽泻、丹皮、附子、胆南星、葶苈子各 12 克，肉桂 5 克。水煎，每日一剂，分三次服。临床治疗 58 例，8 剂见效，16 剂痊愈，有 4 例 24 剂愈。

（12）陆氏脐疗治哮喘方：麻黄 35 克，细辛、苍耳子、延胡索（醋炒）各 8 克，公丁香、吴茱萸、白芥子、肉桂各 5 克。共研粉备用。将肚脐用酒精棉球擦净，将药粉满脐中，外用胶布贴牢不要漏气。两天换一次，如脐孔发痒，可用气罐拔至轻度充血为度止痒，休息两天再贴。

忌口与食疗：

（1）忌烟酒、浓茶、葱、蒜、韭菜、胡椒、辣椒、芥末等刺激性食物。

（2）忌易引起过敏哮喘的发物，如鱼、虾、蟹、牛、羊、狗、公鸡肉、蜂蜜、巧克力、味精、五香调料等。

（3）忌酸咸太过饮食，如腌制海味、酱类瓜果、酸辣萝卜、雪里蕻、腌制的蔬菜等，这些食物助痰又刺激呼吸道，加重咳嗽和哮喘。

（4）忌肥厚油腻的肥肉及虾、蟹、黄鱼、带鱼、汽水、黄豆、红薯、土豆、芥末、南瓜等助痰生湿食品。

（5）热哮者忌羊、牛、狗肉及辛辣热性食品，以免助热动火。

（6）冷哮者忌生冷、咸寒，如梨、荸荠、生菜、竹笋、苦瓜、西瓜、绿豆芽、海鲜、贝类等食物。

（7）燥热伤肺型哮喘忌辛辣及炒、烙、煎、炸的食物。温热而灼津液，使痰黏稠难出，加重呼吸道阻塞，故食用蒸、煮、炖等制作的食品为宜。

（8）服用含半夏的方剂忌羊肉、羊血、食糖。厚朴忌豆。因半夏共羊肉损阴而伤津，共食糖则生痰助火。厚朴共豆类食物动气。

### 4. 肺脓肿（肺痈）

肺脓肿是肺部化脓感染，高热，咳嗽，吐大量脓臭痰。多发于壮年，男多于女。本病由风热邪毒蕴结于肺，肺受热灼，失其清肃，热壅血瘀成痈，腐败化脓而致。治宜清热解表，化痰排脓，清热解毒，化脓消肿。

（1）解毒排脓汤：清热解毒，化痰排脓。主治肺脓肿。鱼腥草、金银花、冬瓜仁、生薏苡仁各 30 克，桔梗 15 克，黄连、甘草各 5 克，黄芩、桃仁、象贝母各 10 克。邪热盛者另将黄连 10 克研末，装胶囊分 4 剂服。

一煎清水 3000 毫升，煎沸文火 30 分钟，二煎、三煎不加水，煎沸即可。每日一剂，分三次服，8 剂见效，16 剂即愈。禁烟、酒、荤腥、辛辣。

（2）化脓消肿汤：清热解毒，化脓消肿，用治肺痈。冬瓜仁、鲜芦根各 60 克，薏苡仁、鱼腥草、鲜茅根各 30 克。

一煎水 2500 毫升，煎沸后文火 30 分钟，二煎、三煎不加水，煎沸即可，每日一剂，分三次服，10 剂即愈。禁烟、酒、荤腥、辛辣。

（3）祛痰排脓汤：清热解毒，祛痰排脓。主治肺痈，发高热，咳嗽，吐脓痰，有臭味，胸痛，呼吸急促，口渴，舌红，苔黄，脉滑数有力。如气喘，音哑，脓血恶臭，爪甲青紫，为肺叶腐败之症，则凶多吉少。冬瓜仁、金银花、蒲公英、生薏苡仁各30克，桔梗、丹皮、枳实、葶苈子、川贝、桃仁、苏子各10克，黄芩15克，鲜芦根60克。

一煎加水3000毫升，煎沸后文火30分钟即可，二煎、三煎不加水，煎沸即可，每日一剂，日服三次，8剂见效，12剂即愈。禁烟酒、荤腥、辛辣。

（4）清热解毒汤：清热解毒，祛痰排脓。发热39.5℃，胸闷痛，咳脓血量多腥臭，舌质红，苔黄腻，脉滑数恶寒。桔梗、冬瓜仁、鱼腥草、芦根各50克，生薏苡仁、金银花、瓜蒌、黄芩、甘草各25克，连翘20克。对症加减，治疗16剂即愈。

一煎加水3000毫升，煎沸后文火煎30分钟即可，二煎、三煎不加水，煎沸即可，每日一剂，日服三次，16剂即愈。禁烟酒、荤腥、辛辣。

（5）双鱼二仁汤：清热解毒，祛痰，排脓。发热39℃～40℃，咳嗽剧烈，吐痰如脓样，纳呆，口干多饮，大便秘结，舌红，苔淡黄腻，脉数滑。鱼腥草、金银花、冬瓜仁、生薏苡仁各30克，黄芩、核桃仁、象贝母各10克，甘草6克，桔梗15克。热高者加黄连10克，研末装胶囊服三次；体虚者加黄芪15克；病重者每天两剂。对症者一般16剂即愈。

一煎加水3000毫升，煎沸后文火30分钟即可，二煎、三煎不加水，煎沸即可，每日一剂至两剂，日服3～6次。禁烟、酒、荤腥、辛辣。

（6）陆氏清热排脓汤：于某，男，46岁，干部。高热，咳嗽，吐黏稠痰，有臭味，胸痛，呼吸急促，口渴，舌质红、苔黄。脉滑数有力。证属外感风温热毒，病邪集结于肺，损伤血脉，血受热灼，肉腐痈脓。治宜清热解毒，去痰排脓。冬瓜仁、金银花、蒲公英、生薏苡仁各30克，鲜芦根60克，桔梗、丹皮、枳实、葶苈子、川贝、桃仁、苏子各10克，黄芩15克。水煎，每日一剂，分三次服。临床治疗36例，4剂见效，8剂痊愈。

（7）清肺化痰汤：尚某，男，44岁，农民。月前因受凉发热，恶寒，咳嗽，吐痰腥臭带血。经西医治疗用链霉素无效，并逐日加重，请求中医治疗。经查全身消瘦，皮肤干燥，体温39.5℃，胸闷痛，咳嗽，咳脓血痰，量多腥臭，舌质红，苔黄腻，脉滑数。证系风热袭肺，热灼炼津为痰，肺叶受损，血败肉腐。治宜清热解毒，祛痰排脓。鱼腥草、冬瓜仁、桔梗、芦根各50克，生薏苡仁、金银花、瓜蒌、黄芩、甘草各25克，连翘20克。水煎，每日一剂，分三次服。临床治疗63例，8剂见效，20剂痊愈。

（8）陆氏鱼金汤：王某，女，18岁，学生。发热，咳嗽，胸痛，卫生院按感冒上呼吸道感染治疗4天无效。体温40℃，咳嗽剧烈，咳痰如脓样，纳呆，口干，大便秘结，舌红、苔黄腻，脉滑数。诊为邪热蕴肺，郁久不解，肺叶腐败而成脓痈。治宜清热解毒，祛痰排脓。鱼腥草、金银花、桔梗、冬瓜仁、生薏苡仁各30克，黄芩、桃仁、象贝母各 12 克，甘草 6 克，黄芪 15 克，黄连 8 克。水煎，每日一剂，分三次服。临床治疗 49 例，8 剂见效，16 剂痊愈。禁烟酒、荤腥、辛辣。

5. 肺气肿

肺气肿因感受外邪引起，肺主皮毛，为五脏六腑之华盖，外邪犯肺致清肃失司，若内蕴痰浊，痰阻气逆，肺失宣降，从而因痰而咳，因咳而喘，咳喘并见。临床上出现反复咳嗽，呼吸急促，气喘痰鸣。治疗从止咳、定喘、宣肺、祛痰入手。

（1）麻冬三子汤：宣肺平喘，止咳祛痰，用治急慢性气管炎、支气管哮喘、肺气肿，尤对风寒咳喘痰多者有较佳疗效。禁烟、酒、荤腥。蜜麻黄、蜜款冬、清半夏、白芥子、杏仁、蜜橘红、葶苈子各 6 克，紫苏子、茯苓各 10 克，炙甘草 3 克。若恶寒发热，鼻塞流涕者，加荆芥、防风、紫苏叶各 10 克；痰黏稠，吐不爽者，加桑白皮、浙贝母各 10 克；胸闷不舒者，加瓜蒌、郁金各 12 克；痰黄咳嗽者，加黄芩、桑白皮、浙贝母各 10 克。

一煎加水 2500 毫升，煎沸后文火煎 30 分钟即可，二煎、三煎不要加水，煎沸即可。每日一剂，分三次服。4 剂见效，8 剂即愈。

（2）三子汤：扶正去邪，标本兼治。咳嗽气喘，呼吸困难，痰极多质黏，带有泡沫，胸满闷痛，头晕无力，心烦，口干渴饮不多，舌红赤少津，脉细数，胸诊为肺气肿，证属痰热久蕴，肺阴受损，阴虚则生内热，热则炼津成痰，痰阻气逆则喘，正虚邪实。苏子、白芥子、莱菔子各 10 克，生山药 60 克，玄参 30 克。

一煎加水 3000 毫升煎沸后，文火煎 40 分钟即可，二煎、三煎不加水，煎沸即可。每日一剂，分三次服，4 剂见效，16 剂即愈。禁烟酒、荤腥。

（3）化痰止血汤：对肾不纳气，气虚喘咳，肺气肿、老年慢性支气管炎、肺心病、支气管哮喘、癔症喘均有较好疗效。龙骨 20 克，牡蛎、代赭石各 30 克，桂枝、五味子各 5 克，白芍、当归、炙苏子、麦门冬各 10 克，沉香 3 克，太子参 15 克。咽干，舌净，痰带血者去桂枝加石斛、北沙参各 15 克；咳痰者加款冬花、百部、炙紫菀各 10 克；自汗者加炙黄芪 30 克；病情稳定后可加山药、冬虫夏草调补。

一煎加水 3000 毫升，煎沸后文火煎 40 分钟即可，二煎、三煎不加水，煎沸即可。每日一剂，分三次服。8 剂见效，16 剂病除。禁烟酒、荤腥。

（4）益气化痰汤：补气平喘，止咳化痰。用治慢性气管炎、肺气肿肺肾亏损者。黄芪 60 克，桔梗、杏仁、紫菀、云苓、甘草各 10 克，北沙参 25 克，百合、半夏各 12 克。咳嗽痰稀，舌苔白滑者加白术 12 克，桂枝 6 克，橘红 10 克；咳嗽痰稠而黄者加苏子、前胡各 10 克，蛤蚧粉 15 克，川贝母 6 克；干咳无痰者加枇杷叶 12 克，百部 10 克；憋轻喘重加枸杞子 15 克，补骨脂、五味子各 10 克，胡桃肉 30 克。禁烟酒、荤腥。

一煎加水 3000 毫升，煎沸后文火煎 30 分钟即可，二煎、三煎不加水，煎沸即可。每日一剂，日服三次。8 剂见效，16 剂即愈。

（5）陆氏三补汤：龙某，男，63 岁，农民。咳嗽十年之久，经输液、服西药无效，故求中医治疗。症见咳嗽气喘，呼吸困难，痰多质黏，带有泡沫，胸闷痛，伴有头晕无力，心烦，口渴少食，舌红赤少津，脉细数。证属痰多久蕴，肺阴受损，阴虚则生内热，热甚则炼液成痰，痰阻逆则喘。乃正虚邪实，虚实夹杂之证也。治宜扶正祛邪，标本兼顾。熟地、龙骨、牡蛎各 25 克，山药、白术、天门冬、枣仁、白芍、党参、枸杞子各 15 克，半夏、紫菀、磁石、人参、甘草、鹿角胶（冲服）各 10 克，百合、五味子、补骨脂、莲子肉、云苓各 12 克，川贝 6 克，冬虫夏草 8 克。水煎，每日一剂，分三次服。临床治疗 19 例，均 24 剂痊愈。

### 6. 肺炎

肺炎是由肺炎球菌引起急性肺泡性炎症。临床上有突然寒战、高热、胸痛、咳嗽、咯铁锈色痰和肺突变症，多发于 20 岁~40 岁青壮年，冬春季发病率高。治宜清热解毒，化痰消炎，清热利湿，肃肺定喘，活瘀宣肺。

（1）清热消炎汤：清热解毒。用治大叶性肺炎。虎杖 60 克，鱼腥草、大青叶各 30 克，瓜蒌仁 15 克。

一煎加水 3000 毫升，煎沸后文火煎 30 分钟即可，二煎、三煎不加水，煎沸即可。一日一剂，分三次服，4 剂见效，8 剂即愈。禁烟酒、荤腥。

（2）芦根二仁汤：清热利湿，化痰消炎。用治肺炎。芦根 60 克，薏苡仁 30 克，冬瓜仁 25 克，黄精 12 克，川贝母、桑白皮各 10 克。高热者加地龙、前胡各 10 克；咳嗽多，湿重者加杏仁 12 克，车前子 10 克；痰多加瓜蒌皮 15 克。禁烟酒、荤腥。

一煎加水 3000 毫升，煎沸后文火煎 30 分钟即服，二煎、三煎不加水，煎沸即服。每日一剂，分三次服，4 剂见效，8 剂即愈。

（3）二子汤：主治小儿支气管炎、肺炎、喘息性气管炎。黄芩、苏子、杏仁、葶苈子、天竹黄各 6 克，桑白皮、炙枇杷叶、白前、百合各 10 克。小儿咳嗽，烦躁加栀子 10 克，泻心清热；大便秘结者加瓜蒌 15 克，止咳清痰，宽肠润便；咳嗽引吐者，热及于胃，加竹茹 8 克，清肺凉胃；饮食减少者加莱菔子 15 克消食化痰；夜咳重者为血热，加茅根 20 克，凉血清肺。禁烟、酒、荤腥。

一煎加水 2000 毫升，煎沸后文火煎 25 分钟即服，二煎、三煎不加水，煎沸即服。每日一剂，分三次服。3 剂见效，6 剂即愈。

（4）四仁汤：清热化痰，肃肺定喘。主治肺炎、慢性支气管炎。桃仁、杏仁、炙枇杷叶各 10 克，炒薏苡仁、冬瓜仁、海浮石各 12 克，干芦根 20 克，石韦 15 克。肺阴伤者加北沙参、麦门冬各 12 克；痰热久伏者加大芦根 60 克；肺气耗伤加黄芪 30 克，补气托邪外出。

一煎加水 2000 毫升，煎沸后文火后煎 25 分钟即服，二煎、三煎不加水，煎沸即服。每日一剂，分三次服，4 剂见效，8 剂愈。禁烟酒、荤腥。

（5）二草汤：清热解毒，活瘀宣肺。主治大叶性肺炎，痰热上壅伤肺。千里光、鱼腥草、川山莲各 30 克，白花蛇舌草 60 克，虎杖 20 克，黄芩、毛冬青根各 15 克，赤芍 18 克，生归尾、当地各 25 克，川芎 12 克，桃仁 12 克，甘草 10 克。热盛伤津者选加麦门冬、花粉、南北沙参、石斛各 15 克；胸痛不适者加郁金、玄胡各 10 克；痰多黄稠者选加瓜蒌、冬瓜仁、桔梗各 15 克；咳嗽喘息甚者可选加桑白皮、葶苈子、杏仁、麻黄、射干各 10 克；咳血痰者加白茅根 30 克，茜草炭 15 克；小便黄赤者加车前草、黄柏各 15 克；气虚血亏者加黄芪、党参各 30 克。禁烟酒、荤腥。

一煎加水 3000 毫升，煎沸后文火煎 30 分钟即可，二煎、三煎不加水，煎沸即可。每日一剂，分三次服，4 剂见效，8 剂即愈。

（6）解毒化瘀汤：清热解毒，活血化瘀，祛痰止咳。主治大叶性肺炎，风温犯肺，瘀热内蕴，肺失宣降。鸭跖草 60 克，小蓟、虎杖、蒲公英、平地木、鱼腥草、败酱草各 30 克，黄芩 25 克。

一煎加水 3000 毫升，煎沸后文火煎 30 分钟即可，二煎、三煎不加水，煎沸即可服，每日一剂，分三次服。4 剂见效热去，8 剂即愈。禁酒烟、荤腥。

### 7. 呼吸器官出血（咯血）

咯血多为肺络受伤，如外感风热燥气，情志内伤，都能直接或间接地损伤肺络，使血液离经而咳出，治宜清热润肺、宁络止血。

（1）柔肝止血汤：育阴柔肝，清热肃肺。主治咯血，阴虚阳亢，心火偏旺者。北沙参、炒川楝子、生牡蛎、钩藤、地榆、槐花各 10 克，生地、生白芍各 12 克，海浮石、青龙齿、白及各 15 克，女贞子 25 克，仙鹤草 60 克，川贝 6 克。

一煎加水 3000 毫升，煎沸后文火 30 分钟即可，二煎、三煎不加水，煎沸即可服。每日一剂，分三次服用，3 剂见效，6 剂即愈。禁烟酒、荤腥。

（2）养阴止血汤：咳喘止血，养阴清肺，宁络。主治支气管扩张咯血，咳喘痰中带血，便秘尿赤，面黄潮红，浮肿，舌质红，苔白黄而干，脉弦数。生地、功劳叶、仙鹤草、百部、天门冬各 25 克，白及 15 克，百合 50 克，北沙参、煅花蕊各 20 克，秋石 10 克，三七粉 7.5 克（分三次冲服）。

一煎加水 2500 毫升，煎沸后文火煎 30 分钟即可，二煎、三煎不加水，煎沸即可。每日一剂，分三次服。

（3）清肺止血汤：平肝清肺，宁络止血。主治肺有燥热，肝火亢盛，灼伤肺络，迫血妄行的支气管扩张咯血。症见咳痰带血，血色鲜红，肺痛肋胀，鼻干口燥欲饮，舌质红，苔薄腻，脉弦细数。桑叶、桑白皮、生甘草、黄芩各 10 克，地骨皮、地榆、炙紫菀、黛蛤散各 15 克，枇杷叶 12 克，枳壳 10 克，郁金 10 克。禁烟酒、荤腥。

一煎加水 2500 毫升，煎沸后文火煎 30 分钟，二煎、三煎不加水，煎沸即可服。每日一剂，分三次服。6 剂见效，16 剂即愈。

（4）止咳止血汤：降气止咳、止血。主治支气管扩张咯血。旋覆花、川百部、炙紫菀各 10 克，代赭石 30 克，北沙参、生白及各 12 克，生甘草 6 克，侧柏叶 20 克，仙鹤草 15 克，白茅根 20 克。咳嗽剧烈加麻黄、苦杏仁、紫苏子各 10 克；有浓痰者加鱼腥草 30 克，淡黄芩 12 克，川连 8 克；咯血甚多加三七粉 8 克（分三次服或云南白药吞服）；大便秘结者加大黄、瓜蒌仁各 10 克；食欲不振者加焦三仙、麦芽各 30 克。

禁烟酒、荤腥。

一煎加水 2500 毫升，煎沸后，文火煎 30 分钟即可，二煎、三煎不加水，煎沸即可服。每日一剂，分三次服，8 剂见效，16 剂即愈。

（5）白麻汤：宣肺化痰止血，治咯血。禁烟酒、荤腥之物。白果、麻黄各 30 克、杏仁、生甘草各 10 克。

一煎加水 2000 毫升，煎沸后，文火煎 30 分钟即可，二煎、三煎不加水，煎沸即可服。配温灸涌泉双穴较佳。

（6）陆氏止血汤：马某，男，27 岁。咳嗽，曾三次大咳血，量约 1000 毫升。发热，头痛，头晕，胸前苦闷，乏力。诊见危重病容，消瘦，眼窝凹陷，唇干，苔薄。此乃火逆络伤，气随血脱咯血。治宜凉血泻火，益气固脱止血。鲜生地 60 克，黄芩、黑山栀、大蓟、小蓟、旱莲草、熟大黄、炒蒲黄、阿胶（烊化冲服）各 10 克，生龙骨、生牡蛎、生赭石各 30 克（先煎），仙鹤草 15 克，茜草炭、三七粉各 6 克（冲服）。水煎，每日一剂，分三次服。临床治疗 13 例，4 剂见效，8 剂血止痊愈。

### 8. 肺结核

肺结核是由肺结核杆菌引起的慢性传染病。人体感染结核菌后，在抵抗力低时发病，全身器官均可累及，但以肺结核为常见。病人有发热咳嗽，咯血，盗汗，胸痛，倦怠乏力，食欲减退，心悸心烦，消瘦等表现。中医称肺痨，其证为虚实夹杂，阴虚肺热，气阴两虚。治疗以滋阴清热、润肺杀虫为主。

（1）润肺汤：润肺治低热。功劳叶 30 克，地骨皮 18 克，女贞子 18 克，生甘草 12 克。

加水 3000 毫升，煮沸后文火 30 分钟，装入水瓶代茶饮。禁烟酒、荤腥之物。

（2）化痰杀虫汤：润肺化痰，清热杀虫。主治肺结核。北沙参、阿胶各 90 克，天门冬、麦门冬、百部、茯苓各 120 克，款冬花 150 克，夏枯草 300 克。

上药烘干，共研细末，炼蜜为丸，每丸重 10 克，封入塑料袋备用。每日三次，每次一丸。禁烟酒。

（3）二皮汤：肺痨盗汗骨蒸，寒热往来，高热不退，胸肋苦满，脉弦数，苔薄黄，舌偏红。柴胡 25 克，制半夏、黄芩、南沙参各 10 克，丹皮 25 克，地骨皮 30 克，甘草 6 克，鲜生姜 3 克，大枣 3 枚。汗多热久不退，地骨皮用大剂量；无汗者，丹皮用大剂量；往来寒热明显，体质较强者，柴胡用大剂量；体虚热不退，柴胡用小剂量，另加青蒿 15 克；胸中烦而不呕，去半夏加瓜蒌仁 16 克；咳重者，加炙枇杷叶 50 克；痰多者，沙参加大用量，另加海浮石 30 克；痰中带血者，加生牡蛎 30 克，竹茹 30 克，白及 10 克，三七粉 8 克（分三次服）。

一煎加水 3000 毫升，煎沸后文火煎 30 分钟即可，二煎、三煎不加水，煎沸即可。每日一剂，分三次服。禁烟、酒。

（4）滋肾止咳汤：清肺止咳，滋肾补肝。主治肺痨咳嗽吐血。黄芩、青蒿、地骨皮、川贝母、郁金各 10 克，制鳖甲、知母、山慈菇、生地、玉竹各 15 克，生白及 25

克、仙鹤草30克。胸肋痛，呛咳，加竹茹、橘络、川楝子、延胡索各10克；左关脉弦而有力者为肝郁火盛，加水牛角粉、琥珀粉各6克；痰中带血或吐血，右关脉数，为肺胃火盛，原方去青蒿、鳖甲，加生石膏30克、百部15克、三七粉8克；咳血吐血暴急者加生龙骨30克、龟板胶10克，以收敛阴气；腰痛腿软加杞果、怀牛膝、炒杜仲各15克，固补肾气。

一煎加水3000毫升，煎沸后文火煎30分钟即可，二煎、三煎不加水，煎沸即可服。每日一剂，分三次服。禁烟、酒。

（5）陆氏消瘰汤：治淋巴结核。鲜泽漆40克（干品减半），土茯苓、黄精、夏枯草各30克，连翘、山楂、枳壳各15克，甘草3克。上药清水浸泡60分钟，煮沸10分钟，每日一剂，分三次服，1～2月一般可愈，不愈再服。本病由瘰毒侵袭少阳之经，导致痰凝气滞而成。方中泽漆、土茯苓、夏枯草、连翘解毒化痰；山楂化瘀消坚开胃；枳壳行气化痰和胃；黄精、甘草益气益阴，扶正祛邪。瘰病已溃加黄芪30克、制首乌15克，以补中益气、排毒、排脓、敛疮生肌；未溃则配外治，用泽漆、生川乌、草乌各30克研粉，蜂蜜调敷患处，纱布固定，一日一换。忌辛辣燥热之品、烟酒、房事。

### 9. 硅肺

硅肺是因长期吸入含有游离化硅的粉尘，引起的以肺部广泛的结节性纤维化为特征的疾病。严重时影响呼吸功能，治疗应清肺润燥、化痰止咳、软坚散结等。

（1）复肺汤：清热润燥，止咳平喘，肺损复生。主治硅肺病。藤白薇、钩线风、九龙草各10克，矫地茶、白茅根各15克，麦门冬20克，白及15克，太子参20克。

一煎加水2000毫升，煎沸后文火煎30分钟即可，二煎、三煎不加水，煎沸即可服，每日一剂，分三次服。禁烟、酒、辛辣、油煎食品。

（2）养阴平喘汤：滋肺养阴，止咳平喘。主治硅肺。黄精、白及、夏枯草各15克，百部、杏仁、玄参、北沙参各10克，甘草6克，麦门冬20克。

一煎加水2500毫升，煎沸后文火煎30分钟即可，二煎、三煎不加水，煎沸即可服。每日一剂，分三次服。禁烟、酒、辛辣、油煎食品。

（3）软坚汤：润肺益肾，软坚散结。主治硅肺。核桃仁18克，牡蛎、海藻、昆布各30克，乌梅15克，郁金、夏枯草各30克。

共研细末，炼蜜为丸，每丸10克，早、中、晚温水送下。禁辛辣、油煎食品和烟酒。

（4）外敷祛矽粉：清热宣肺，化痰止咳攻矽。曼陀罗100克，白芥子150克，香附50克，麻绒30克，生石膏50克，冰片20克。

上药共研末装瓶备用。每次取5克放胶布上，贴于经穴部位（肺俞穴、中府穴、止喘穴，均双侧），每三日换贴一次。禁烟酒、辛辣食品。

### 10. 上呼吸道感染

感受风热外邪，大热不退，继而出现咳嗽气急，呼吸短促喉间痰鸣，胸部有湿啰音，口渴嗜饮，咳嗽吐稀白痰，哮喘。治宜肃肺降气，镇咳祛痰，疏散风热，养阴清肺。

（1）陆氏三子汤：肃肺降气，镇咳祛痰。主治急慢性支气管炎、肺气肿、肺炎，咳嗽吐稀白痰，哮喘，口渴等症。白芥子、炙苏子各12克，炙麻黄6克，苦杏仁、姜半夏、炒葶苈子各10克，生石膏15～20克，鱼腥草30克，炙甘草8克。阴虚热咳者加炙马兜铃10克、南北沙参各15克；阳虚寒咳者加生黄芪15克、五味子8克、干姜3克；吐白沫稀痰者，去石膏，加茯苓15克、白术10克；黄稠痰者加竹沥10克、瓜蒌皮15克；喘逆甚者加白前8克、牡蛎15克；伤津口渴者加天门冬、麦门冬各10克、天花粉15克；虚寒加附片6克、细辛4克；老年支气管哮喘，肾不纳气者，加紫石英、蛤蚧粉各15克；对有心脑血管病及高血压病人，麻黄减量慎用，或者桂枝亦可。

一煎加水2500毫升，煎沸后，文火煎25分钟即可，二煎、三煎不加水，煎沸即可服。每日一剂，日服两次，8剂见效，12剂即愈。禁烟酒、辛辣之物。

（2）养阴消炎汤：疏散风热，养阴清肺。主治上呼吸道感染，支气管炎伴有感染。症见发热恶寒，头痛口干，咽喉痒痛，咳嗽气喘，舌质偏红，脉数。南北沙参各15克，金银花20克，杏仁、菊花各10克，薄荷6克，甘草3克。咽喉肿痛去杏仁，加玄参20克、桔梗6克、蝉衣10克；肺热偏盛，体温较高者加重沙参、金银花、菊花用量，或改用野菊花15克，或加黄芩15克、蒲公英30克；咳嗽较剧去薄荷，加前胡15克、象贝母15克；气急较甚，去薄荷加枇杷叶15克、地龙10克；宿有痰饮，去薄荷加半夏20克、茯苓18克、陈皮3克；痰多黏稠者加瓜蒌皮20克；口渴明显加花粉20克、芦根20克。

一煎加水2000毫升，煎沸后文火煎20分钟即可，二煎、三煎不加水，煎沸即可服，每日一剂，日服两次，对症下药8剂即愈。禁烟酒、辛辣之物。

（3）养肾祛寒汤：和养肾气，疏解风寒。主治男子房事不节感受风寒，症见头昏眩而痛，后脑尤甚，肢体疲楚，腰脊为甚，腿膝酸软无力，寒热不扬，略有烦躁少寝，口淡，舌淡嫩，苔白，脉虚浮，两尺脉无力。羌活、独活、淡姜各5克，防风6克、桑枝、陈皮、法半夏各10克，桑寄生、炒干地黄、茯苓各15克，细辛、炙甘草各3克。腰背痛者加杜仲15克、熟附片10克。禁烟酒、房事。

一煎加水2000毫升，煎沸后，文火煎20分钟即可，二煎不加水，煎沸即可服，每日一剂，日服两次。8剂即愈。

（4）双活汤：主治上呼吸道感染，咳嗽，鼻塞，恶心，舌苔薄白。荆芥、防风、桑叶、羌活、独活、苏叶、杏仁各10克，豆豉12克，前胡、陈皮、薄荷各6克，焦枳壳8克，鲜姜3片。嗳气频频或胃腹胀满加神曲10克，焦枳实、莱菔子各12克；哮喘者加厚朴10克；咳者加象贝、桔梗各10克；喉痛咽下困难，扁桃体红肿，去鲜姜、苏叶、荆芥、防风、羌活、独活，加连翘、金银花各10克，马勃3克，桔梗6克，牛蒡子10克，蝉蜕6克，野菊花10克；热重加黄芩6克，川连3克。

一煎加水 2000 毫升，煎沸后，文火煎 20 分钟即可，二煎不加水煎沸即可服，每日一剂，分两次服。禁烟酒，避风寒。

（5）固表汤：解邪固表。主治四季感冒，鼻流清涕，咽痛，咳嗽，恶心，大便稀；或有发热恶寒，舌苔白薄或微黄腻，脉多缓。苏叶、防风、苍术、薄荷、荆芥、黄芪、藿香各 10 克，金银花 12 克，甘草 3 克。咽喉肿痛者加桔梗 10 克，白僵蚕 6 克；咳痰稠者加浙贝母 10 克；痰稀者加半夏 6 克，陈皮 10 克；头痛者加白芷、川芎各 10 克；夏季感冒，恶寒无汗，加香薷 6 克；口渴汗出，小便短赤，加滑石 15 克、石膏 20 克、荷叶 10 克。

一煎加水 2500 毫升，煎沸后，文火煎 25 分钟即可，二煎、三煎不加水，煎沸即可服。每日一剂，分三次服，对症 6 剂即愈。禁烟酒。

11. 胸膜炎

人体中的脏层和壁层胸膜之间为一潜在的胸膜腔，在正常情况下，胸膜腔内含有微量润滑液体，其产生与吸收常处于动态平衡。任何病理原因加速其产生和减缓其吸收时，就会出现胸膜炎症。治宜清热利湿，活血消炎，益肺利水，理肺清热，利气祛痰。

（1）三仁汤：清热利湿，活血消炎。用治胸膜炎。苇茎、薏苡仁、鱼腥草各 15 克，冬瓜仁 10 克，桃仁 10 克，黄芩 6 克。

一煎加水 2000 毫升，煎沸后，文火煎 25 分钟即可，二煎、三煎不加水，煎沸即可服。每日一剂，分两次服，对症 8 剂即愈。禁烟酒、辛辣之物。

（2）消炎利水汤：清热消炎，益肺利水。用治渗出性胸膜炎。炒牛蒡子、连翘子、杏仁、桔梗、半夏、白芥子炒各 10 克，大枣 6 枚，生甘草、生姜各 3 克，鲜芦根 30 克，生薏苡仁、冬瓜仁、瓜蒌仁各 15 克，金银花 12 克，前胡 6 克。

一煎加水 2000 毫升，煎沸后，文火煎 25 分钟即可，二煎、三煎不加水，煎沸即可服，每日一剂，分两次服。禁烟酒、荤腥、辛辣之物。

（3）理肺祛痰汤：理肺清热，利气祛痰。主治渗出性胸膜炎。症见咳嗽，胸痛，夜间憋气，食欲不振，气短，呼吸急促，胸闷，口干不饮，疲乏，面色灰白，舌淡，苔薄白，脉弦细无力，胸有积液，大便干，小便黄。柴胡、黄芩、半夏、枳壳、陈皮、桑白皮各 15 克，瓜蒌 25 克，白芥子 10 克，甘草 5 克。

一煎加水 3000 毫升，煎沸后，文火煎 30 分钟即可，二煎、三煎不加水，煎沸即可服，每日一剂，分三次服，8 剂见效，48 剂全消。禁烟酒、荤腥、辛辣之物。得了胸膜炎首先要诊断清楚，是结核性的还是细菌性的或是癌性的。若是癌性的，则要寻找原发病灶，争取积极治疗，若是细菌或结核性的完全可以治愈。

（4）陆氏草皮汤：主治胸膜炎。甘草 45 克，桑白皮 15 克。

一煎加水 2000 毫升，煎沸后文火煎 30 分钟即可服，二煎、三煎不加水，煎沸即可服用。禁烟、酒、荤腥、辛辣。

（5）猪肝食疗汤：猪肝 100 克，皂角刺 2 克。先将皂角刺加水煮沸 15 分钟，然后去皂角刺，放入切片的猪肝，煮 3～5 分钟后起锅，每日早晨空腹服完。

## （二）消化系统疾病

### 1. 消化不良

中医辨证与脾肾虚弱，脾、胃、肠受寒凉侵袭而引起，治宜理中益补肾气，健肾开胃，温中散寒。

（1）益肾汤：理中益补肾气。主治消化不良性腹泻。党参、白术、生姜各 10 克，炮干姜、吴茱萸各 6 克，细辛 2 克。

一煎加水 1500 毫升，煎沸后文火煎 30 分钟即可服，二煎、三煎不加水，煎沸即可服用，每日一剂，分两次服。对症 8 剂即愈。

（2）药金汤：健肾开胃，治疗幼儿消化不良。炒山药 12 克，鸡内金 4 克。

上药共研细末，加少量红糖备用，以药末为一日量。加水煮沸成糊状，分 2～3 次服用。

（3）温中汤：温中散寒。主治消化不良。吴茱萸子 30 克，丁香 6 克，胡椒 30 粒。

上药共研成粉备用。每次用药 1.5 克，调适量凡士林敷脐神阙穴，每日换药一次。对症一般三天可愈。

（4）陆氏理中补肾汤：朱某，男，68 岁。晨起腹泻，食入不化，经多处治疗无效。曾用过理中汤、四神丸、附子理中丸，服药 3～5 天有些好转，后又复发，三年多未曾治愈，非常苦恼。经诊：舌净，两尺脉俱弱，此乃肾虚引起消化不良性腹泻。治宜补益肾气。党参、白术、生姜各 12 克，炮干姜、吴茱萸各 10 克，细辛 2 克。水煎，每日一剂，分三次服。临床治疗 28 例，4 剂见效，8 剂病除。后访二年未再复发。

### 2. 呕吐、呃逆

任何有损于胃的病变均可发生呕吐。凡有物有声谓之呕，有物无声谓之吐，无物有声谓之干呕。其实呕与吐同时发生，很难截然分开，故并称为呕吐。引起呕吐的原因有感受风寒暑温之邪，以及秽浊之气，饮食不节，情志失调，脾胃虚弱等。故临床上有虚实之分，治疗上实则祛邪化浊，和胃降逆；虚则温中健胃，或滋养胃阴，以扶正为主。

呃逆以气逆上冲，喉间呃呃连声，声短而频，令人不能自制。引起呃逆的病因有饮食不节、情志不和、正气亏虚等，治疗上则以和胃降气平呃为主。

（1）陆氏热呃汤：清热熄风，舒郁理气。主治热证呃逆（膈肌痉挛）。柿蒂 50 克，钩藤 40 克，白芍、寸麦冬各 35 克，地龙、橘红、竹茹各 25 克，半夏 15 克，生石膏 40 克，全蝎 8 克，甘草 10 克。

一煎加水 2500 毫升，煎沸后文火煎 40 分钟即可，二煎、三煎不加水，煎沸即可服。每日一剂，分三次服，对症 6 ~ 10 剂即可愈。禁烟、酒、荤腥。

（2）陆氏寒呃汤：祛寒理气，和胃降逆。主治寒症呃逆。柿蒂 50 克，人参 45 克，干姜、丁香、吴茱萸、半夏、炙甘草各 10 克，橘红 25 克。

一煎加水 3000 毫升，煎沸后文火煎 30 分钟即可服，二煎、三煎不加水，煎沸即可服用。每日一剂，分三次服，对症下药，药到病除，无论病程多久，6 ~ 10 剂即愈。

（3）平肝降呃汤：平肝和胃降逆。主治呃逆。生石决明 30 克，党参 30 克，柿蒂 30 枚。

一煎加水 2000 毫升，煎沸后文火煎 40 分钟即可服，二煎、三煎不加水，煎沸即可服用，每日一剂，分三次服。对脑水肿（手术）颅内高血压引起呃逆也有效。

（4）止呕汤：健脾和胃，止呕。枇杷叶、党参、半夏、槟榔各 10 克，茯苓 15 克、生姜 6 克、茅根 20 克。儿童用量减半，可加少许糖调味。

加水 2000 毫升，煎沸后以文火煎 30 分钟，装保温瓶中频频饮之。每日一剂，两剂即愈。

（5）降逆止呕汤：降逆止呕。主治脾胃虚寒呕吐。伏龙肝 30 克，半夏、竹茹各 12 克，生姜 5 片。

加水 2000 毫升，煎沸后文火煎 30 分钟，冷后频服，两剂即愈。

（6）芍草汤：柔肝和胃，适用于饭后吐食，或恶心干呕。生杭芍 30 克，甘草 60 克。

共研细粉，白开水冲服，每日 10 克，分三次服。

（7）香黄汤：化湿醒脾，降胃气，和中止呕。治恶心呕吐。藿香 30 克，大黄 6 克。

加水 1500 毫升，煎沸后文火煎 15 分钟，少量频服。

（8）黄苏汤：宽胸理气，清热止呕。治小儿感冒呕吐，妊娠性呕吐或严重吐出黄水者。黄连 2 克，苏叶 1 克。

加水 1500 毫升，煎沸后文火煎 15 分钟，冷后频服。

（9）石蒂汤：降逆止呕。主治神经性呕吐。代赭石、柿蒂各 30 克。

加水 1500 毫升，煎沸后文火煎 30 分钟，二煎、三煎不加水，煎沸即可服，每日一剂，分三次服。两剂即愈。

（10）皮香汤：健脾和胃止呕。主治小儿呕吐。陈皮、藿香各 3 克，法半夏 6 克，生姜 2 片，白蔻仁、伏龙肝各 2 克。

加水 1000 毫升，煎沸后文火煎 20 分钟，冷后频服。

（11）二山汤：滋阴补肾，通调气血。主治呃逆。熟地、泽泻、桃仁、赤芍各 10 克，山萸肉、山药、茯苓、麦门冬各 15 克。

加水 2000 毫升，煎沸后文火煎 30 分钟，二煎、三煎不加水，煎沸即可服。每日一剂，分三次服，对症下药 8 剂即愈，3 ~ 6 天见效。本验方治疗顽固性呃逆，因手术伤破血气，致精血亏损，正气虚弱，气机不畅，虚火内生，虚火上冲所致。选用此方正气来复，邪去正安。

（12）砂仁汤：芳香化浊醒脾，开胃行气。用治呃逆属寒虚症，伴有痰气阻滞，脘闷不舒者。

砂仁2克，放入口腔慢慢细嚼，将药末随唾液咽下。每天三次，合计6克，即愈。

（13）陆氏热症呃逆汤：邓某，男，68岁。一年来呃逆不止，服各类药物均无效。经诊受冷、饮冷呃逆加重，证属寒症呃逆。如果受热、饮热，呃逆严重，即属热型呃逆。处方：柿蒂50克，钩藤、生石膏各40克，白芍、寸麦冬各35克，地龙、橘红、竹茹各25克，半夏15克，甘草10克，全蝎8克。水煎，每日一剂，分三次服。陆氏寒症呃逆汤：柿蒂、人参各50克，干姜、丁香、吴茱萸、半夏、炙甘草各10克，橘红25克。水煎，每日一剂，分三次服。上述病人邓某证属寒症呃逆，服6剂症除康复。

### 3. 胃痛（胃脘痛）

胃脘痛以上腹胃脘部位近心窝处常发生疼痛。身受风寒，又食冷物，内有郁热，素有顽痰瘀血，七情内伤，积劳成损以及脾胃虚弱等，皆是导致病痛原因。治胃病须辨痛之虚实，以理气和胃止痛为主。

（1）理气止痛汤：理气和胃通降。主治胃胀痛。苏梗、荜澄茄、陈皮、佛手各6克，香附、枳壳、大腹皮、木香、香橼皮各10克。肝郁肋胀痛加柴胡、青皮、郁金各10克；食滞加鸡内金、焦三仙各10克，金铃子、延胡索各10克；吞酸者加乌贼骨、瓦楞子各20克。

加水2000毫升，煎沸后文火煎30分钟即可，二煎、三煎不加水，煎沸即可服。每日一剂，分三次服，4剂即愈。禁烟酒、荤腥、生冷之物。

（2）养胃汤：滋养胃阴。主治阴虚胃痛。乌梅肉、鸡内金各6克，炒白芍、北沙参、丹参、大麦冬、生麦芽、石斛各10克，玫瑰花3克，炙甘草4克。阴虚口渴者加生地10克；郁火腹中烧灼，热辣疼痛，疼痛急迫，口苦而燥，渴而多饮，加黑山栀6克、黄连3克；舌苔厚腻而黄，呕恶频作，湿热在胃者，加黄连3克，厚朴、佛手各4克；津虚不能化气或气虚不能生津，津气两虚，神疲，气短头晕，肢软，大便不畅或便溏者，加太子参、山药各12克。

加水2500毫升，煎沸后文火煎20分钟即可，二煎、三煎不加水，煎沸即可服。每日一剂，分三次服，4剂即愈。禁烟、酒、荤腥、生冷。

（3）散寒止痛汤：理气散寒，和胃止痛。主治胃脘近心窝疼，泛酸嗳气或吐涎沫，脘腹胀满，痛引肋背或胸中。清半夏、制香附、高良姜、炒枳壳、砂仁各10克。肝胃痛连肋，呃逆嗳气，苔多薄白，脉弦紧，香附加至12克；若口苦吐酸，为胆火盛，加生栀子8克；肋重痛者可加川楝子10克；心胃痛引胸中，心悸气短，舌红苔白薄，脉寸尺俱微，动见于关，将高良姜加至12克为主药，余四味药仍用10克；若大便色黑与小肠火有关，加焦栀仁3克；胃脘痛，脘腹腹满，神疲乏力，食少纳呆，舌苔白腻，脉缓或大，将炒枳壳（或炒枳实）加大为12克，其余四味不变；胃脘疼痛，肩背拘急，痰多咳嗽，动则气少，舌苔白腻，脉寸微关紧尺沉，将清半夏加至12克，余药四味不变，仍用10克；若大便干燥而不通，为大肠有热，可加大黄3克；肾胃痛，见脘痛及腰酸，少腹膈满，行则佝偻，舌苔薄白，脉沉弦或浮，将砂仁加大为12克，余药不变；若腰酸小腹胀者，加沉香末2克，冲服；有小便不利者，加肉桂末2克，冲服；若中焦痞满，上下不同，此乃三焦症状，可加黄连3克、肉桂末2克，分冲服。禁烟酒、辛辣、荤腥、生冷之物。

加水2500毫升，煎沸后文火煎30分钟即可，二煎、三煎不加水，煎沸即可服，每日一剂，分三次服。对症4剂见效，8剂即愈。

（4）健脾止痛汤：健脾和胃，散寒止痛。桂枝、当归各10克，白芍、生黄芪各12克，甘草4克，生姜5片，大枣8枚。

加水2000毫升，煎沸后文火煎30分钟即可，二煎、三煎不加水，煎沸即可服，每日一剂，分三次服。禁烟、酒、荤腥、辛辣、生冷。

（5）散寒和胃汤：健脾和胃，散寒止痛。甘草15～30克，茯苓、白术、白芍、生姜片各50克，大枣去核30克。禁生冷、辛辣、荤腥烟酒之物。

加水2500毫升，煎沸后文火煎40分钟即可，二煎、三煎不加水，煎沸即可服。每日一剂，分三次服，空腹，饭前半小时服。

（6）温胃活血汤：温胃散寒，活血止痛。主治长期难愈之胃痛（慢性胃炎、胃及十二球部溃疡、胃黏膜脱垂、胃神经官能症、胃癌所致的胃痛）。百合、丹参各30克，乌药、高良姜、制香附各10克，檀香6克（后下），砂仁3克。禁烟酒、辛辣、荤腥、生冷之物。

加水2000毫升，煎沸后文火煎30分钟即可，二煎、三煎不加水，煎沸即可服。每日一剂，分三次服，空腹饭前半小时服。

（7）祛寒止痛汤：散寒止痛。主治胃神经官能症，阵发性疼痛。甘松、香附各10克，沉香6克。

加水1500毫升，煎沸后文火煎30分钟即可，二煎、三煎不加水，煎沸即可服，每日一剂，分三次服，空腹，饭前半小时服。禁烟、酒、辛辣、荤腥、生冷。

（8）化瘀止痛汤：活血化瘀，通络止痛。主治胃脘痛，刺痛拒按。瓦楞子（炒）、乌贼骨、炙刺猬皮各10克，九香虫7克，荆芥炭6克。水煎服。禁烟酒、辛辣、荤腥、生冷之物。

（9）百合养阴汤：润肺养阴。主治胃脘病，腹胀恶心，吞酸食少。生百合40克，川楝子20克，荔枝核、乌药各15克。

加水2500毫升，煎沸后文火煎30分钟即可，二煎、三煎不加水，煎沸即可服，每日一剂，于早晚饭前半小时服。禁烟、酒、辛辣、荤腥、生冷。

（10）行气止痛汤：行气止痛。主治胃脘胀痛。枳实、槟榔、乌药各20克，沉香3克。

加水 2000 毫升，煎沸后文火煎 30 分钟即可，二煎、三煎不加水，煎沸即可服，每日一剂，分两次服，对症三剂即愈。禁烟酒、辛辣、荤腥、生冷之物。

（11）和胃汤：疏通气机，和胃止痛。延胡索、白芍、川楝子、生甘草、海螵蛸、制香附各 10 克，蒲公英 15 克，沉香曲 12 克，乌药 6 克。

加水 2500 毫升，煎沸后文火煎 30 分钟即可，二煎、三煎不加水，煎沸即可服，每日一剂，分两次服。禁烟、酒、辛辣、荤腥、生冷。

（12）伏龙汤：健脾和胃，行气止痛，止血。治胃脘痛及溃疡出血。伏龙肝 15 克，百草霜 6 克，生白术、延胡索、川楝子各 10 克。

加水 2000 毫升，煎沸后文火煎 30 分钟即可，二煎、三煎不加水，煎沸即可服。每日一剂，分三次服。禁烟、酒、辛辣、荤腥、生冷。

（13）疏肝和胃汤：舒肝和胃镇痛。主治胃脘病。柴胡、桂枝、半夏各 10 克，白芍 30 克，甘草 3 克，生姜 3 片。

加水 3000 毫升，煎沸后文火煎 50 分钟即可，二煎、三煎不加水，煎沸即可服，每日一剂，分两次服。禁烟酒、辛辣、荤腥、生冷之物。

（14）温中和胃汤：温中散寒，和胃镇痛。主治胃脘隐痛，喜按喜热，呕吐清水，大便稀，舌质淡苔薄白，脉象虚软，属脾胃虚寒者。柴胡、桂枝、半夏、熟附子各 10 克，白芍 20 克，香附、云苓各 15 克，良姜 6 克，甘草 3 克，煨姜 3 片。

加水 2500 毫升，煎沸后文火煎 40 分钟即可，二煎、三煎不加水，煎沸即可服，每日一剂，分两次服，饭后两小时温服。禁烟、酒、辛辣、荤腥、生冷。

（15）益气健脾汤：健脾益气，和胃镇痛。主治胃脘隐痛，全身乏力，精神疲倦，少气懒言，脉缓弱，中医诊为脾胃气虚者。柴胡、桂枝、半夏、白术、陈皮、砂仁、炙甘草、台参各 10 克，白芍 20 克，云苓、黄芪各 15 克，生姜 3 片。

加水 2500 毫升，煎沸后文火煎 50 分钟即可，二煎、三煎不加水，煎沸即可服，每日一剂，分三次服。治胃下垂可重用黄芪、党参，加枳壳 15 克、升麻 10 克、泽兰叶 15 克。

（16）化瘀止血汤：疏肝理气，止血化瘀，和胃镇痛。主治胃脘病两肋痛，有定处而拒按，食后痛甚，或见吐血便黑，舌质紫黯，脉象弦缓，属肝气犯胃，气滞血瘀者。柴胡、川朴、半夏、薤白、苏梗、桂枝、蒲黄炭、砂仁各 10 克，白芍 30 克，瓜蒌 20 克，佛手 15 克，檀香 8 克，藕节 6 个为引。胃痛吐血者加蒲黄炭 10 克，炒灵脂 10 克，酌加大黄炭；腹痛便血者加槐花、地榆炭各 20 克，以泻肝经与大肠经之火；如便血重者加三七粉 8 克，冲服止血。

加水 2500 毫升，煎沸后文火煎 50 分钟即可，二煎、三煎不加水，煎沸即可服。每日一剂，分三次温服，饭前 30 分钟、饭后 2 小时温服。

（17）行气止痛汤：行气止痛，降逆燥湿。主治胃脘胀满，痞闷不舒，食少恶心，频频吐涎沫，口不渴，舌胖，苔白腻。桂枝、川朴、白蔻、柴胡、陈皮、苏叶各 10 克，云苓、枳实、大腹皮、半夏各 15 克，苍术 12 克，黄连 8 克，吴茱萸 6 克，生姜

3 片。消化不良者加六曲 20 克，麦芽 30 克；胸脘痞闷者加炒萝卜子 15 克，枳壳 15 克；四肢倦怠加薏苡仁 30 克，佩兰 10 克，利湿醒脾。

加水 2500 毫升，煎沸后文火煎 50 分钟即可，二煎、三煎不加水，煎沸即可服。每日一剂，分三次服。禁烟、酒、辛辣、荤腥、生冷。

(18) 补脾升阳汤：益气升阳，调补脾胃。主治中气不足所致胃腹胀痛吐血，便血，胃下垂，子宫下垂，脱肛，久泻气虚不运便秘等症。黄芪 20 克，当归、党参各 12 克，陈皮、云苓、白术、柴胡、五味子各 10 克，升麻 6 克，炙甘草 8 克。食少者加焦三仙 12 克，鸡内金 6 克；腹胀明显者加砂仁、莱菔子各 15 克。

加水 2000 毫升，煎沸后文火煎 50 分钟即可，二煎、三煎不加水，煎沸即可服，每日一剂，分三次温服。禁烟、酒、辛辣、荤腥、生冷。

(19) 升阳化气汤：升阳化气，和胃助运。主治胃脘痛反复发作，胀痛，脘闷，欲嗳气方舒，大便溏薄。柴胡 5 克，苍术、炒神曲、泽泻、桂枝、藁本、炒麦芽、茯苓各 10 克，炙甘草 5 克。受寒饮而发病者加草蔻仁 10 克，陈皮 5 克；脘痛腹寒腹胀加干姜 7 克，煨益智仁 10 克；食少者加麦芽 20 克。

加水 2000 毫升，煎沸后文火煎 40 分钟即可，二煎、三煎不加水，煎沸即可服，每日一剂，分三次温服。禁烟、酒、辛辣、荤腥、生冷。

(20) 安胃汤：安胃宁痛，散结。主治胃脘病滞胀纳呆气滞，慢性胃炎，胃窦炎。蒲公英 30 克，生白芍 10 克，生甘草 6 克，红花、陈皮各 8 克，徐长卿、大贝母各 12 克。口干舌黄、脉弦滑者加制川大黄 5 克；口淡加高良姜 4 克。

加水 2000 毫升，煎沸后文火煎 40 分钟即可，二煎、三煎不加水，煎沸即可服。

(21) 陆氏黄白汤：治内伤、外感，脾失健运及脘痛。黄芪、山药、鸡内金、党参各 15 克，白花蛇舌草、麦芽、谷芽各 30 克，甘草 6 克。临床治疗 39 例，8 剂见效，16 剂痊愈。后访二年未复发。

(22) 陆氏消痞汤：治萎缩性胃炎，浅表性胃炎，脘痛。仙灵脾、砂仁、干姜、红花各 10 克，黄芪、白术、茯苓各 15 克，佛手、重楼、柴胡各 12 克，黄连 6 克。胃脘疼痛明显加延胡索 12 克；舌苔黄燥加黄连、干姜各 3 克；舌苔厚腻加佩兰 10 克；大便秘结加大黄 6 克（后下）；大便稀加薏苡仁 30 克；纳差加莱菔子 15 克；失眠加夜交藤 30 克；泛酸去山楂，加瓦楞子粉 15 克。临床治疗 68 例，10 剂见效，20 剂痊愈。

### 4. 消化性溃疡

消化性溃疡是指胃和十二指肠的慢性溃疡。溃疡的形成与胃酸和胃蛋白酸的消化作用有关，故称消化性溃疡。发病机理是因内伤七情，加之饮食劳倦等致使肝胃不和，脾胃升降失调，久而成疾。治宜燥湿化热，养血健胃理气。

(1) 愈疡汤：主治胃溃疡属脾湿胃热，热伤血络，饮饱皆痛，时常吐酸水，大便为紫褐色，有时为乌黑色。炒苍术、五灵脂、厚朴、生蒲黄、陈皮、甘草、广木香各 10 克，山药、薏苡仁、煅瓦楞、丹参各 15 克，紫草、归尾各 12 克。

加水 3000 毫升，煎沸后文火煎 40 分钟即可，二煎、三煎不加水，煎沸即可服。每日一剂，分三次服。禁生冷、辛辣、荤腥、烟酒。

（2）通气治疡汤：主治胃溃疡，属火结气郁，腹气不通者。病情因气恼加重，胃脘剧痛，呕吐酸苦，夹有咖啡色物，不能进食，大便四日未解。西医诊为胃穿孔。紫柴胡 12 克，黄芩、半夏、白芍各 10 克，大黄、枳实各 6 克，生姜 12 克，大枣 6 枚。

加水 2500 毫升，煎沸后文火煎 40 分钟即可；二煎、三煎不加水，煎沸即可服。每日一剂，分三次温服，一剂通便，三剂即愈。禁烟、酒、辛辣、荤腥、生冷。

（3）化瘀汤：主治胃小弯溃疡，属气机郁滞，湿热熏蒸，宿瘀阻络。胃脘胀痛，泛酸，口渴口臭，舌苔前半黄腻，根厚色黑，质胖青紫，脉弦细。川连 3 克，吴茱萸 2 克，半夏、赤芍、白术、木香各 10 克，制大黄 6 克，煅瓦楞 30 克，失笑散 12 克，佛手、陈皮各 10 克。

加水 2500 毫升，煎沸后文火煎 40 分钟即可；二煎、三煎不加水，煎沸即可服。每日一剂，分三次温服。4 剂见效后再加佛手、陈皮各 10 克，8 剂痊愈。禁烟酒、辛辣、荤腥、生冷之物。

（4）陆氏乌白汤：主治胃及十二指肠球部溃疡，属气滞血瘀型者。面容消瘦，表情痛苦，纳呆，胃酸多，呃逆，便结，舌质瘀滞，脉细弦。乌贼骨、白及各 60 克，贝母、生甘草、延胡索各 30 克，蛋黄粉 100 克。病久者，可加入紫河车粉 30 克；有出血或便血者加入三七粉 3 克；若胃酸较多，加黄连 25 克，吴茱萸 15 克。

诸药研为细粉，服时加入等量白糖；开始每次 3 克，每日三次；随症减轻改为每日两次或一次，每次仍 3 克，饭前空腹服下。

（5）陆氏芪芍汤：主治十二指肠球部溃疡，属胃脾虚寒者。黄芪 30 克，白芍 20 克，桂枝、炙甘草、生姜各 10 克，红枣 8 枚，饴糖 30 克。

前六味水煎沸后文火煎 30 分钟，加饴糖摇匀温服。每日一剂，早晚空腹服下。禁烟酒、辛辣、荤腥、生冷。

（6）温胃汤：主治十二指肠球部溃疡。胃脘痛喜用热敷，恶风自汗，怕窗门之风，少气声低，疲乏无力，纳差腹胀，肠鸣便溏，面色萎黄，脉缓舌白，是为脾阳失运，卫外不固。生黄芪 12 克，西党参、炒白术、当归、杭白芍各 10 克，桂枝、陈皮、炙甘草各 6 克，大枣 4 枚，生姜 3 片。

加水 2000 毫升，煎沸后文火煎 30 分钟即可；二煎、三煎不加水，煎沸即可服。每日一剂，分三次空腹服。禁烟酒、辛辣、荤腥、生冷之物。

（7）白地汤：主治十二指肠球部溃疡，属胃肝郁热型者。胃脘痛有灼热感，口干，喜饮，喜食面条少许，大便黑色，头晕眼花，舌红，苔黄脉数。禁烟酒、辛辣、荤腥。白芍、地榆各 30 克，甘草 15 克，黄连 6 克。

加水 3000 毫升，煎沸后文火煎 20 分钟即可；二煎、三煎不加水，煎沸即可服。每日一剂，分三次空腹服。对症 8 剂见效，16 剂即愈。

（8）香菜汤：主治慢性胃炎及十二指肠球部溃疡，属肝气犯胃者。长期胃痛，纳呆，气短，亦见腹痛，肠鸣，腹泻，消化不良，脉弦细，舌红苔黄腻。香附25克、木香6克、藿香、佛手、陈皮各15克，焦三仙45克，莱菔子50克，槟榔片、甘草各10克。脾虚湿盛者加白术、茯苓各15克；脾气虚者加当归20克；中焦虚寒者加砂仁、草豆蔻各12克；血瘀加蒲黄、五灵脂各10克；嘈杂吞酸者加瓦楞子30克；胃热加生石膏30克，黄芩15克。

加水2500毫升，煎沸后文火煎30分钟即可；二煎、三煎不加水，煎沸即可服。每日一剂，分三次空腹温服。禁烟酒、辛辣、荤腥、生冷之物。

(9) 疏肝化瘀汤：疏肝和胃，化瘀止痛。治十二指肠球部溃疡和慢性胃炎。当归、炒白芍、川楝子、五灵脂12克，乌贼骨、佛手各15克，生薏苡仁25克，白檀香（后下）、炙甘草各10克。

加水2500毫升煎至1500毫升，二煎、三煎不加水，煎沸即可服。

(10) 柴黄汤：主治胃溃疡、十二指肠溃疡、十二指肠球炎，及胃神经官能症。属肝胃不和，肝郁气滞血斑，胃肝郁热者。柴胡、黄芪、乌药、川楝子、郁金各10克，丹参、百合各15克。上腹痛拒按，舌质黯有瘀斑者，加桃仁10克；腹痛而见黑便者加生蒲黄10~15克；便秘者加火麻仁或瓜蒌仁15~20克；口燥咽干，大便干结，舌红少津，脉弦数者加沙参、麦门冬各15克，或加生地12克，瓜蒌15克；神疲气短，加党参12克，黄芪15克；腹胀或呕者加枳实、白术各15克；绞痛不泛酸者加白芍20克，甘草5克；泛酸明显者加瓦楞子15克，或牡蛎20克；吃碱性食物痛增者加乌梅10~15克；牵及胸背胀痛者加九香虫；腹痛有灼热感，拒按，喜冷饮者，加蒲公英15克；腹痛有冷感喜按，喜热饮，加高良姜3~5克；上焦热痛又喜热饮者宜寒温并用，加蒲公英15克，高良姜6克。

加水3000毫升煎至1500毫升，二煎、三煎不加水，煎沸即可服。

(11) 二参汤：主治胃及十二指肠球部溃疡，部分胆道疾病，胰腺疾病。体瘦，食少体倦，脘腹胀痛，或呕或痢，胸肋不适，舌质黯淡，呃逆，泛酸，腹肋胀痛。丹参、沙参各15克，炒白术、白茯苓、炒枣仁、厚朴、山楂、神曲各12克，玄胡12克，砂仁3克，陈皮、法半夏、鹿角霜各10克。胃病呃逆，噫气不除者加煅赭石30克（包煎），沉香3~6克；痛连肋者加白芍15克，郁金10克；泛酸者去沙参，加煅瓦楞子15克。

加水2500毫升煎至1500毫升，二煎、三煎不加水煎沸即可。

(12) 益气止血汤：健脾益气，养血止血，和营定痛。治上消化道出血，不论便血或吐血，尤以溃疡出血为佳。黄芪、煅龙骨、煅牡蛎各15克，太子参、乌贼骨各12克，白术6克，炙甘草5克，当归6克，白芍、侧柏炭、阿胶珠、地榆炭各10克。另加服溃疡止血粉：乌贼骨30克，白及30克，参三七30克，研粉匀。若肝郁气滞，暴怒伤肝动血，加郁金6克，焦山栀、当归各6克，赤芍10克，丹皮6克，牛膝12克，去益气生血药黄芪、太子参；热郁气滞和降失调，久病伤络者，加炒黄连3克，橘皮6克，姜半夏10克，炒竹茹6克，茯苓12克，甘草4克；胃阴亏虚，内热耗津伤络者，宜养胃阴，加沙参 12 克，麦门冬 10 克，川石斛 12 克，玉竹 12 克，去黄芪、白术。

加水 2000 毫升煎至 1000 毫升，二煎不加水，煎沸即可。乌贼骨、白及、参三七按比例合制，共研极细粉，每次 5～10 克，每天三次温开水服下。

（13）疏肝止疡汤：疏肝和胃，制酸止痛。主治胃十二肠溃疡，肝胃不和。当归、柴胡、瓜蒌、薤白、法半夏、煅瓦楞子各 10 克，白芍、蒲公英各 15 克，枳实、陈皮各 6 克，甘草 3 克。嗳气呃逆去柴胡，加旋覆花 10 克，代赭石 10 克；流涎吐酸加左金丸（吞服）；胃内灼热加加炒栀子 10 克；痛剧烈者加蒲黄 10 克，五灵脂 10 克；呕血、便血加茜草根、乌贼骨各 10 克。

加水 2500 毫升煎至 1500 毫升，二煎、三煎不加水，煎沸即可。

（14）健中调胃汤：主治消化性溃疡，慢性胃炎，胃痛，嘈杂，泛酸，空腹尤甚，得食少减，喜暖喜按，大便或溏或燥，舌质淡红，苔白滑，脉象沉细或弦。党参、海螵蛸各 15 克，白术、降香各 10 克，姜半夏、陈皮、公丁香、炙甘草各 6 克。胃中冷痛较重者加良姜、荜澄茄各 8 克；脘腹胀满，噫气，加佛手、香橼皮各 8 克；泛吐清水或胃有水音，加茯苓各 15 克，生姜 3 克，参三七粉 3 克（冲服）。

加水 2500 毫升煎至 1500 毫升即服，二煎、三煎不加水，煎沸即可。

（15）止疡粉：柔肠和胃，调气和血，制酸止痛，止血生肌。主治胃溃疡、十二肠溃疡，肝胃不和，胃脘痛，泛酸呕吐，便黑呕血等症。乌贝、三七粉、乌贼骨、川贝、白及、黄连、甘草、延胡索、川楝肉、佛手各 30 克，砂仁、生白芍各 15 克，广木香 20 克。共研极细粉，早、中、晚饭后各吞服三克，连续服 100 天。

（16）理脾愈疡汤：主治胃十二指肠球部溃疡，糜烂性胃炎，胃脘痛，喜暖喜按，饿时痛甚，得食痛减，腹胀嗳气，手足欠温，身倦乏力，大便溏薄，舌质淡黯，苔薄或白腻，舌体胖大见齿痕，脉沉细。党参、茯苓、刘寄奴各 15 克，白术、厚朴、乌贼骨、生姜、延胡索各 10 克，白芍 12 克，桂枝 6 克，砂仁 8 克，炙甘草 6 克，大枣 3 枚，甘松 10 克。如溃疡大出血，大便色黑如柏油样，加白及 10 克，三七粉 3 克（两次吞服），黑地榆 12 克；如语言无力，形寒畏冷，四肢欠温，加黄芪 15～30 克，甚者加附子 10～15 克；如嗳气频作，加丁香 5 克，柿蒂 15 克；如食少胀满，加山楂、神曲、麦芽各 12 克。

加水 2000 毫升煎至 1000 毫升温服，二煎、三煎不加水，煎沸即可，早晚两次，饭后两小时服。

忌口与食疗：

（1）忌烟酒、浓茶、咖啡、辣椒、胡椒、葱、蒜、辣油、咖喱等辛辣之品。

（2）忌豆类、甘薯、芋艿、萝卜、大豆、韭菜、芹菜、泡菜、老菜帮等胀气难消化食物。

（3）忌油炸、煎烤、烟熏、生拌食物，及酱菜、酱盐萝干等腌制品等。

（4）忌过酸过甜食物，如醋、酸菜、蜜饯、果酱、糖果等，以免刺激胃酸增多，加重病情。

（5）忌浓缩肉汁、肉汤、鸡汤、蘑菇汤等食品，因其易刺激胃酸增多，加重病情。

消化溃疡与饮食有密切关系，常伴有嗳气，嘈杂，泛酸。其原因与饮食不节，暴饮暴食，饥饱无度，大量抽烟喝酒有关。若反复发作，可导致大出血，幽门梗阻，急性穿孔等严重病症。本病和慢性胃炎、胃脘痛属同一范畴，饮食忌口原则上基本一致，可相互参照。

### 5. 急、慢性肠胃炎

急慢性胃肠炎起病原因与不良饮食习惯有关，饥饱不均，暴饮暴食，长期吸烟、饮酒、喝茶、嗜食辛辣刺激性食物，使胃肠黏膜长期遭受刺激，形成慢性炎症，胃肠黏膜炎性病变，胃痛，呕吐及腹痛胀泻，严重可引起脱水及水电解质紊乱。中医认为与饮食不节，情志所伤，劳倦有关。属中医胃脘痛，胀满，泄泻等范畴。治宜益肾健脾，行气活血，益气养血，化瘀止痛。

（1）仙芪汤：益肾健脾，行气活血。治疗慢性萎缩性胃炎，浅表性胃炎，对典型增生，肠腺化生以及局部糜烂，胆汁反流者更为有效。仙灵脾、红花、干姜、砂仁各10克，黄芪、白术、茯苓、山楂各15克，柴胡、佛手、重楼各12克，黄连6克。胃痛明显加延胡索12克；舌苔黄燥加黄连3克，干姜3克；舌苔厚加佩兰10克；大便秘结加大黄6克（后下）；大便稀加薏苡仁30克；纳差加莱菔子15克；失眠加夜交藤30克；泛酸去山楂，加瓦楞子15克。

加水2500毫升煎至1500毫升温服，二煎、三煎不加水煎沸即可，日服三次，每服三剂停一天，连用3疗程。也可研粉，每日三次，每服6克。

（2）黄连温胆汤：主治慢性浅表性、萎缩性胃炎、胃窦炎，证属痰热中困，胃火和降者。黄连2克，陈皮、枳实、竹茹各6克，姜半夏10克，茯苓12克，甘草3克。泛酸加吴茱萸；胃酸少加吴茱萸、白芍；胃脘痞满加全瓜蒌；肝胃不和加柴胡、白芍；酸多加乌贼骨、大贝母；痛甚加玄胡、川楝子、白芍；失眠加薏苡仁、首乌藤、合欢皮；脘痛热重，脘痞烦热加栀子、黄芩；久痛入络夹瘀血加紫丹参、赤芍。

加水2000毫升煎至1000毫升温服，二煎、三煎不加水煎沸即可。

（3）益胃汤：主治慢性浅表胃炎，萎缩性胃炎，胃及十二指肠球部溃疡。症见胃痛绵绵，食少纳呆，嗳气吞酸或嗳腐少酸，精神萎靡，面黄消瘦，身汗无力，舌软苔薄，脉细涩无力。党参、焦白术、甘草、当归、白芍各15克。年老体弱重用党参；呕吐严重用竹茹10克；胃脘痛加川楝子、延胡索各10克。

加水2500毫升煎至1000毫升，分早晚两次服。

（4）养阴和胃汤：主治萎缩性胃炎，胃阴不足，腹胀纳呆，倦怠无力，口干舌红。乌梅、玉竹各10克，石斛、北沙参、麦门冬、延胡索、山药各12克，甘草3克。恶心呕吐加川连3克，炒竹茹6克，制半夏10克；便黑加蒲黄炭12克，花蕊石10克，鲜茅根30克；饭后饱胀不舒加六曲10克，莱菔子12克；胃痛甚加九香虫、五灵脂、制香附各 10 克。

加水 2500 毫升煎至 1500 毫升服，二煎、三煎不加水煎服即可。

（5）益胃化瘀汤：益气养血，化瘀止痛。主治胃脘痛之瘀血证。丹参、黄芪、白芍各 25 克，泽兰、当归各 15 克，陈皮、甘草各 10 克，阿胶 5 克（烊化入服）。气虚较重致瘀血阻络者，黄芪加至 50 克，桃仁、红花各 10 克；疼痛较甚加失笑散、延胡索；如气滞较甚加木香、香附、厚朴、枳壳各 10 克；属肝胃郁热，迫血忘行，症见吐血色红，舌红苔黄，脉弦数者，加黄连 6 克，大黄 8 克，泻火凉血止血；吐血较重者加花蕊石、炒蒲黄、参三七等，加强化瘀止血之力。凡失血日久，治疗稳定后改用归脾汤。

加水 2000 毫升煎至 1000 毫升，分两次服，二煎煎沸即服。

（6）健胃汤：温运脾阳，健胃和中。主治胃脘痛证属中虚气滞型的浅表性萎缩性胃炎及十二指肠球炎。潞党参 15 克，炒白术、白芍、炒枳壳、法半夏各 10 克，炙甘草、川桂枝各 3 克，高良姜、陈皮、木香各 6 克。食欲不振去党参，加炒山楂、鸡内金；大便稀溏，木香改煨木香，加炒六曲；睡眠欠佳加酸枣仁、夜交藤。

加水 2500 毫升煎至 1000 毫升，分两次服，每日一剂。

（7）消痞和胃汤：主治慢性萎缩性胃炎、浅表性胃炎，对典型增生肠腺化生及局部糜烂，胆汁反流者更为有效。黄芪、白术、茯苓、山楂各 15 克，柴胡、佛手、重楼各 12 克，仙灵脾、干姜、红花、砂仁各 10 克，黄连 6 克。胃脘疼痛明显加延胡索 12 克；舌苔黄燥加黄连 3 克，干姜 3 克；舌苔厚腻加佩兰 10 克；大便秘结加大黄 6 克（后下）；大便稀加薏苡仁 30 克；纳差加莱菔子 15 克；失眠加夜交藤 30 克；泛酸去山楂，加瓦楞粉 15 克。

加水 2500 毫升煎至 1500 毫升，分三次服，每日一剂。

（8）消食健脾止痛汤：主治胃脘疼痛、急慢性胃炎、浅表性胃炎，对因气滞血瘀伤于肉面，食积而患胃脘疼痛者尤为显效。熟大黄、牵牛子、三棱各 10 克，莪术、山楂、神曲、麦芽、陈皮、鸡内金、延胡索各 15 克，川楝子 20 克。大便燥甚加炒槟榔 15 克，大黄、牵牛子生用一半，炒用一半即可。

加水 2000 毫升煎至 1000 毫升，分两次服，每日一剂。

（9）清胃汤：轻凉润，理气止痛。主治慢性浅表性胃炎偏热者，胃脘清痛，咽干口苦，舌红胃无大热。竹茹、白芍各 12 克，芦根 30 克，蒲公英、麦门冬各 15 克，枳壳、石斛各 10 克，薄荷、甘草各 6 克。胃脘痛甚者重用芍药、甘草，加延胡索 15 克；胃及十二指肠溃疡者加儿茶 10 克，瓦楞子粉 15 克，去石斛；口渴者加生石膏 15 克，渴止即去；便干者加全瓜蒌 20～30 克。

加水 2000 毫升煎至 1000 毫升，分两次服。

（10）安胃汤：黄连、干姜各 5 克，半夏 10 克，百合、丹参、白芍各 30 克，乌药、木香（后下）各 8 克，炙甘草 7 克。偏热者加蒲公英；湿重者加藿香、佩兰；以胀为主去白芍、甘草，加厚朴、槟榔；以痛为主加白芷、细辛；痛甚加砂仁；泛酸者加海螵蛸、瓦楞子；嗳气呕恶明显者加生姜、旋覆花、代赭石；口苦，胆汁反流性胃炎，合用小柴胡汤。

（11）半夏清心汤：心下痞满、疼痛，干呕，或吐酸，肠鸣，舌红，苔黄。党参、半夏各15克，黄连、干姜、黄芩、枳壳各10克，瓦楞子、海螵蛸各20克，甘草6克，大枣4枚。如肝气不舒，嗳气频作，加生白芍、柴胡、香附疏肝理气；失眠、烦躁加栀子、薏苡仁；口苦，大便干结，去瓦楞子、海螵蛸，加大黄，枳壳变枳实；纳差加焦三仙；腹胀加川厚朴、麦芽、青皮理气消胀。

加水2000毫升煎至1000毫升，分两次服。

（12）肝胃百合汤：主治胃十二指肠溃疡，慢性胃炎，十二指肠球部溃疡及胃神经官能症。中医辨证为肝胃不和，肝郁气滞，血瘀，肝胃郁热。柴胡、黄芩、川楝、郁金、乌药各10克，百合、丹参各15克。上腹痛有定处拒按，舌有瘀斑，加桃仁10克；腹痛黑便加生蒲黄10~15克；便秘加火麻仁或瓜蒌仁15~20克；口燥咽干，大便干秘，舌红少津，脉弦，加沙参、麦门冬各15克，或生地12克，瓜蒌15克；神疲气短加党参、黄芩各15克；腹胀呕吐者加枳壳、白术各15克；腹痛甚不泛酸加白芍20克，甘草5克；泛酸明显加瓦楞子15克或牡蛎20克；食碱性食物痛增者，加乌梅10~15克；牵及胸背痛胀加九香虫5克；腹痛有冷感加高良姜5克；腹痛有灼热感，拒按喜冷，加蒲公英15克；上腹热痛而喜热饮者，宜寒温并用，加蒲公英15克，高良姜6克。

加水2500毫升煎至1500毫升服，二煎、三煎不加水煎沸即可。

（13）和胃调中汤：舒肝和胃调中。柴胡5~10克，黄连3~10克，砂仁3~5克，白及、乌贼骨、鸡内金各10克，吴茱萸3~6克。黄连与吴茱萸的用量按寒热不同而予以调节。疼痛明显加香附、延胡索各10克；脾虚加茯苓、白芍各10克，甘草5克；呕恶加半夏10克；热重调整黄连、吴茱萸比例，加竹茹、川楝子各10克；寒重调整黄连、吴茱萸比例，加荜茇、良姜各3~5克。

加水2000毫升煎至1000毫升服，二煎不加水，煎沸即服。

（14）厚朴苍术汤：和胃理气，消导清热。主治慢性胃炎、慢性肝炎、胆囊炎所致的胁痛腹胀，反胃，胃中嘈杂，脘腹胀痛，食纳不佳，气滞疼痛。厚朴、炒莱菔子、生山楂各12克，连翘10克，甘草6克。肝胆疾病加柴胡、黄芩、金钱草；胃脘疼痛加炒白芍、延胡索。

加水2500毫升煎至1500毫升服，二煎、三煎不加水，煎沸即可。

（15）大黄汤：活血祛瘀，通腑消炎。主治急性出血性坏死性肠炎。生大黄25~30克。

加水300毫升，煎沸后时间不大于10分钟，每日两次服。

（16）百合胃窦汤：行气止血，消炎止痛。主治胃窦炎。百合15克，乌药、当归、川芎、延胡索、香附各10克，白芍25克，白术6克，茯苓、五灵脂、仙灵脾各12克，三七粉2克（冲服）。

加水 2000 毫升煎至 1000 毫升服，二煎不加水，煎沸即服。

（17）苍牡粉：调和肝胃，健脾利湿。主治慢性胃炎。牡蛎、苍术各 100 克。苍术晒干，牡蛎焙干，研粉调匀备用。每日三次，每次 2 克，饭后服。

（18）香良粉：温胃散寒，行气止痛。主治急性胃炎。香附 120 克，良姜 90 克。二药共研为细粉，成人每服 3 克，早晚各 1 次，白开水送下，儿童酌减使用。

（19）健胃肠汤：益气健胃，行气消炎，清热利湿。主治慢性胃肠炎。党参、白芍各 25 克，陈皮 20 克，玄胡 15 克，白芷 15 克，鱼腥草 30 克。加水 1800 毫升煎至 1000 毫升服，二煎不加水，煎沸即可。

（20）三黄汤：清热消炎，活血祛瘀。主治急性、出血性坏死性肠炎。黄连 6 克，黄芩、大黄（后下）、炒地榆、炒槐花、白头翁、丹皮、炒枳壳各 10 克，甘草 3 克。加水 2000 毫升煎至 1500 毫升服，二煎、三煎不加水，煎沸即可。每日两剂，取汁 200 毫升口服或鼻饲，日服四次。其余取汁保留灌肠，每日两次，每次保留 60 分钟。

（21）芩香汤：健胃和胃，清热利湿。主治慢性胃炎。黄芩、木香、制半夏、党参、陈皮、六曲各 10 克，黄连、炙甘草各 3 克，蒲公英 12 克。加水 1500 毫升煎至 1000 毫升，分两次服。

（22）二黄汤：活血消炎，清热利湿。主治急性肠炎。大黄 15 克，黄柏 10 克。加水 1000 毫升煎至 500 毫升，分两次服。

（23）温中散寒汤：主治胃炎，吐酸水，胃脘胀痛，嗳气则舒，吐烂肉物，形如粉笔，外观淡红色。党参、茯苓、瓦楞子、代赭石、瓜蒌仁各 30 克，白术 20 克，肉桂、大黄、枳壳、川朴各 10 克，生山楂 45 克，苏子 6 克，甘草 3 克，生姜 3 克，大枣 6 枚。加水 3000 毫升煎至 1500 毫升服，二煎、三煎不加水，煎沸即可。

（24）理气化瘀汤：主治胃窦炎，疼痛靠右侧，胃脘部似有物顶感，大便干燥，无嗳气泛酸，舌质红，脉细弦。广木香、青皮、陈皮各 6 克，制香附、延胡索、当归、赤芍、白芍、金铃子各 10 克，炙甘草 5 克。加水 2000 毫升煎至 1000 毫升服，二煎、三煎不加水，煎沸即可。

（25）理气和胃汤：主治急性胃炎，青少年患者尤佳。高良姜、香附各 15 克，青皮 10 克，郁金 18 克，砂仁 12 克。加水 2000 毫升煎至 1000 毫升，分两次服。

（26）温胃止痛汤：主治慢性胃炎，胃脘胀痛，喜热畏寒，口吐清水，痛时肢冷，舌质淡，苔薄白，脉沉迟。桂枝、砂仁各 5 克，吴茱萸、炮姜各 6 克，丁香 3 克，白芍、云苓、当归、延胡索各 10 克，白术 12 克，红枣 3 枚。加水 2000 毫升煎至 1000 毫升，分两次服。

### 6. 胃下垂

临床表现为食欲不振，上腹疼痛，泛酸，胃脘部有下坠感。治宜补中益气，健脾和胃，升提固脱。

（1）补中益气汤：主治胃黏膜脱垂，进食后不舒，疲乏无力。党参15克，白术、陈皮各10克，柴胡、升麻各6克，黄芪30克，甘草3克。胃痛重者加川楝子15克，延胡索、炒枳壳各10克。

加水2000毫升煎至1000毫升，分两次服。

（2）温肾升阳汤：主治胃黏膜脱垂。形体肥胖，平时好饮，肋胀脘不舒服，每进食疼剧。黑附块3～10克，当归10～12克，熟地10～15克，肉桂3～6克，杜仲10～12克，升麻3克，肉苁蓉10～12克，白芍10～15克，桔梗3克，沉香1.5～3克，刺猬皮5～10克。每日一剂，水煎三次服。

（3）四奇汤：主治胃下垂。对胃扩张、肠下垂、小肠疝气、脱肛、子宫下垂等均有较好疗效。胃胀加木香、砂仁各5克，黄芪20克，白术、枳壳各15克，防风10克。

加水2000毫升煎至1000毫升，分两次服。

（4）升胃汤：主治胃下垂。党参、鸡内金各12克，白术、云苓各10克，砂仁、蔻仁、陈皮、枳壳、厚朴、麦芽、谷芽、神曲、山楂、甘草各6克，木香3克，山药15克，大枣6枚。

加水2000毫升煎至1000毫升，分两次服。连服3个月至6个月。

（5）益气转胃汤：主治胃扭转。黄芪、怀牛膝30克，升麻10克，酒大黄、枳壳各6克，甘草3克。

加水2000毫升煎至1000毫升，分两次服。

（6）益气升阳汤：主治吐血、便血，气虚下陷引起的胃下垂、子宫脱垂、脱肛、久泻、气虚便秘、低血压、重症肌无力，加减亦可用于治疗乳糜尿。黄芪20克，党参、当归各12克，白术、陈皮、柴胡、云苓、五味子各10克，升麻6克，炙甘草8克。食少纳呆加焦三仙、鸡内金；胀明显加砂仁、莱菔子；治重症肌无力重用党参、黄芪；治疗乳糜尿去升麻、柴胡，加熟地、萆薢；尿血加仙鹤草；腰痛去升麻、柴胡，加杜仲、狗脊；治疗子宫脱垂加枳壳、益母草；若见浮肿，去升麻、柴胡、甘草，重用云苓，加车前子、黄芩。

加水2000毫升煎至1000毫升，分两次于早饭前、晚饭后温服。

## 7. 消化道出血（吐血、便血）

消化道出血分两种：上消化道出血系指食管、胃、十二指肠以及胰腺、胆道出血，表现为呕血及黑便；下消化道出血系指肛门、直肠、结肠、盲肠、回肠及空肠的出血，表现为血便，常因感受风邪，饮酒过多，过食辛辣食物，劳倦过度，久病热病引发。实火则清热降火，虚火则滋阴降火。治宜滋阴清热，祛痰止血。

（1）止血消瘀粉：主治消化道急性出血。十二指肠球部溃疡出现幽门不全梗阻，进食呕吐而致出血，呕吐物为咖啡色残食及血块，大便多日未解。白茅根30克，紫竹草30克，白及粉12克，云南白药1克，大黄粉2克。

将白及粉、云南白药、大黄粉混合均匀分作两份，分别以白茅根、紫竹草煎汤早晚送服，每日一剂。

（2）胃热汤：滋阴清热，祛瘀止血。主治胃热出血。生地 30 克，生大黄粉 2 克。先煎生地沸后 15 分钟，去渣入大黄面调匀。日服两次，每日一剂。

（3）椿根白皮汤：清热止血。主治大便下血。椿根白皮 180 克，冰糖 120 克。加水 1000 毫升煎至 500 毫升，分五次服完，每日一次。

（4）木地归汤：滋阴养血，清热止血。主治大便出血。熟地、当归各 30 克，地榆 10 克，木耳 10 克。加水 1500 毫升煎至 500 毫升，饭后服。

（5）益气止血汤：益气养血，理气清热，散瘀止血。主治上消化道出血。乌贼骨、白及各 15 克，西党参、地榆、藕节各 30 克，当归 20 克，黑姜炭 4 克，黄连、广木香各 5 克，蒲黄炭、甘草各 10 克。加水 2000 毫升煎至 1000 毫升，分两次服完，每日一剂。

（6）参榆汤：益气健胃，清热止血。主治上消化道出血。太子参、地榆、茅根、红枣各 30 克。加水 2000 毫升煎至 1000 毫升，水煎两次，上下午分服。

（7）化瘀止血散：活血化瘀止血。主治上消化道出血。三七粉 8 克，炒蒲黄、五灵脂各 20 克，白及粉 50 克，大黄 15 克。上药共研极细粉调匀，装瓶备用。每次服 10 克，日服三次。

（8）三草汤：活血止血。主治溃疡病出血。仙鹤草、旱莲草、大紫珠各 30 克（若用鲜草量加倍）。加水 2000 毫升煎至 1200 毫升，分三次服，每日一剂。

8. 腹胀

腹胀是临床上常见的一种症状，可见于十多种疾病中，如吞咽综合征、肠梗阻、肠麻痹、消化和吸收不良等。发病原因有腹腔内积液、人为气胀、肠道气囊肿、胃肠道内积气、功能性腹壁肌张力增加、后腹膜疾病等。胃肠道积气致腹胀最为多见。治宜健脾利湿，行气消肿。

（1）香皮汤：温中散寒，行气消胀。主治腹胀。沉香 3 克，大腹皮 30 克。先用开水冲服沉香散（沉香研细粉）。30 分钟后，大腹皮用水 800 毫升，煎汤至 500 毫升，服 250 毫升，隔 2 小时再服 250 毫升。

（2）大腹皮汤：健脾利湿，行气消肿。主治腹胀。大腹皮、竹叶各 15 克，蔻仁 6 克，莱菔子炒 20 克，木香 8 克，沉香 2 克，生姜皮 10 克。加水 2000 毫升煎至 1000 毫升，分两次服，每日一剂。

（3）消胀散：行气消胀，健脾开胃。主治腹胀。川朴 60 克，木香 30 克，焦三仙 90 克。将上药共研为细粉，装瓶备用，每次服 5 克，日服三次。

## 9. 肝炎、肝硬化、肝腹水、脂肪肝

肝炎是由肝炎病毒引起的传染病。临床一般表现为短期轻度或中度发热，全身乏力，食欲减退，恶心，腹胀，肝区隐痛，黄疸，起病后肝大、压痛，有不同程度肝功能损害。中医认为引起本病与湿邪、热邪、情志抑郁、食物不洁等原因有关。治宜养阴柔肝，疏肝和络。

（1）苦参汤：主治慢性肝炎，证属肝滞血瘀，脾失健运。苦参、白芍、当归、王不留行各 12 克，炒白术 12 克，木香、制香附、炒苍术、佛手、泽兰各 10 克，茵陈、山楂、生牡蛎各 15 克。湿重加佩兰 10 克，生薏苡仁 15 克；瘀重加红花、地龙、龟甲各 10 克。

加水 2500 毫升煎至 1500 毫升，分三次服。

（2）参苓汤：主治慢性肝硬化，证属肝气郁结，气滞血瘀。当归、茯苓、制大黄、山栀、阿胶各 10 克，地鳖虫、桃仁、龙胆草各 6 克，炮山甲 2 克（吞服）。

加水 2500 毫升煎至 1500 毫升，分三次服。

（3）柴郁汤：治慢性肝炎转氨酶长期不降者。柴胡、白芍、三棱、甘草、佛手、郁金、法半夏、太子参各 10 克，黄芪 12 克，龟甲 15 克，丹参 20 克，生姜 3 克。

加水 2000 毫升煎至 1000 毫升，分两次服。

（4）女贞汤：滋阴生津，活血通络。主治慢性肝炎。女贞子、沙参、天门冬、熟枣仁各 15 克，石斛 18 克，玉竹 25 克，茉莉花 10 克，土鳖虫、九香虫各 6 克。

加水 2000 毫升煎至 1000 毫升，分两次服。

（5）草根汤：消炎解毒，清热利湿。主治慢性乙型肝炎。白花蛇舌草、白茅根各 30 克，夏枯草 15 克，甘草 12 克，板蓝根、山豆根各 15 克。

加水 2000 毫升煎至 1000 毫升，分两次服。

（6）健脾解郁汤：舒肝解郁。主治慢性肝炎，麝浊试验或锌浊实验长期阳性者。党参、板蓝根、白术、丹参各 15 克，白芍、柴胡、郁金、陈皮、黄芪、茵陈各 10 克，半夏曲 12 克，当归 18 克。水煎，每日一剂，分三次服。

（7）健肝汤：主治肝炎（单项谷丙转氨酶增高）。柴胡、山栀各 6 克，白芍、瓜蒌、焦山楂各 12 克，红花、甘草各 3 克。

加水 2000 毫升煎至 1000 毫升，分两次服，每日一剂。

（8）养喜肝汤：养肝降酶，温化活血。主治病毒性肝炎。临床表现为胃纳差，疲倦无力，面色暗黑，肝区疼痛，小便略赤，脉细涩，舌苔薄白腻。紫丹参、黄芪各 20 克，全当归、柴胡各 15 克，红花 5 克，桂枝 3 克，延胡索 10 克，绿萼梅 5 克，平地木、六月雪、白花蛇舌草、鱼腥草各 30 克，黄芪 20 克。肝区痛加三棱、莪术；谷丙转氨酶高可重用平地木、六月雪、板蓝根；麝香草酚浊度试验（TTT）增高为主者可重用白花蛇舌草。

加水 2500 毫升煎至 1500 毫升，分三次服。

（9）清肝汤：清热化湿，和胃降逆，疏肝利湿。主治病毒性肝炎。茵陈、蒲公英

各 30 ~ 60 克，生山栀、柴胡、白芍、郁金、枳壳、山楂、甘草各 10 克，金银花 12 克，板蓝根 15 克，大黄 6 克，云苓 15 克。黄疸重者多用茵陈至 60 克，少用蒲公英至 30 克；黄疸不明显者重用蒲公英至 60 克，少用茵陈至 30 克；肝区疼痛明显加玄胡 10 克；肝大明显者加红花 6 克，丹参 10 克；便溏减少大黄可不用；呕吐加竹茹 6 克。若服药 20 剂后，麝浊絮持续不降者，去蒲公英、金银花、板蓝根，加黄芪 20 克，丹参、当归、黄精各 15 克。

（10）清肝利黄汤：主治急性黄疸型传染性肝炎。金钱草、茵陈、板蓝根各 50 克，黄芩 25 克，车前草、枳壳各 20 克，芒硝 15 克（冲服），木香、焦三仙、柴胡各 15 克。大便干燥者去木香，加大黄 10 克；呕吐、恶心者去芒硝，加半夏 15 克，藿香 15 克；食欲不佳而腹胀者加砂仁、陈皮、川朴各 15 克；肝脾大迟迟不消者加龟甲 50 克，丹参 25 克；转氨酶升高不降者加五味子 50 克。

加水 4000 毫升煎至 1500 毫升，分三次服。

（11）茵陈汤：主治急性黄疸型传染性肝炎。茵陈 30 克，生栀子、板蓝根、蒲公英、忍冬花各 15 克，大枳壳 6 克，碧玉散 15 克。大便秘加大黄；食少加陈皮、麦芽；肝区疼加三棱、莪术、川楝、郁金；发热加黄芩、柴胡。

加水 2000 毫升煎至 1000 毫升，分两次服。

（12）消黄疸汤：主治急性黄疸型传染性肝炎。茵陈 30 ~ 60 克，威灵仙、丹参各 30 克，大黄 6 ~ 15 克。

加水 2000 毫升煎至 1000 毫升，分两次服。

（13）舒肝汤：主治无黄疸型传染性肝炎。症见右肋胀闷痛，腹满，头目眩晕、四肢无力，饥时手颤心悸，食入心跳加快，恶闻油气，大便一日数行。紫丹参、杭白芍、白术各 10 克，枳壳、郁金、青皮、柴胡、鸡内金、山楂各 6 克，麦芽 12 克。

加水 2000 毫升煎至 1000 毫升，分两次服。

（14）犀泽汤：主治传染性乙型肝炎。症见肝区疼痛，舌紫，苔薄。广犀角 3 克（研粉吞服），泽兰 15 克，败酱草 15 克，土茯苓、对坐草、平地木各 30 克。

水煎服，每日一剂，分三次服。

（15）养阴补肝汤：主治慢性迁延性肝炎。症见头眩晕，肝区痛，乏力，面红，体肿，口干苦，心烦失眠，舌红苔薄黄，脉弦细数。何首乌、茵陈各 15 克，乌豆皮、乌梅、丹皮各 10 克，蝉衣 4 克，生地 12 克，当归、甘草各 6 克。

水煎服，每日一剂，分三次服。禁忌鱼腥、油腻、辛辣物。

（16）清肝降酶汤：主治迁延性肝炎。当归、生地、赤芍、白芍、丹参、紫草、刘寄奴、鬼箭羽各 3 克，川芎 2 克，川连 1.5 克，胡连 1 克，丹皮 2 克，芦荟 0.5 克。服药后以快便为度，若服后不得快便可加生大黄 3 克（后下），再不显加元明粉 3 克（冲服）。

水煎服，每日一剂，分三次服。

（17）四逆汤：主治慢性肝炎活动期。柴胡、白芍、枳实、郁金、神曲、藿香各

10 克，丹参 10～15 克，连翘 10～15 克，麦芽 15 克，板蓝根 15～20 克，甘草 5 克，茅根 10 克。

水煎服，每日一剂，分三次服。

（18）六味治肝汤：主治慢性肝炎。太子参、茯苓、黄皮树叶各 15 克，白术 12 克，萆薢 10 克，甘草 5 克。黄皮树叶即黄皮果树之树叶，果如指头大，色黄，有舒肝解郁之作用。

水煎服，每日一剂，分三次服。

（19）益肝汤：主治慢性肝炎。党参、当归、白芍、王不留行各 12 克，炒白术、炒苍术、藿香、香附、佛手各 10 克，茵陈、山楂、泽兰、生牡蛎各 15 克。

水煎服，每日一剂，分三次服。

（20）大柴胡汤：主治急性肝炎、急性胰腺炎、胆石症、胆囊炎。症见右肋疼痛，口苦呕吐，胃纳，大便不畅。柴胡、赤芍、白芍、黄芩、制半夏、广郁金、炒枳实各 10 克，芒硝 12 克（冲服），生大黄 5 克（后下），金钱草 30 克。病人高热可加金银花、连翘、蒲公英；慢性病人去玄明粉加当归、川芎。

加水 2000 毫升，文火煎 20 分钟，将川大黄放入再煎 5 分钟，倒出药汁，放玄明粉搅匀烊化后服用。二煎文火煎 30 分钟即可。后下药及冲服药在首煎剂内一次投入，不可分煎使用。首剂药于晚上 9 点服用，二煎于早晨服用。

（21）舒肝解郁汤：主治各种慢性病毒性肝炎，早期肝硬化，肝脾肿大，肝异常。柴胡、当归、党参、炒白术、莪术各 10 克，茯苓 12 克，女贞子、茵陈、丹参、黄芪各 20 克，五味子、板蓝根各 15 克。湿热瘀胆者，茵陈 40～60 克，以利于清热，再加赤芍、栀子；偏于阳虚酌加淫羊藿、仙茅、肉桂以温补肾阳；偏阴虚加生地、枸杞以滋补肾阴；肝硬化加大大腹皮、茯苓皮、泽泻、白茅根用量以利于腹水清除，恢复肝脏代偿功能。

加水 2500 毫升煎至 1500 毫升，分早、中、晚三次服。亦可研粉蜜丸 10 克，日服三丸。

（22）肝郁有效汤：主治慢性肝炎。症见肋痛腹胀，嗳气频作，消化不良，纳谷减少，身倦乏力，精神郁闷，肝硬化等。全当归 15 克，赤芍、白芍、郁金、广木香、炒枳壳各 10 克，醋青皮、醋香附、云苓、陈皮、焦白术各 12 克，醋柴胡、甘草各 6 克。气偏虚者加黄芪、党参；血亏者，当归、白芍加量，亦可加丹参；肝瘀甚硬变者加龟甲、蒲黄、姜黄、延胡索等；纳差加鸡内金、山楂、神曲、砂仁等；脾虚者加山药、扁豆、白术、茯苓；大便不利者，偏热加熟大黄，偏虚者加郁李仁。

加水 3000 毫升煎至 1500 毫升，分三次服，每日一剂。

（23）二甲调肝汤：主治慢性肝炎。炒山甲、丹参，白芍、女贞子各 15 克，龟甲 25 克，三七 6 克，茵陈、田基黄各 30 克，太子参、茯苓、黄芪各 20 克，糯稻米根须 25 克。口苦内热盛，便秘，去黄芪，加虎杖、栀子 12 克；湿盛便溏，腹胀者，去女贞加苍术 10 克，厚朴 16 克；肋痛，痞闷加柴胡 12 克，郁金 10 克；肋痛阵发如刺，加川楝子、延胡索各 10 克；气虚面黄，倦乏短气，纳差，加白术 12 克，淮山药 25 克；阴虚口干苔燥，虚烦火升者，加玉竹 25 克，麦门冬 12 克；有腹水者茯苓增至 30 克，加车前子 15 克，砂仁 6 克，茅根 30 克。

加水 3000 毫升煎至 1500 毫升，分早、中、晚三次服。

（24）逍遥加味汤：主治慢性肝炎，肝硬化中期尚未并发出血，高热昏迷、呕吐、腹泻者。症见倦怠乏力、食少、食后作胀，进油肉腹泻，面色无华、暗黑，两肋痛，肝脾肿大，水肿，黄疸，舌质淡有瘀斑，脉弦细弱无力。柴胡、莪术、白芍、鸡血藤各 15 克，白术、茯苓各 12 克，麦芽、糯米草根各 30 克，桃仁、当归、红参各 10 克，甘草 6 克。口干苦加黄芪 15 克，栀子 10 克；肋腹胀甚加郁金 15 克，香附 12 克；气血亏损加胎盘粉，每日三次，每次 2 克冲服，并加黄精 15 克；肝脾肿大加土鳖虫 15 克，醋制鳖甲 15 克；黄疸加金钱草 30 克，茵陈 20 克；水肿加车前子 15 克，大腹皮 16 克；肝功能异常加五味子、鸡骨草各 15 克。

加水 2500 毫升煎至 1500 毫升，分早、中、晚三次服。

为了提高疗效，可配合服用下列食疗方：

①芪归胎盘汤：黄芪、山药各 30 克，当归 10 克，山茱萸 15 克，枸杞 20 克。上药布包，胎盘一个，加水久炖喝汤，胎盘吃否均可，每周两剂。

②芪归鲤鱼汤：黄芪 30 克，当归、葱白、生姜各 10 克，桑白皮、赤小豆各 20 克。诸药加水煎汤，用其汤煮：鲤鱼或鲫鱼，或泥鳅 250 克，服汤，鱼肉可吃可不吃，每日一剂。

③加味胡豆黄牛肉方：胡豆 100 克，黄牛肉 150 克，桑白皮 20 克，赤小豆、黄芪各 30 克。加水文火炖，服汤，吃牛肉，每周三剂。

上述 3 个食疗方中，三方可交替使用，患者亦可根据个人好恶选用。

（25）软肝缩脾汤：主治早期肝硬化，肝硬脾大。柴胡、蝉衣、片姜黄各 6 克，黄芩、白僵蚕、红花、焦三仙各 10 克，炙龟甲、生牡蛎各 20 克，生大黄 1 克。胸满喜叹气加佛手、香附各 10 克；厌食呕恶加藿香、佩兰各 10 克，姜半夏 12 克；心烦失眠，急躁易怒，舌红起刺，一派火郁之象，加川黄连 6 克，丹皮 10 克，龙胆草 3 克；嗳气频作，食后脘堵积滞明显，加保和丸 10 克冲服；腹壁青筋暴露，肝掌，蜘蛛痣明显，舌有瘀斑，为血瘀之证，重用龟甲、牡蛎各 30 克，加莪术、三棱各 6 克；气虚者酌加白术 10 克，太子参 6 克；血虚加阿胶 10 克；中阳不足加干姜 3 克，吴茱萸 4 克；下焦阴亏后加生地 20 克，枸杞子、女贞子各 10 克。

加水 2500 毫升煎至 1500 毫升，分三次服，每日一剂，每周五剂。

（26）软肝汤：主治肝硬化。太子参、醋炙龟甲各 30 克，白术、云苓各 15 克，枳实、萆薢、菟丝子各 12 克，丹参 20 克，甘草 6 克，土鳖虫 3 克。治酒精中毒性肝硬化加葛花 12 克；治肝炎后肝硬化加黄树皮叶 30 克；治门脉性肝硬化加炮山甲 10 克；治牙齿出血加紫珠草 30 克，或仙鹤草 30 克；阴虚者去萆薢，加山药 15 克、石斛 12 克。

土鳖虫烘干研成细粉，渣二煎三煎服。不加水。

(27) 滋肾养肝汤：主治肝硬化、迁延性肝炎、慢性肝炎、肝癌等。南沙参15克，麦门冬、姜黄、金铃子、郁金、柴胡各10克，当归12克，生地20克，丹参、鸡血藤、夜交藤各30克，薄荷3克。大便干结者生地可加至30克，并减少煎药时间；便溏生地减少至10克，并加长煎药时间，可煎至1小时；肝区疼痛较重加延胡索10克；腹胀明显加砂仁6克，莱菔子15克。水煎，每日一剂，分三次服。

(28) 养阴降火汤：主治肝炎、肝硬化早期。病因肝肺邪热上冲，以致鼻衄，血色鲜红，心烦口渴，面红目赤，苔黄脉数。并对乙肝阳性者有较好转阴效果。水牛角4克，牡蛎、南沙参各12克，石斛10克，麦门冬、丹皮、夏枯草各5克，黑荆芥、薄荷炭各3克，茜草根、牛膝、川贝各6克，茅根15克，藕片五大片。

加水4000毫升煎至1000毫升，分两次服，每日一剂。

(29) 养血活瘀汤：主治肝脾肿大或肝缩脾大等多种病因引起的肝硬化。症见脘腹胀满，两肋胀痛，腹大青筋，有少量腹水，面色黑，蜘蛛痣，肝掌，唇青舌瘀，脉细。三棱、莪术、青皮、枳壳、郁金、当归各10克，柴胡8克，赤芍12克，龟甲15克，生牡蛎20克。腹水甚者加白术、泽泻、猪苓、茯苓各10克；腹胀甚者加广木香、槟榔各10克；鼻衄加茅根15克，茜草10克，或阿胶、蒲黄炭各10克；肋痛甚加金铃子10克。

加水2500毫升煎至1500毫升，分三次服，每日一剂。

(30) 温阳利水汤：主治晚期肝硬化，慢性肾炎，肝脾肾受损，气滞水聚。症见腹胀腹水，尿清短少，足肿便溏，畏寒肢冷，舌质淡紫，脉沉细弱弦。熟附子、广木香各10克，紫肉桂、沉香（二味都后下）各6克，党参、猪苓、泽泻、生白术、茯苓各15克，大腹皮12克。心悸红参代党参6克，加白芍12克；畏寒肢冷去熟附子，肉桂剂量酌减；胀满去熟附子、党参，加槟榔、郁李仁各10克。

加水2000毫升煎至1000毫升，分两次服，每日一剂。

(31) 陆氏消脂汤：疏肝化脂，健脾利湿。主治脂肪肝。生山楂、熟山楂各120克，炒麦芽、炒谷芽各25克，炒神曲、苍术、白术、猪苓、茯苓、泽泻、香附、丹参各15克，青皮、陈皮、桂枝、甘草各10克，厚朴12克，何首乌、生莱菔子各30克。每日一剂。

加水3000毫升煎至1500毫升，分三次服，每日一剂。

忌口与食疗（肝炎、肝硬化、肝腹水）：

(1) 绝对忌烟酒和其他酒类饮料，饮酒助湿热，对肝细胞有毒性作用。

(2) 忌辣椒、胡椒、花椒、生姜、大蒜、桂皮、茴香等辛辣调味品及羊、牛、狗肉。

(3) 忌猪脑、羊脑、牛脑、肥牛、羊肉、猪肉、猪油、黄油、酥油、鱼子、虾子、蟹子、蟹黄、鱿鱼、鸭、鸡、鹅、鹌鹑、蛋黄等高脂肪、高胆固醇食物，及蘑菇、豌豆、豇豆、浓鸡汤、鱼汤、肉汤等富含嘌呤的食物和不新鲜食物，避免增加肝脏负担。否则会加重病情，促成脂肪肝。

（4）忌用、慎用对肝脏有害的化学药物，如异烟肼、对氨水杨酸、利福平、苯巴比妥、氯丙嗪、锑剂、四环素、红霉素、青霉素、二性霉素、甲磺丁胺、呋喃、嘧啶、他巴唑、甲基睾丸酮、避孕药等。这些药物会引起中毒性肝损伤，或造成变态反应性肝损伤。肝炎病人不宜提倡过去一直强调的多热量、高蛋白、高糖饮食，事实证明会增加肝脏负担，妨碍肝功能恢复。重症病人还应限制蛋白质的摄入量，因为蛋白质代谢会产生氨，血液中氨过高有发生肝昏迷的危险。所以肝炎病人饮食以清淡为宜。

### 10. 痢疾、细菌性痢疾、肠炎、肠梗阻

主要临床表现：发热、腹痛，脓血便，及里急后重，多发于夏秋季节。中医称痢疾，多与感受时邪及饮食不节有关，其病位在肠，湿热、疫毒、寒湿三邪壅于肠中，气血与之相搏结，使肠传导失调，脂络受伤，气血凝滞所致。治则为热痢清之，寒痢温之，初痢则通之，久痢虚补之。

（1）枯草汤：清热利湿，消炎杀菌。主治痢疾。夏枯草 60 克。将上药浸入 1000 毫升水中 10 小时，然后用文火煎至 600 毫升，分 4 次服，每日一剂。

（2）止痢散：清热利湿。主治急性菌痢。黄连 10 克，滑石、车前子各 50 克。

将三药研粉调匀备用，取药粉填脐中，敷贴胶布，每日换药一次，重者每日换药两次。

（3）乌梅汤：主治急性菌痢。乌梅 15 克，黄连、党参各 5 克，黄柏、当归各 10 克，炮姜 3 克，滑石 30 克，附子、桂枝、细辛、川椒各 1 克。

加水 1500 毫升煎至 1000 毫升，分两次服，每日一剂。

（4）参术汤：主治慢性菌痢。党参、焦白术、茯苓、车前子各 12 克，干姜、黄连各 5 克，焦山楂、煅牡蛎各 30 克，木香、陈皮、枳壳各 10 克。

加水 2500 毫升煎至 1500 毫升，分三次服，每日一剂。

（5）苦参汤：清热利湿。治急性痢疾。苦参 30 克，加水 1500 毫升，煎约 1 小时，煎至 500 毫升，分三次服，每日一剂。

（6）痢疾汤：活血消炎，清热解毒。治急性痢疾。地榆 20～40 克，当归、葛根各 10～20 克，山楂 30～90 克，赤芍、金银花各 10～30 克，木香、生甘草各 10～15 克。热甚者加大黄至 5～10 克，丹皮 10～20 克；湿重加苍术 10～15 克。加水 1500 毫升煎至 1000 毫升，分两次服，每日一剂。

（7）仙桔汤：主治慢性菌痢、阿米巴痢疾、慢性结肠炎，经常泄泻，时轻时重，作则腹痛、腹胀，大便溏薄，夹有黏液，间见少许脓血，反复发生，久治不愈。仙鹤草 30 克，桔梗、广木香各 6 克，乌梅炭、甘草各 4 克，白槿花、生白芍、炒白术各 10 克，炒槟榔 10 克。治阿米巴痢疾另加鸦胆子 14 粒，去壳分两次吞服；慢性痢疾、慢性结肠炎去槟榔，加柴胡 4.5 克，萆薢 15 克，秦艽 10 克；腹痛甚者加大白芍、甘草用量，白芍 30 克，甘草 15 克；泄泻日久体虚气弱，而腹胀不显者，去木香、槟榔，加炙升麻 5 克，党参 12 克，炙黄芪 15 克。久泻证属脾肾阳虚或肾阳不振者，应

用附子理中汤或四神丸，不可取本方。

加水1500毫升煎至1000毫升，分两次服，每日一剂。

（8）久泻断下汤：主治过敏性结肠炎、慢性特异性结肠炎。症见长期便溏，杂有脓液，形似痢疾，先便脓血黏液，继下粪便，左下腹痛，时轻时重，里急后重。炙椿皮、土茯苓、炙粟壳各10克，川黄连、炒干姜、石榴皮各6克，防风、木香、延胡索各4克。便下黏液量少去粟壳，加槟榔6克，以降肠中气滞；便溏量多，多热者，加薏苡仁20克，以利湿健脾；日久乏力加党参12克。

加水1500毫升煎至1000毫升，分两次服，每日一剂。

（9）清理肠道炎汤：主治结肠炎，结肠溃疡。症见大便频，带黏垢，便后有不尽感，肛门下坠，腹痛。小条芩、桃仁泥、粉丹皮各12克，赤芍、白芍各15克，生薏苡仁、冬瓜子、马齿苋、败酱草各30克。后重甚者加广木香3克，槟榔6克；热象明显加黄连6克；病延日久加肉桂3克以厚肠化湿；下腹胀满加炒莱菔子15克，以下气宽膨。

加水2500毫升煎至1500毫升，约15分钟，分三次服，二煎、三煎不加水，煎沸即可，于饭后1小时服药。

（10）痛泻汤：主治五更里急腹痛腹泻，泻后痛止，反复发作，证属肝脾不和，湿热下注者。病程较长，阴血内耗，口干舌红，木瓜12克，北沙参15克，炙甘草6克，荆芥炭、黄芪、马尾连各10克，防风、陈皮、炒白术各6克，白芍12克，冬瓜皮30克，灶心土60克；郁火较甚，上扰清阳出现头晕头痛，心烦梦多，舌红口干，脉象弦数者，加川楝子、生香附各10克，鱼腥草3克。

加水2000毫升煎至1000毫升，分两次服，每日一剂。

（11）扶正祛邪汤：党参、黄芪、败酱草、白花蛇舌草各20克，苍术、骨碎补各12克，广木香、肉豆蔻、制附子、荜茇各10克。湿重者去败酱草、白花蛇舌草，加川朴、槟榔各10克；肾阳不振者加鲜茅根12克；纳谷不香加炒谷芽30克；血便者加仙鹤草20克。

加水2500毫升煎至1500毫升，分三次服，每日一剂。

（12）健脾固肠汤：主治慢性腹泻（肠炎）、慢性痢疾。症见脾胃虚弱，大便时溏时泻，脘闷腹胀痛，肢倦神疲。党参、炒白术、秦皮各10克，炙甘草、木香、川黄连、炮干姜、乌梅各5克。气虚下陷脱肛者加黄芪、升麻；下肢冷，脾虚肾阳不足者加补骨脂补命门火，加吴茱萸、肉豆蔻温肾脾，加五味子涩肠止泻；老年体弱加诃子；胸肋痞闷加枳壳、白芍、防风以泻肝益脾。

加水2000毫升煎至1000克，分早、晚两次服，每日一剂。

（13）驱滴虫汤：主治滴虫性肠炎，日行便4~5次，色黄质稀，伴腹痛，腹胀，胃寒，食少，头晕心慌，腰酸乏力。仙鹤草30克，土炒白术12克，草果仁、法半夏各6克，补骨脂、木香各10克，吴茱萸3克。加水2000毫升煎至1000毫升，分早、晚两次服，16剂即愈。

（14）霉菌性肠炎汤：主治霉菌性痢疾，每日泻 8～10 次，泻下黄色稀水样便，有大量泡沫、乳块及少许黏液，泻前腹痛。太子参、黄芩、麦芽各 6 克，云苓、山药、焦楂、金银花、白芍各 10 克，儿茶、黄连、藿香各 3 克。（上方为儿童量，大人酌加。）

加水 2000 毫升煎至 1000 毫升，分早、中、晚三次服，每日一剂。

（15）白头翁汤：主治坏死性肠炎，症见腹痛，阵作加剧，大便呈红色水样，日泻 4～5 次，体温 38.5℃，神疲面色苍白，腹部膨胀有压痛。白头翁、秦皮、金银花、赤小豆、活血藤各 30 克，黄连、甘草各 5 克，白芍 18 克，当归 10 克，地榆炭 12 克，田七粉 3 克。初期正气未衰，腹胀热痛，可加大黄、厚朴；病较久无力者加人参；下血不止，面色苍白者，加阿胶；有下蛔虫者加川椒、乌梅。

加水 2500 毫升煎至 1500 毫升，分早、中、晚三次服，每日一剂。

（16）承气汤：主治肠梗阻，症见上腹痛，伴有剧烈呕吐，阵发性加剧，吐咖啡色物，腹胀不能进食，大便闭结。大黄、枳实各 10 克，元明粉 18 克（冲服），川朴 6 克，茯苓 12 克，延胡索 15 克，白芍 13 克，甘草 3 克。服药后肠梗阻消失换小承气汤调理：枳壳 10 克，川朴 8 克，白芍 18 克，茯苓 12 克，延胡索 15 克，谷芽 20 克，甘草 3 克，桔梗 12 克，服三剂即愈。

加水 2000 毫升煎至 1000 毫升，分早、晚两次服，每日一剂。

（17）加味大承气汤：主治老年性肠梗阻。症见因饱餐腹胀痛，手足发麻，呕吐残渣数次，有便意终未排出。生大黄、枳实各 10 克，元明粉、厚朴各 5 克，莱菔子 15 克，草果仁 3 克。水煎服，每日一剂，分三次服。

（18）陆氏止痢汤：当归、白芍各 50 克，槟榔、枳壳各 15 克，莱菔子 10 克，甘草、肉桂各 5 克，酒大黄 8 克。梁某，男，36 岁。主诉痢疾便脓血已 8 年。曾在某医院用合霉素治疗，后经常复发，时轻时重。经亲戚介绍前来求中医治疗。经诊，舌赤，苔薄黄，脉缓无力。证系温热久蕴，留滞大肠致为久痢。治宜调活气血，泄热导滞，解毒止痢，健脾胃。水煎，每日一剂，分三次服。8 剂见效，16 剂痊愈。后访二年未再复发。

（19）陆氏白头翁汤：白头翁 30 克，黄连、黄柏、秦皮各 10 克。葛某，男，48 岁，渔民。腹部及脐周围有压痛，大便每日 8～10 次，全身发冷，无力，脉数，舌质红，苔黄厚。证系肠胃湿热，血分热毒，湿热毒邪结聚成痢。治宜清热祛湿，解毒止痢。水煎，每日一剂，分三次服。10 剂病除，后访未复发。

（20）陆氏止痢汤：金银花、野菊花、知母、枯芩各 20 克，生石膏 40 克（先煎），大黄 6 克（后下），甘草 5 克，鸦胆子 45 粒（冲服）。马某，男，40 岁，工人。下痢脓血年余，多处治疗无效。经诊，脉右寸关滑数有力，唇舌红绛，苔黄燥。证系肺胃蕴热，下注大肠而为痢疾。治宜清热解毒，荡涤肠胃。水煎，每日一剂，分三次服。鸦胆子每次 15 粒随药吞服。临床治疗 18 例，愈后均未复发。

忌口与食疗（痢疾）：

（1）湿热型痢疾禁食油腻、荤腥、多渣（粗纤维）及辛辣刺激食物，如肥肉、猪油、海鱼、虾蟹、牛奶、鸡蛋、韭菜、芥菜、芹菜、辣椒、胡椒、黄酒、啤酒、葡萄酒、米醋、咖啡等，以免壅滞湿热。忌蔗糖、土豆、地瓜、甘薯、黄豆，以免滞气腹胀。

（2）寒湿型痢疾忌食油腻、荤腥之物及寒热、冷腻的食物，如茄子、黄瓜、冬瓜、柿子、香瓜、蟹、田螺、河蚌、甲鱼等。

（3）痢疾恢复好转，肠胃虚弱，还应禁食生冷、坚硬、滑腻之物，如凉拌蔬菜、油煎炸类食物、冷饮、豆类、酒类及瓜果等。

饮食因素是痢疾发病的重要原因，大多由过食肥甘、酒、肉及不洁食物所引起。所以调理饮食，重视忌口很重要。

## 11. 便秘

便秘是指大便秘结不通，排便时间延长。便秘分虚实，实秘属气滞、热邪，多因饮食不当、热病以及情志不和，治疗用清热导滞。老年体弱者多属阳虚或阴虚的便秘，治宜用润肠养血之法。

（1）和胃润肠汤：主治便秘。生首乌15克，玉竹、生枳壳、乌药各10克，大腹皮12克，青陈皮各6克，青橘叶9克。水煎服，每日一剂。

（2）瓜蒌汤：主治老年体弱便秘。全瓜蒌30克，玄明粉10克。共捣烂，轻煎内服，每日3次。

（3）大黄汤：通腑泻热，润肠通便。主治一般便秘。大黄6克，火麻仁15克。水煎内服、每日一剂。

（4）地参汤：益气生津，润肠通便。主治虚证便秘。生地、太子参各30克。水煎内服，每日一剂，分两次服。

（5）调脾通结汤：益气生津，养血润肠。主治各种便秘。白术、苍术各30克，枳壳10克，肉苁蓉20克。水煎一次温服。

（6）益气润肠汤：益气养阴，润肠通便。主治习惯性便秘。人参3克，生地、麦门冬、火麻仁、大黄、生首乌各5克，枳实、当归各6克。水煎服，每日两次。亦可制丸服。人参10克，生地、麦门冬、火麻仁、大黄、生首乌各3克，枳实、当归各20克，研粉蜜丸如桐子大，每次25丸，日服一次，可酌情增减，保持每日大便一次即可。

（7）大黄敷脐方：主治小儿便秘。大黄100克，烘干研成细粉备用。取大黄粉10克，用酒调成糊状，涂于脐部，用纱布敷盖固定，再用热水袋热敷10分钟，每日一次。能润肠通便。

（8）通便方：主治二便不通。皂角刺1000克。研粉加热，熟布包敷脐部，待凉更换，连续九次。

（9）习惯性便秘。石某，女，38岁。大便干燥，小便黄，苔薄白，脉沉小。证系痰热久伏，肺气耗伤，喉梗胸闷，大便秘结。治宜清化痰热，利气疏郁排便。陆氏宣郁排便汤：桔梗 8 克，炙紫菀、炙枇杷叶各 15 克，炒枳壳、川郁金各 12 克，甘草 5 克，栀子、淡豆豉、甘松、丹皮各 10 克，瓜蒌 26 克，麻仁 20 克。水煎，每日一剂，分三次服。临床治疗 28 例，用药 8 剂见效，16 剂痊愈。

（10）陆氏脐疗治便秘秘方：

①肉苁蓉、当归、大黄、麻仁、枳实各 15 克，巴豆、芒硝各 10 克，共研粉备用。取 5 克香油或蜂蜜，调饼填于脐内，用胶布固定不漏气，每 24 小时两组。针刺太溪、委中、委阳、阳陵泉、腰眼、命门、肾俞、关元俞、八髎，用凉泻法。24 小时换药一次，至便通为止。

②藿香、丁香、独活、艾叶各 10 克，香附、当归、肉桂、川芎、防风、白豆蔻、黄柏各 6 克，马钱子 15 克，小茴香 4 克。共研粉备用。取 5 克填满肚脐，外用胶布固定，不要漏气，24 小时换一次。一般老年习惯便秘，结合食疗 8 天即愈。

## 12. 肠道寄生虫病

肠道寄生虫病是寄生在人体肠道虫类所引起的病症，如蛔虫症、绦虫病、钩虫病、蛲虫病等。治宜活血通络，行气消胀，解毒杀虫。

（1）铁矾丸：主治钩虫病贫血。症见面色不华，四肢无力，饮食少，唯爱吃肥猪肉，上腹有胀满，便常规可见钩虫卵。铁砂 15 克（打铁落下的铁屑），苍术 10 克，茯苓 15 克，生地、熟地各 6 克，煅青砂 15 克。

将上药研粉，用酒调为糊状，装瓦钵内久蒸、久晒、久露后，制成黄豆大丸，每日 2 次，早晚米汤送服，每次服用 9～15 粒，七天后酌减。久蒸、久晒、久露之法制法：药为细粉，良酒调、拌，装入瓦钵，清早放铁锅中蒸，上面加盖，蒸一小时后将瓦钵取出，放在房上晒，上用纱布罩之，夜晚亦露在房上。第二天早再蒸如上，如此操作九次即成。

（2）瓜仁驱绦汤：主治绦虫病。症见消瘦，腹痛时痛时止，时而食欲差，时而食欲亢进，时而体倦，眼花似有异物感，伴有头晕。槟榔 120 克，雷丸 15 克，桃仁 15 克，使君子 15 克，南瓜仁 60 克。将前四味药浸泡 4～6 小时，煎两次，取汁 800 毫升。嚼食咽下南瓜子，一小时后服下药液 150 毫升，3 小时后再服下 150 毫升药液。服药照常进食。

（3）五物驱绦汤：驱绦虫。槟榔 120 克，雷丸、贯众、二丑各 30 克，大黄 15 克。将诸药浸泡冷水中一夜，次晨水煎 800 毫升，空腹用。再煎 300 毫升，再服下。服后至排虫前禁食，约 30～60 分钟之内排虫，虫体缩成一团，随粪便排出体外。

（4）榔君汤：主治肠蛔虫病。槟榔 15 克，使君子 15 克。水煎，每日清晨空腹服。

（5）苡槟汤：健脾利湿，行气杀虫。主治胆道蛔虫病。鲜薏苡仁根 90 克，槟榔 12 克。加水 1000 毫升煎成 500 毫升，空腹温服，连服两剂。

（6）大承气汤：行气消胀，通便驱蛔。主治蛔厥（蛔虫性肠梗塞）。大黄、枳实、槟榔、炒莱菔子各10克，芒硝、黄连各3克，厚朴、使君子各15克，甘草5克。水煎，两剂连煎，共取药汁500毫升，鼻饲给药，每15分钟一次，1次约50~75毫升。

（7）黑白散：润肠杀虫。主治蛲虫病。黑白二丑各50克，炒熟研粉，鸡蛋煎成，并把药粉撒在蛋面上卷成筒状，再煎熟鸡蛋，早晨空腹服。成人每次用3~5克，小儿0.15~3克，每隔三天服一次。

（8）雷丸散：主治蛲虫病。雷丸3克，二丑、大黄各9克。上药粉匀备用，清晨空腹服，成人一次4克，小儿1~5岁服1.5克，5~12岁服3克。

（9）槟川合剂：主治绦虫症。处方Ⅰ：槟榔90~120克，雷丸15~30克，乌梅12克。处方Ⅱ：大黄20克，牵牛子30克，枳实5克。

先以处方Ⅰ：加水250~300毫升，加水煎取汁150~200毫升，混合后于晨起空腹分两次服用。然后煎处方Ⅱ：取汁200~250毫升，待处方Ⅰ服下40分钟后空腹服之，如见效，勿再服。若虫未下者，一周后再重复使用一次，服前可进面汤。

（10）二陈丸：理气健脾，化痰杀虫。治囊虫病。姜半夏、雷丸、陈皮各10克，茯苓、白芥子各12克，薏苡仁15克。共研细末做成蜜丸。每服9克，每天3次，疗程1~5月。

（11）蝎蜕散：活血通络，解毒杀虫。治脑囊虫病。全蝎50克，蝉蜕75克，甘草25克，朱砂15克，琥珀20克，冰片5克，共研粉。每次3.5~5克，日服2~3次，温水下。

（12）槟榔牵牛子汤：行气通腑，杀虫。治姜片虫病。槟榔30克，牵牛子30克。水煎，每日一剂睡前服连服3天，儿童酌减。

（13）冬瓜仁丸：治肝包虫病。冬瓜仁、山楂、石榴皮、莱菔子、雷丸各30克，当归、黄芩、丹参、郁金、姜黄、白术各15克，陈皮、三棱各9克。上药研粉匀，蜜丸，每服10克，每日3次，连服10日，休息3天再服，以愈为度。

（14）梅苓汤：治蓝氏贾第鞭毛虫病。乌梅、茯苓各12克，雷丸6克、川椒、陈皮各5克，苦楝根皮15克，神曲10克，甘草3克。每日一剂，水煎服，儿童酌减。

（15）乌柴丸：行气活血，通腑杀虫。治急性血吸虫病。乌梅20克，柴胡15克，黄连、白芍、川楝子、大黄各13克，干姜8克，黄柏、附片、细辛、桂枝、雄黄各5克，当归、花椒各3克。上药研细粉蜜丸，每服10克，每日3次，儿童酌减，雄黄另包，随汤送服。

## 13. 急性胰腺炎

急性胰腺炎主要由于胰腺管梗阻，以致压力增高，使胰液外溢形成的。胆道疾病和饮酒是主要诱因。多发于20岁~50岁成年人。治宜清热解毒通腑，通里攻下。

（1）陆氏泻胰汤：病因肝胆湿热郁滞，腑气失去通降。治宜疏肝清热利湿，通腑攻下利水。蒲公英、茵陈各30克，厚朴、炒枳壳、广木香各10克，生大黄、柴胡、黄芩各15克。呕吐严重加姜竹茹、代赭石各15克；腹胀严重加槟榔15克，川楝10

克。水煎，每日一剂，分三次服。

（2）陆氏通胰汤：病因湿热互阻中焦。治宜清热解毒通腑。红藤、败酱草各30克，生山楂、枳实各15克，生大黄、元明粉（冲服）各10克。水煎，每日一剂，分三次服。胡某，男，31岁。中午过食油荤，入夜上腹部剧烈疼痛，拒按，并向腰脊部放射，恶心欲吐，口干便秘，发热38℃，脉少弦，舌红，苔薄黄腻。此乃温热互阻中焦，延至胰脏，不通则痛。治宜清热解毒通胰腑，4剂康复。

（3）陆氏攻下汤：病因暴饮伤脾，脾胃之气通降失司。治宜通里攻下。生大黄粉15克，玄明粉30克，二粉共冲开水200毫升，6小时内分两次服完。若6小时后无腹泻，再用上药冲开水200毫升，其100毫升口服，另100毫升灌肠，以得泻为度。若腹泻后各种急性症状明显减轻，再辨证施治。处某，女，65岁。早晨吃猪油糯米团子20个过量，晚上腹部胀痛，阵发性加剧，恶心，第二天进食即吐。用陆氏攻下汤服一次即愈。

（4）陆氏养阴清热汤：病因内热未退，气阴两亏，汗出亡阳。治宜养阴清热，益气敛汗。麦门冬、鳖甲各15克，五味子、石斛各10克，白芍12克，白薇6克，黄芪20克，煅龙骨、煅牡蛎各30克。水煎，每日一剂，分三次服。于某，男，53岁，工人。突感恶寒，自服土霉素无效。医院按胆囊炎处理，予四环素、利胆合剂服用。服药后畏冷，汗出，肋腹疼痛加剧，病情未减反而加重，汗出不止，日益加重。连治4天，病人形容憔悴，面色苍白，神疲倦怠，四肢不温，食欲不振，口渴欲饮，心悸，失眠，肋腹疼痛，左侧较甚，舌体胖大，舌边有齿痕，舌红、无苔，脉细数无力。家属代述，自发病起白天汗少，晚上汗多，醒时汗少，入睡汗多，近日入睡则汗出淋漓，如雨淋洗。综述脉象，病者为急性肋腹痛，即急性胰腺炎。由于治疗失误，证候转变，此时乃属阴虚热郁，阳气兼亏。治宜养阴清热，益气敛汗。服陆氏养阴清热汤，两剂汗止，方加天花粉、党参各15克，又服两剂，诸症缓解好转。再服4剂病愈。后访三月未复发，身体健康。

（5）陆氏解胰汤：病因肝郁气滞，脾胃蕴热。治宜疏肝理气，清热利湿，通里攻下。柴胡、杭白芍、大黄各15克，黄芩、胡黄连、木香、延胡索、芒硝（冲服）各10克。水煎，每日一剂，分三次服。临床治疗93例，有效率100%，治愈率87%。加以他方调理均可痊愈。

忌口与食疗：

（1）绝对禁忌酒类。因酒精能引起十二指肠、内胰腺管、乳头部水肿和胆道括约肌痉挛，导致胰腺管堵塞，胆汁和胰液逆流或外溢而引发加重本病。

（2）忌食油炸和多脂肪食物，如肥肉、猪油、肉汤、鲜牛奶、鸡汤、鱼汤、油条、花生、芝麻、黄豆、核桃、油酥点心等。

（3）忌烟及辣椒等刺激性食品，如辣椒、胡椒、辣油、芥末、醋、咖啡等。

大量临床病例证明，胰腺炎急性发作是由饱食高脂肪食品或大量饮酒引起的，因而要禁酒，控制脂肪、油腻食物的摄入。宜食胡萝卜、青菜、苋菜、菠菜、白菜、西红柿、黄花菜及水果等。

### （三）循环系统疾病

**1. 高血压**

高血压相当于中医眩晕头痛症，有眼花、耳鸣或耳聋、失眠、心悸、胸满、腿软等症，脉象多弦。中医辨证多属肝虚肾不足，肝阳偏亢，心脾两亏。故治疗应以滋阴补肝肾，平肝潜阳，两益心脾为主。

（1）三草汤：治高血压。豨莶草、夏枯草各30克，龙胆草10克，水煎服，每日两次，每日一剂。

（2）石骨蛎汤：治高血压。生赭石25克，生龙骨、生牡蛎、生地各20克，白芍12克，柏子仁12克，怀牛膝30克。水煎，每日一剂，分两次服。

（3）清脑降压汤：养血祛风，平肝降压。何首乌50克，石决明25克，珍珠母20克，白菊花、钩藤各15克。水煎，每日一剂，早晚服。

（4）降压汤：滋阴补肾，活血通络。生石决明、罗布麻叶、豨莶草各30克，桑寄生、丹参各15克，白菊花、益母草、汉防己各10克。水煎，每日一剂，早晚服。

（5）三花茶：治高血压。菊花、槐花、荠菜花各10克，开水冲泡当茶喝，能清肝泻火。对肝热型高血压出现头晕眼花、大便干结效佳。

（6）黄精四草汤：清平肝，通经利尿降压。治疗高血压。黄精20克，夏枯草、益母草、车前草、豨莶草各15克。将上药浸水泡30分钟，再煎煮30分钟。每日一剂，分早晚两次服。症见：头痛眩晕，下肢浮肿，活动不利，伴有腰痛，惊悸烦躁，失眠多梦，胸闷纳差，小便不利。一般8剂即愈。

（7）贴脚心降血压：桃仁、杏仁各12克，栀子3克，胡椒7粒，糯米14粒。上药共捣烂为泥，加鸡蛋清调为糊状。分两次用，于每晚睡前敷于脚心涌泉穴，早晨除去，每日一次，每次敷一足，两足交替敷贴，6日为一疗程。敷药处皮肤会出现青紫色。

（8）泡脚：滋补肝肾，活血通络。降血压。茺蔚子、桑枝、桑叶各15克。上药加水3000毫升，煎煮至1500毫升，在泡脚盆中将双足浸泡半小时，洗后上床休息，泡脚30分钟后血压开始下降，1小时后作用最强，可持续4～6小时。如8小时后血压回升，可两次煎药再泡。一般治疗2～3次即可维持血压正常。

（9）八位降压汤：主治肝经热盛，痰注中阻所致高血压。紫丹参、夏枯草（花穗）、马兜铃、代赭石各30克，怀牛膝、粉丹皮、双钩藤、刺蒺藜各15克。症见头晕耳鸣，视物模糊，心中空虚，手脚不自觉蠕动，足跟关节痛，面黑，目有老年圈，唇微发青紫，苔薄黄舌红，口臭，左脉沉细而数，右脉洪大而数。水煎服，每日一剂，早晚服。

（10）熄风降压汤：主治风痰上逆型高血压。头痛剧烈失眠，晕眩，四肢麻木，语言有时不利，反应迟钝，动作缓慢。旋覆花、煨天麻、全瓜蒌、钩藤、怀牛膝各15

克，陈胆南星、制半夏各 10 克，牛角丝 20 克，珍珠母 25 克，蜈蚣 3 条，全蝎 5 克，代赭石 30 克，石决明 40 克。水煎，每日一剂，早晚两次服。孙某，男，49 岁，干部。患高血压已三年余，经常发作，头痛、失眠、晕眩，四肢麻木，反应迟钝。多处投医，服利血平、降压药、输液均不甚效，故求中医诊治。经检查左心室扩大，双视网膜动脉硬化。舌质红、苔白腻，脉弦滑。证系风痰上逆。治宜镇肝熄风，清热化痰。取方陆氏熄风降压汤。8 剂见效，16 剂愈。

（11）益阴潜阳汤：洪某，女，64 岁。患高血压已五年之久，屡治无效。头晕，颈痛，心悸，胸闷，乏力，大便干结，尿多色黄，舌有裂纹，苔薄白，脉象细弦。证系肾虚亏损，肝阳上扰清空。治宜补肾水，潜阳熄风。取方陆氏益阴潜阳汤：代赭石、生龙骨、生牡蛎各 20 克，炙远志、蝉蜕各 8 克，菊花、钩藤、茯苓、牛膝、麦门冬各 12 克，玄参 15 克，熟地、女贞子、龟板各 15 克，桑寄生、夏枯草各 25 克，杜仲 15 克。水煎，每日一剂，分三次服。8 剂见效，16 剂病除，后访一年未见复发。本病多属阴虚阳亢热证，食物以选用清淡凉润为宜。禁忌烟酒、辛辣、肥厚、油腻，节制饮食，忌过饥过饱、暴饮暴食。少食咸味食物，每天食盐摄取量限制在 3 ~ 5 克以内。

（12）镇肝熄风汤：主治阴虚阳亢型高血压。半身麻木，头痛，晕胀心悸，失眠，乏力肢麻。白芍、怀牛膝、生牡蛎、代赭石、生地、夜交藤各 40 克，玄参、天门冬、茺蔚子各 25 克，生槐花 50 克，丹参 40 克，茵陈 25 克。水煎服，每日一剂，早晚两次服。

（13）七子汤：主治肝肾阴虚型高血压。头晕头痛，性情急躁易怒，失眠多梦，腰膝疲软，四肢麻木，面色潮红，五心烦热，舌红苔黄，脉弦细数。决明子 24 克，车前子、枸杞子、菟丝子、桑椹子各 12 克，女贞子 15 克，金樱子 10 克。水煎服，每日一剂，早晚两次服。

（14）莲椹汤：主治肝肾阴虚型高血压。面色浮红，眼睑微黑，头痛、头晕，失眠多梦，小便夜多，体肥胖，舌质红，舌边有齿痕，舌苔薄白，脉弦数。莲须、女贞子、桑椹子各 12 克，淮山药、怀牛膝各 15 克，钩藤、地龙、旱莲草各 10 克，生牡蛎、龟甲各 25 克。水煎服，每日一剂，早晚服。

（15）调络汤：主治缓进型高血压病。症见头晕目眩，头痛胀因烦劳而加剧，脉弦数有力，重则手足麻木。桑寄生、生地、丹皮、白芍、黄芪、菊花、杜仲、怀牛膝、桑枝、桂枝、甘草各 15 克，夏枯草、生石决各 30 克。手足麻木加黄芪 30 克，桂枝 15 克。水煎服，早晚各一次。

（16）甲二至汤：主治阴虚肝阳上亢之高血压。症见夜汗历久，汗多湿枕被。牡蛎、熟女贞子、煅龙骨各 30 克，炙鳖甲、炙龟板、珍珠母、旱莲草各 15 克。止汗可加碧桃干 12 克，淮小麦 30 克，玉屏风散 15 克，糯稻根须 60 克，煎汤代水。柔肝潜阳可加大生地 12 克，黑料豆 30 克。水煎服，每日一剂，早晚服。

（17）桑菊平肝汤：主治高血压病。症见肾水亏损，肝阳上扰出现头痛眩晕，头重脚轻，耳鸣，少寐，心烦，易怒，面部红热，舌质红，脉弦数。桑叶、菊花、黄芪各 10 克，生地、夏枯草各 20 克，石决明、牡蛎各 30 克，白芍、钩藤、天麻各 15 克，甘草 6 克。失眠多梦加枣仁 15 克，夜交藤 30 克；头痛加刺蒺藜、怀牛膝各 15 克；血压偏高，倍用石决明 60 克；心烦易怒加麦门冬 20 克。水煎服，每日一剂。

（18）养血育肝汤：主治高血压。杭白芍、钩藤、益母草、续断各 15 克，生地、代赭石各 20 克，杭菊花 12 克，川芎、仙灵脾各 10 克。肝火盛加夏枯草、石决明；心悸失眠加合欢皮、炒枣仁；目花干涩，手足心热，加枸杞子、何首乌；手颤麻，易汗者，重用白芍，加天麻，或加黄芪、鸡血藤，亦可加生龙骨、生牡蛎；腰酸背痛加桑寄生、杜仲。水煎，每日一剂，早晚两次服。

（19）天麻钩藤汤：主治初期高血压。天麻、黄芩各 10 克，菊花 12 克，钩藤、白芍、益母草、怀牛膝、白蒺藜各 15 克，石决明 30 克。便燥秘结加龙胆草、夏枯草、决明子、生赭石；尿赤、口不渴加泽泻、车前子；口干、咽干加玄参、生地、龟板、生牡蛎；热血损络加白茅根、小蓟炭、大黄炭或三七粉，以凉血平肝；病久眼底出血，重用生地，加丹皮、密蒙花、地丁；头痛较甚加川芎 6 克、生石膏、生赭石各 30 克。水煎，每日一剂，早晚服。

（20）益气平肝汤：主治气阴血亏夹痰型高血压。生黄芪、龟板、豨莶草各 30 克，川芎、橘红各 10 克，半夏、菊花各 12 克，钩藤、何首乌各 15 克。胸闷者加瓜蒌、薤白、菖蒲、郁金；项强加葛根、地龙、鸡血藤；目花加白芍、枸杞子；语言不利加天麻、白僵蚕；腿软肢麻加怀牛膝、川续断、骨碎补。水煎，每日一剂，早晚服。

（21）敷肚脐降压粉。方某，男，68 岁。患高血压已 5 年之久。头痛、恶心，纳呆，怕热，失眠多梦，下肢浮肿，舌胖色淡，苔薄白，脉弦细。系肝阳上扰型高血压，服药降压后删几味，采取脐疗巩固疗效。陆氏敷脐降压方：夏枯草、益母草、制半夏、代赭石、石决明、钩藤、吴茱萸、龙胆草各 50 克，全蝎、蜈蚣各 10 克。共烘干研粉备用。肚脐用温水洗净后，取药粉 3 克，填敷于脐内，上盖棉球按紧，用胶布固定，每天换药一次。临床治疗 288 例，显效 198 例，有效 70 例。20 例血压又升高后服药治疗，配合针灸。

（22）陆氏脐疗方治高血压：①吴茱萸、川芎各等份，混合研粉备用。将肚脐用酒精棉球擦干净，取药粉 5 克，纳入脐内，上盖麝香壮骨膏固定，3 天换 1 次，至血压下降为止，一般用 30 天血压即稳定。

②桃仁、杏仁、丹参、川芎各等量，共研为粉备用，取 5 克用蜜调膏，填脐中，外用伤湿止痛膏固定，每日换一次，月内有效。

③吴茱萸、肉桂、磁石、夏枯草各等量研粉备用，用 10 克蜂蜜调饼贴脐上，用艾条灸 20 分钟，每日一次。主治原发性高血压，对症 10 天见效。

2. 低血压症

一般成人凡收缩压低于 90mmHg，舒张压低于 60mmHg 者称为低血压。低血压症见头晕、头痛，易疲劳，手足不温，脉缓或迟，突然起立时眼前发黑，头晕欲倒。治宜益气养阴，扶正升压。

（1）参精桂枣茶汤：主治低血压。党参15克，黄精12克，肉桂10克，大枣10枚，甘草6克。水煎，每日一剂，分两次服。

（2）甘草汤：主治低血压。甘草、五味子各12克，茯苓15克。水煎，每日一剂，分两次服。

（3）二桂汤：主治低血压。肉桂、桂枝、甘草各15克，五味子25克。水煎，每日一剂，早晚服。

（4）升压汤：主治原发性低血压。黄芪、党参各30克，五味子20克，麦门冬10克，北柴胡3克。水煎，每日一剂，早晚两次服。

（5）扶正升压汤：主治低血压。人参10克（可用南五加皮15克代之），麦门冬、炙甘草、陈皮、阿胶各15克，五味子12克，生地20～30克，枳壳10克，黄芪30克。水煎，每日一剂，早晚两次服。

（6）陆氏益气升压汤：黄某，女，48岁。患低血压10年之久，经常头晕、头痛，乏力，手足不温，脉缓迟，突然起立眼前发黑，头晕欲倒。曾多处求医，效果不佳，故求中医治疗。取方陆氏益气升压汤：黄精、党参各30克，黄芪、五味子各15克，肉桂、茯苓、麦门冬、桂枝、升麻各10克。水煎，每日一剂，分三次服。10剂见效，20剂病除。后访三年未复发。临床治疗原发性低血压、继发性低血压68例，均获良效。

### 3. 冠心病

本病系冠状动脉粥样硬化使血管腔阻塞，导致心肌缺血缺氧而引起心脏病。症见心绞痛、心肌梗死、左束支传导阻滞、心力衰竭、心律失常。治宜活血化瘀理气，逐瘀化痰，宣痹通阳。

（1）瓜蒌桂汤：用治冠心病属阳虚气滞者。全瓜蒌、薤白、桂枝、丹参、太子参各10克，当归、五味子各6克，附片3克。水煎服，每日一剂，早晚两次服。

（2）陆氏益气汤：主治冠心病气血两虚型者。葛根、太子参、菖蒲、茯神各10克，决明子30克，丹参、黄芪各15克，降香2.5克，炙远志6克，琥珀2克。水煎服，每日一剂，早晚两次。

（3）冠心逐瘀汤：主治冠心病。症见气滞血瘀，心前胸刺痛，牵引左背痛，手足冷，面色青紫，出气发冷。生蒲黄、五灵脂、延胡索、瓜蒌皮、葛根、枳壳、白芷、怀牛膝各15克，生山楂、丹参各25克，郁金30克。水煎，每日一剂，分两次服。

（4）宽心丸。主治气滞血瘀型冠心病。人参50克，丹参、降香各100克，沉香、田三七、血竭花、琥珀各50克，朱砂30克（为丸衣），上药研细粉，为丸绿豆大小，早晚各服6克，白开水送下。一般巩固疗效用。

（5）温心汤：主治胸阳不振，痰阻瘀络型冠心病。茯苓、降香、丹参、川芎、白术各15克，法半夏、竹茹、陈皮、薤白、红花、桂枝各10克，瓜蒌壳30克。虚劳虚烦加入益气安神药，太子参30克，远志10克，柏子仁12克，夜交藤30克。水煎服，每日一剂，早晚服。

许某，男，58岁，农民。劳累后心前区压痛、绞痛，持续10分钟左右，头晕，咳嗽，痰多，出冷汗，颜面青紫，表情痛苦，舌质淡红有瘀痕，苔黄腻，脉象弦滑。有吸烟、喝酒不良嗜好。证属胸阳不振，痰瘀阻络。治宜宣痹通阳，化瘀祛痰。取方陆氏温心汤，服3剂胸痛止，服6剂咳嗽减轻，守方继续服20剂，心绞痛再未出现，后访二年未复发。

（6）虻虫汤：主治冠心病心绞痛，血瘀经络。虻虫6~12克，陈皮15克。气虚加党参30克，阳虚加仙灵脾12克，阴虚加玉竹15克，血虚加生地20克。水煎服，每日一剂，分两次服。

（7）失笑汤加味：主治气血阻瘀心脉不通所致冠心病、心绞痛。蒲黄、五灵脂、降香各10克，丹参、瓜蒌各15克，赤芍、川芎各12克，三七粉3克（冲服）。水煎，每日一剂，分两次服。

（8）丹参汤：主治阳气郁闭型冠心病心绞痛。丹参、降香各15克，木通、王不留行各12克，三七6克，通草3克。水煎，每日一剂，分两次服。

（9）益心汤：主治心阳不振、心血瘀阻、冠心病、心绞痛。党参、黄芪、丹参各15克，葛根、川芎、赤芍各10克，决明子30克，菖蒲5克，降香3克，三七粉、血竭粉各2克（和匀，分两次冲服）。水煎服，每日一剂，分两次服。

（10）回阳益气活血汤：主治冠状动脉粥样硬化性心脏病，即冠心病。黄芪50克，人参、白术、当归、川芎、生山楂、桃仁、陈皮各10克，炙甘草、鸡内金各12克，制附子、丹参各30克，肉桂6克。症见胸阳痹阻者去黄芪，加全瓜蒌30克，薤白10克，肉桂易桂枝10克；心脉瘀阻者去黄芪，加檀香6克、赤芍、红花各10克；痰浊内阻去参、芪，加半夏10克，茯苓15克；气阴虚加五味子6克，麦门冬、白芍各10克；肾阳虚加山茱萸、肉苁蓉各10克；阳虚欲脱加五味子、生龙骨、生牡蛎各15克；兼有咯血者加入沉香和三七粉。附子先煎一小时，再加诸药，共煎40分钟。每日一剂，早晚两次服。

（11）益气活血汤：主治冠心病。房某，女，48岁，农民。胸痹心痛，经查为冠心病，多处求医效不显，故求中医治疗。经诊心气虚弱，心动过缓，心律不齐，血瘀阳亢，血压偏高；气滞血瘀，心绞痛频作，血瘀痰盛，血脂偏高；舌质淡红、苔微黄厚，脉弱滑结代。系高血脂，高血压，心气虚弱型冠心病。治宜温阳益气，活血通脉。取陆氏益气活血汤：人参、丹参、瓜蒌皮、川芎、赤芍、莪术各15克，麦门冬12克，五味子、桂枝各8克，红花10克，制附子8克，生黄芪30克，麻黄、细辛各8克，鹿角片12克，仙灵脾、巴戟天、杜仲各10克，天麻、桑寄生、野菊花、益母草、葛根各15克，决明子、山楂各15克，水蛭3克。水煎，每日一剂，分三次服。8剂见效，16剂症状消除，再服8剂巩固疗效。临床治疗36例，服药25剂都达满意疗效。

（12）养心汤：刘某，男，68岁。胸痛、心悸，脉结代，心绞痛，乏力，胸闷，气短，烦躁，出汗，失眠多梦。此乃本虚标实之病。本虚则心气不足，心阳虚损，心阴失养，心志不宁；标实则气滞血瘀，痰饮阻滞。故治疗宜标本兼顾，以治本为要。选方陆氏养心汤：太子参、龙骨、薤白、金铃子、银杏、天门冬、生地、杏仁各15克，茯苓、菖蒲、远志、丹参、麦门冬、川芎、延胡索、三七各10克，瓜蒌、浮小麦各30克，五味子、桂枝各8克，炙甘草6克。水煎，每日一剂，分三次服。10剂见效，20剂症状消除。临床治疗28例，均获良效。

（13）益寿汤：守某，男，69岁，农民。患冠心病已8年之久，腰膝酸软，神经衰弱，胸闷，胸痛，四肢乏力。取方陆氏益寿汤：生黄芪、党参各30克，淫羊藿、枸杞子、制首乌、丹参、杏仁、龟板胶（烊化）各20克，砂仁8克。水煎，每日一剂，分三次服。此方用于冠心病稳定后，可巩固长期使用。临床治疗126例，均获得良好效果。

忌口与食疗：

（1）禁忌烟酒、辛辣等刺激性食物。

（2）禁忌肥肉、动物内脏、脑、油、椰子油、熏鱼、鱿鱼、蚌、蟹、螺、蛋黄等高胆固醇食物、含饱和脂肪酸食物，少食禽畜肉类动物蛋白食品。

（3）忌暴饮暴食，饭菜只能七成饱，过饱横膈膜上升，影响和压迫心脏，使心率加快，血压升高。

（4）忌糖类和糖多食品。如果糖、蔗糖，可使血脂升高，导致肥胖。

（5）忌偏嗜咸食，每日盐摄入量3~5克，咸菜、腌制品、含盐多的炒菜要少吃。

（6）忌食胀气食物，如白薯、黄豆、浓茶、咖啡等。

（7）避免情绪波动，要保持大便通畅。

本病因气血瘀阻发病，饮食亦以通利为宜，多食蔬菜、水果等疏导之品，少食肥腻、黏滞之物。本病常兼见血压增高，可参照高血压篇忌口与食疗。

## 4. 心悸

患者自觉心跳心慌，伴有心前区不适。当心率慢时感心脏搏动强烈，心率加快时，可感心前区跳动。心悸的形成常与心虚胆怯、心血不通、心阳弱、水饮内停、瘀血阻络等因素有关，治疗虚症以养血安神为主，实证如因瘀血所致，当以活血化瘀为主。

（1）珠牡汤：主治心悸。对病毒性心肌炎引起的传导阻滞有效。珍珠母、牡蛎各30克，紫石英、丹参、灵磁石、麦门冬各12克，五味子、炙甘草各10克，川芎、桂枝各6克，石菖蒲5克，葛根15克。水煎，分两次服，每日一剂。

（2）参冬汤：主治心悸。党参30克，麦门冬、丹参10克，法半夏15克，茯苓、麦芽各20克，白术20克，陈皮、炙甘草各6克。水煎，每日一剂，早晚两次服。

（3）参附汤：主治心悸。人参6克，附子15克，乳香、没药、苏子、半夏、白芷各10克，橘叶6片。水煎，每日一剂，分两次温服。

（4）九味合璧汤：主治胸阳不展，痰浊瘀滞，扰动心脉心悸。茯苓、赤芍、当归、党参、白术各10克，桂枝、远志肉、川芎各6克，甘草3克。气虚汗出加黄芪20克；阳虚加附片10克，党参易红参3克；痰多头晕加法半夏10克，陈皮6克；心神不安加浮小麦30克，或加龙骨、生牡蛎各20克；水肿加泽泻15克；血虚加黄芪30克，丹参15克；阴虚加参须6克，麦门冬5克；肝瘀气滞加柴胡、黄芩各10克。水煎，每日一剂，分两次服。

（5）紫灵汤：主治心肾不交所致心悸，失眠，咳逆，哮喘，浊气上逆致头痛耳鸣，眩晕。紫石英40克，灵磁石40克，菊花、蝉衣、甘草各6克，枸杞子、淮山药、菟丝子各15克，麦芽、党参各12克，白茯苓10克。眩晕加何首乌、怀牛膝；心悸不寐加柏子仁；咳喘气逆加苏子、胡桃肉；虚热加白薇、地骨皮；耳鸣加远志、牡蛎；牙龈虚肿加骨碎补、熟地黄。紫石英、灵磁石先煎半小时，加入上药煎沸10分钟后即可。每日一剂，早晚服。

5. **肺心病**

慢性肺源性心脏病是由支气管、肺、胸廓或肺血管的慢性病变所致的肺循环阻力增加，进而引起肺动脉高压和右心室肥大的一种心脏病，最后常导致呼吸衰竭和心力衰竭。症见咳嗽，咳痰逐年加重，劳动减退，活动后心悸，气短，两肺可闻及干湿啰音。治宜温肾培元，纳气平喘。

（1）鸡苓汤：主治肺心病。鸡血藤、茯苓、猪苓、泽泻、木通、车前草各30克，红花、生姜、肉桂各10克，赤芍、丹参各15克，郁金18克，附片24克，白术12克。水煎，每日一剂，分两次服。

（2）参仁汤：主治肺心病。党参、车前子、炒丹参各15克，麦门冬、炙桑皮、冬瓜仁各12克，葶苈子、五味子、川贝母、沉香各12克。水煎，每日一剂，分两次服。

（3）参远汤：主治肺心病。西洋参、远志、甘草各6克，麦门冬、天门冬、知母、杏仁、茯苓各10克，蒲公英20克，黄精、瓜蒌皮各12克。水煎，每日一剂。

（4）茯苓汤：主治肺源性心脏病、肾阳虚肺心病。附片6克，茯苓15克，白术、芍药、五味子各10克，干姜3克，党参、黄芪各15克。水煎，每日一剂，分两次服。

（5）纳气平喘汤：主治肺源性心脏病。症见时呼吸急促，口唇青紫，下肢浮肿，脉细数，舌质淡苔白腻。人参8克，熟附子6克，熟地15克，胡桃肉3个，山萸肉12克，生山药30克，五味子10克，紫石英15克（先煎），磁石15克（先煎），冬虫夏草9克，沉香3克（冲服），胎盘粉10克（冲服）。喘息水肿较重者酌加肉桂、白术、茯苓；消化不良加香橼、鸡内金。水煎服，每日一剂，早晚两次服。

忌口与食疗：

（1）忌烟酒及刺激性食品，如姜、葱、辣椒等辛辣、油腻食物。

（2）忌食海腥，如黄鱼、带鱼、虾、蟹等。

本病由慢性肺部疾病继发形成，多因心肺气虚，痰饮内阻所致，故应注意空气污染带来的刺激。饮食以清淡为主，多食蔬菜和水果及豆制品。

### 6. 期前收缩

期前收缩是指异位起搏点发生的过早冲动引起心脏的搏动。根据异位起搏点部位不同，可将期前收缩分为房性、房室交界区性和室性，其中室性期前收缩最常见。期前收缩是常见的心律失常。治宜益气活血，滋阴清热，扶阳益阴。

（1）生脉活血汤：主治心悸胸闷，气短口干，脉细或结代之气阴两虚，心血瘀滞之证，即现代医学称房性期前收缩和室性期前收缩。太子参、全当归各15克，麦门冬、柏子仁各10克，五味子、炙甘草各6～10克，茯苓、炒赤芍各12克，紫丹参20克，生牡蛎30克（先煎）。胸闷加合欢皮12克，佛手6克；心前区痛加川郁金、延胡索、开心果各10克；失眠加酸枣仁10克，生龙骨30克，首乌藤15克；口干心烦加黄连5克，生地15克；纳少脘胀加炒白术、炒枳壳各10克；便秘加决明子12克，枳实10克；脘痛加白檀香3克，砂仁5克；心动过缓加制附片、桂枝各10克。阳虚、痰浊者均不宜应用此方。水煎，每日一剂，早晚服。

（2）二参汤：益气活血，滋阴清热。治期前收缩。丹参、党参各15～30克，紫石英20～30克，生地15～20克，麦门冬、川芎各10～15克，炙甘草10克，连翘10克，桂枝3～6克。每日一剂半。水煎，早晚两次服。症状减轻后每日一剂，恢复期两日一剂。

（3）灵鸡汤：治期前收缩。菌灵芝（先煎2小时）、鸡血藤、党参各30克，五味子15克，麦门冬、熟地各12克，红花、阿胶各10克。失眠加苦参20克，五味子重用至30克。水煎服，每日一剂，分两次服。

（4）葛郁汤：行气宽心，活血宁心。主治期前收缩。葛根60克，郁金、泽兰各15克，全瓜蒌、灵磁石、珍珠母各30克（先煎），刘寄奴、当归、炙甘草各10克。水煎，每日一剂，分早晚两次服。

（5）调心汤：益气活血，滋阴清热。主治期前收缩。党参、丹参各15～30克，紫石英20～30克，生地15～20克，麦门冬、川芎各10～15克，炙甘草10克，连翘10克，桂枝3～6克。水煎，每日一剂，早晚服。

（6）救心汤：纪某，女，39岁，教师。经常咯血，每年住院治疗，病已5年之久，月经断已5年。现吐血量多，气促，出汗，心悸，头晕，心律不齐。诊为风湿性心脏病，二尖瓣狭窄、闭锁不全，肺充血。取方陆氏救心汤：桂枝、王不留行、郁金、莪术、三棱各30克，炙甘草、生香附、石菖蒲、远志各15克，归尾60克，桃仁、丹参各45克，红花、失笑散各25克。水煎，每日一剂，分三次服。服药一剂，晨痰中已无血。继服3剂，方中桂枝减量到5克，又服3剂后病情皆除。方中破瘀温通之药量要大，对咯血病人予以破瘀不必顾虑，因风心病之咯血为腔内瘀血而引起的，破瘀反能止血。后也可加三七修补出血伤口，去桃仁、三棱、莪术、王不留行、桂枝。

（7）温阳汤：于某，女，28岁。关节肿痛，心悸，面色苍白，畏寒，尿少，食差，浮肿，腹胀痛，耳鸣，乏力，胸间痛牵及后背，四肢冷，大汗出，口唇紫绀。脉沉细迟，舌淡红、边蓝，苔薄白。诊为风湿性心脏病。取方陆氏温阳汤：生黄芪 60 克，乌梢蛇、全蝎、威灵仙、炮干姜、山萸肉、白术、白芍、桂枝各 10 克，五味子、薤白、巴戟天各 12 克，鲜桑枝 50 克，夏枯草 15 克，蜈蚣 2 条，甘草 3 克，熟附子（先煎）、云苓各 30 克。水煎，每日一剂，分三次服。连服 12 剂，胸止痛，心悸缓，气息平静，饮食转佳，腹胀、浮肿及关节痛减轻。继服 16 剂，基本痊愈。临床治疗 36 例，均获满意疗效。

（8）扶阳益阴汤：陈某，女，48 岁，干部。有风湿性关节炎史。现心慌，胸闷，全身关节痛，干咳，心烦躁，乏力，肝区痛，食差，口干不饮，大便干结，三天一次，时而便稀，尿黄而短，恶寒怕风，经常感冒，长期低热 37.5℃～38℃，月经提前错后不定，量亦多，为乌血块，脉结代细弱，舌红、苔薄黄，两颊发赤如妆，重病容，双目无神，唇紫绀，喘息张口，抬肩呼吸。证系久患风湿，气血瘀滞，血行不畅，心失濡养，阴阳虚衰，阴不敛阳，有亡阳阴竭之状。选取陆氏扶阳益阴汤：猪胆 1 个，红参、熟附片、炙甘草、菖蒲、炙远志、五味子各 10 克，枣仁 15 克，当归、炒白术、阿胶（烊化）各 12 克，茯苓 20 克。水煎，每日一剂，分三次服。服 3 剂，心慌、烦躁减轻，喘气亦平，精神好转。续进 6 剂，诸症大减，体温正常，进饮食，能下床活动。去方中猪胆汁，加入丹参 15 克，白芍 12 克，红参减为 6 克，熟附片减为 6 克。再服 20 剂，上述诸症基本消失。后每月进 8 剂巩固，一年后随访，能家务劳动。

### 7. 传导阻滞

心脏房室传导阻滞是指心跳动在房室传导过程中受到阻滞。分为不完全性和完全性；一度、二度、三度房室阻滞。阻滞部位可在房室结、希氏束及束支。治宜益气养阴，活血疏滞。

丹红汤：主治完全性右束支传导阻滞。紫丹参 50 克，红花 5 克，云木香 10 克，檀香 3 克，降真香 30 克。水煎，每日一剂，早晚服。

### 8. 风湿热、风心病

风湿热是一种与 A 组乙型溶血性链球菌感染有关系的免疫性疾病。主要病变为全身结缔组织非细菌性炎症，以心脏、关节和皮肤受累最为显著。偶可出现中枢神经系统病变。反复风湿热活动可损害心脏，导致慢性心瓣膜病。临床上以心肌炎、多发性关节炎、舞蹈症、环形红斑及皮下结节为主要表现。本病多发于气候寒冷及潮湿地区，发病多在儿童期。风湿性心瓣膜病（风心病）是风湿性心瓣膜炎遗留的慢性瓣膜病。表现为瓣膜狭窄或及关闭不全，致心脏负荷增加，往往导致心功能不全。本病在我国常见，多见于 20～40 岁人群，女多于男，以二尖瓣膜病最常见。治宜清热解毒，破瘀温经，温阳行水，祛风活络。

（1）风心汤：主治心阳虚兼受风寒湿邪所致风湿性心肌炎。桂枝 10～30 克，生姜 3 片，大枣 15 枚，防风 10 克，炙甘草 9 克，白术 15 克，熟附子 15～30 克。多数病人桂枝及附子用量应大。胸闷者加薤白、枳壳；气虚者加北芪；血虚者加当归。水煎，每日一剂，早晚两次服。

（2）玉竹寄生汤：主治风湿性心肌炎。症见下肢关节疼痛，膝关节明显，心悸气短，动则甚，左侧不能卧，疲倦无力。玉竹、徐长卿、生黄芪、生地各15克，白薇、麦门冬、秦艽各10克，桑寄生12克，甘草6克。关节痛明显加路通子、威灵仙；气短加太子参、五味子；热偏甚加板蓝根、知母；挟外感去黄芪、生地，加连翘、忍冬藤。水煎，每日一剂，早晚两次服。

（3）薤参汤：益气活血，温通心阳。主治风心病。薤白、党参、麦门冬、香附、砂仁、延胡索、陈皮、云苓、厚朴、柴胡、石决明、柿蒂各10克，川芎、甘草各6克，鸡内金12克，生姜3片。水煎，每日一剂，早晚服。

（4）保元化瘀汤：益气活血，祛湿通络。主治风心病。党参、仙鹤草、丹参各30克，黄芪、茯苓各15克，桂枝10克，炙甘草8克，当归、川芎、红花、葶苈子、白术、桑白皮各15克，泽泻12克。水煎，每日一剂，早晚服。

（5）己竹汤：益气健脾、利湿消肿。主治风心病。防己15克，玉竹10克，黄芪18克，白术10克，茯苓30克。水煎，每日一剂，早晚服。

（6）桂独汤：主治急性风湿热。症见上呼吸道感染后发热不退，体温38℃，四肢关节肿胀，以大关节为甚，胸闷，心慌，气短，耳周出现环形红斑，心率148次/分钟。桂枝、独活、川芎各10克，虎杖、防风、寻骨风、木瓜、白花蛇、淫羊藿各12克。水煎，每日一剂，早晚两次服。

### 9. 病毒性心肌炎

病毒性心肌炎是由各种病毒所引起的心肌急慢性炎症。症见上呼吸道感染，心悸胸闷，气短，重者心律失常，心衰，心源性休克或猝死。治宜活血化瘀，清热解毒，清心生脉。

（1）生脉汤：主治病毒心肌炎后遗症频繁期前收缩。黄芪、白术、白芍、枳壳、陈皮、木香各10克，淮山药12克，炒薏苡仁30克。水煎服。

（2）清心生脉汤：益气养阴，豁痰化瘀，清心定悸。主治病毒性心肌炎，症见胸闷心悸心烦，舌尖红，舌下瘀紫，苔黄，脉细数。川黄连3克，潞党参15～30克，麦门冬12～15克，丹参30克，北沙参15～30克，玄参9～12克，五味子3～5克，郁金12克，降香9克，瓜蒌皮9克，薤白5～9克，苦参10克。咽痛喉红可选加射干、板蓝根、金银花、木蝴蝶；低热不退加白薇、地骨皮；苔黄腻去北沙参、玄参，加竹茹、陈皮；舌红绛少津加生地、玉竹；舌有瘀斑加益母草、桃仁、赤芍、丹皮；乏力，舌淡胖，加生黄芪；脉结代加茵陈、山楂。水煎，每日一剂，分早晚服。

（3）宁心汤：滋阴生津，益气活血。主治病毒性心肌炎。人参、麦门冬、枣仁、瓜蒌壳、炙甘草各10克，生地、丹参各15克，桂枝6克，夜交藤20克。水煎服，每日一剂，早晚两次服。

（4）芪参汤：益气活血，养心安神。主治病毒性心肌炎。党参20克，黄芪、苦参各 30 克，桂枝 6 克，炙甘草、麦门冬、生地、炒枣仁、柏子仁各 12 克，当归、茯神各 15 克，五味子 5 克，甘松 10 克。水煎，每日一剂，分早晚服。

（5）解毒护心汤：清热解毒，补益心脾。主治病毒性心肌炎。党参、丹参、柏子仁、茯苓、白芍、玉竹、板蓝根、连翘、瓜蒌壳各 15 克，枣仁 10 克，五味子 7 克，甘草 3 克。水煎，每日一剂，分早晚服。

（6）炙甘草汤：滋阴养血，益气宁心。主治病毒性心肌炎。炙甘草、党参各 15 克，麦门冬、生地、阿胶各 12 克，大麻仁、柏子仁、炒枣仁各 10 克，朱衣灯芯 2 克，生姜 3 片，大枣 15 枚。水煎，每日一剂，分早晚两次服。

（7）参地汤：滋阴生津，清热解毒。主治病毒性心肌炎。玄参、生地各 15～30 克，北沙参、麦门冬、黄芩各 10～15 克，炙甘草 10 克，大青叶 6～9 克，蒲公英 9～12 克。水煎，每日一剂，早晚服。

（8）清解汤：清热解毒，滋阴生津。主治病毒性心肌炎。金银花、板蓝根各 30 克，连翘、大青叶、芦根、生地、麦门冬各 18 克，丹皮、玄参各 12 克。水煎，每日一剂，早晚服。

（9）病毒性心肌炎后遗症。王某，男，29 岁，工人。胸闷气短，心悸，心慌，期前收缩呈二三联律，头晕，乏力，胃肠不舒，胀气，大便溏薄，舌苔白腻，脉弦滑结代。诊为气阴两虚，病毒性心肌炎后遗症。取方陆氏益气升脉汤：黄芪、白术、白芍、枳壳、木香各 12 克，山药 15 克，炒薏苡仁 35 克，五味子 8 克，琥珀粉 2 克（冲服），党参、麦门冬、丹参、青龙齿各 18 克，玄参、生地各 30 克，北沙参、黄芩各 15 克，大青叶、炙甘草各 10 克，蒲公英 12 克。水煎，每日一剂，分三次服。服药 12 剂，胃肠功能正常，期前收缩减轻，症状好转。继服 16 剂康复，后访一年一切正常。

忌口与食疗：

（1）急性期有心力衰竭，心率快，浮肿者，禁盐或少盐饮食。

（2）绝对忌烟酒、醋、辣椒、胡椒、姜、葱、蒜及冷饮、冰冻水果和其他刺激性食物。

（3）忌用强心药，如洋地黄、毒毛旋花甙 K、西地兰、地高辛等。强心甙类药物有剧毒，易溶于醇类，服药前后饮酒，酒中乙醇会加强这些药物的毒性，导致严重后果。即使服中药及针灸也绝对禁饮酒类。

本病如不积极治疗，极易留下心肌炎后遗症，因此重视饮食、忌口，配合治疗十分必要。宜选用粳米、麦面、玉米、赤豆、豇豆、豆芽、山药、百合、小青菜、木耳、芡实、茄子、丝瓜、黄瓜、冬瓜、苦瓜、米仁等清凉平和食品和易消化食物。

## 10. 心动过速

阵发性心动过速是一种阵发性快速而整齐的心律。其特征是突然发作和突然停止。根据异位起搏点的部位，可分为房性、房室交界性、阵发性心动过速。房性与交界区性心动过速有时难以区别，常统称为室性心动过速。治宜益精补肾，益气生血，养心安神。

（1）八味安神丸：主治心动过速。症见心跳气短，失眠健忘，怔忡，眩晕，倦怠，颜面苍白，表情苦闷不安，口唇质淡，无苔，呼吸急促，脉急数无力，130 次/分钟。此系阴亏阳浮，心肾不交心悸证。宜益精补肾，益气生血，养心安神。熟地、山萸肉、茯神、枸杞子各 15 克，九节菖蒲、琥珀、白人参、当归、肉苁蓉各 12 克，炒枣仁、龙骨各 30 克，炙甘草 10 克。共为细粉，炼蜜为丸，每日服两次，每次 9 克。

（2）苦参汤：清热解毒，活血养心。主治心动过速。苦参 30 克，黄连、炙甘草各 5 克，丹参、酸枣仁各 20 克，朱砂 1 克，珍珠粉 3 克。前五味药水煎冲服朱砂、珍珠粉，每日一剂，早晚两次服。

（3）宁心汤：邵某，女，31 岁，农民。患病一年余，心跳气短，失眠健忘，眩晕，乏力，面苍白，表情苦闷不安，舌质淡、无苔，呼吸急促，脉急数无力，130 次/分钟。此系阴亏阳浮，心肾不交所致心悸，心动过速。治宜益精补肾，益气生血，养心安神。取方陆氏宁心汤：生黄芪、玉竹、苦参各 30 克，丹参 15 克，炙甘草 2 克，磁石 60 克（先煎），柏子仁 15 克，夜交藤 30 克，全瓜蒌、郁金各 15 克。水煎，每日一剂，分三次服。服药 10 剂，症状好转，20 剂症状消除，恢复健康。后二年访一切正常，身体健康。

11. 无脉症（动脉炎）：二手寸关尺，双侧桡动脉、肱动脉消失，血压不能测出

中医辨证为气血运行失常，动脉脉络受阻，治宜疏肝解郁，活血化瘀，宣通经络。常用方法有两种：一是针灸，宣通沿线阻塞经络穴道；二是选方陆氏疏肝解郁活血安神汤：白芍、白术各 18 克，茯苓、枳实各 30 克，当归、柴胡、郁金各 15 克，木香、苍术、甘草各 8 克，鸡血藤、忍冬藤各 30 克，柏子仁、酸枣仁、石菖蒲各 15 克，黄芪 25 克，桂枝、熟地、川牛膝各 15 克，生姜 10 克，大枣 8 枚。水煎，每日一剂，分三次服。

李某，女，26 岁，于 1993 年 9 月 28 日来诊。患者因夫妻不和离婚，过度悲伤忧虑，饮食欠佳，诱发上肢麻木发冷，继则时发头晕，脉搏消失，血压测不到，病情逐渐加重，病者曾于 1992 年 1 月赴上海某医院行动脉造影，确诊为多发性大动脉炎。多方诊治无效，后听亲戚介绍前来诊治。

症见舌淡苔白，面色苍白，精神困倦，形体消瘦，头晕目眩，健忘头疼，视力减退，眼前发黑，时而昏倒，四肢厥冷，双侧桡肱动脉脉搏消失，血压不能测出，胸闷胁痛，腹胀，失眠多梦，烦躁易怒。六诊合参诊为肝郁气滞，血脉瘀阻，动脉脉络多处受阻。

针灸选穴：足三里、阴陵泉、太冲、尺泽、太渊、合谷、曲池、经渠、天府、内关，均取双侧穴，用平补平泻手法，每日一次，16 天为一疗程。上方服 16 剂，针 16 天一疗程，已能安眠，精神好转，但四肢仍发凉，腰酸冷痛，月经错后。此乃肝郁气滞，肾阳虚衰，治宜疏肝温阳，上方减去枳实加入炮附片、肉桂、干姜各 15 克，桑寄生 30 克。又进 16 剂，针灸 16 天，面色红润，精神好转，视力提高，四肢变温，脉搏恢复，血压测为正常。重病康复。

无脉症是一种难治之症，主要由于患者七情致伤，进而内脏功能紊乱，气血运行失常，脉络受阻，诱发本病，治宜多元疗法，疏肝解郁，宁心安神，宣通经络，使肝木调达，心神安宁，诸症逐步减退，身心康复。四肢厥冷其病机为脉络受阻，供血不足，循环障碍，治宜活血化瘀，针灸、中药并用，实行多元疗法，因而病人得愈，早日康复。

### （四）泌尿系统疾病

#### 1. 泌尿道感染

泌尿道感染急性发作时表现为尿频、尿急、尿痛，或伴有寒战发热，及腰痛。属于中医淋证范围。中医淋证分为热淋、气淋、血淋、石淋、膏淋、劳淋等型。祖国医学认为其病因与湿热、肾虚有关。实则清利，虚则补益是治疗淋症的基本原则。

（1）五草汤：主治泌尿感染、小儿急慢性肾炎、肾病综合征。倒扣草（倒刺草）、白茅根各30克，鱼腥草、半枝莲、益母草、车前草各15克，灯心草1克。水煎，每日一剂，早晚两次服。血尿加女贞子10克，旱莲草15克。

（2）清化益肾汤：主治慢性肾小球肾炎。症见水肿时轻时重，腰痛乏力。生黄芪30～50克，白术10～15克，当归10～15克，丹参15～30克，冬葵子30～50克，土茯苓30～50克，益母草30～50克，益智仁15～20克，浙贝母10～15克，白茅根30～50克。尿少，浮肿，加石韦、车前草；有胸水，腹水者，另用蟋蟀7只，蝼蛄7只，研细末分两次服，酌加黑白丑；有血尿加琥珀、小蓟；瘀血舌有紫瘀点或舌下静脉淡紫粗长，水肿难消者，加红花、水蛭粉（每次1克冲服）；面色白，短气，加人参（或党参太子参）；头眩烦热，口干不多饮，舌质偏红，加生地、女贞子；舌质偏淡加熟地、枸杞子；背寒怕冷，便溏，血压高，加怀牛膝、苦丁茶；食少难消加谷麦芽、鸡内金；尿蛋白久不消失加芡实、金樱子、鱼鳔粉（2克冲服）；感冒有表证加麻黄、生石膏或金银花、连翘、板蓝根；曾用激素者加菟丝子、鹿角霜。水煎，每日一剂，早晚服。

（3）泌感汤：清热化湿解毒。主治急性泌尿系感染。大青叶30克，蒲公英、旱莲草各15克，连翘、黄柏、知母、滑石各10克，川断、怀牛膝各12克，栀子5克，甘草、海金沙各3克。声音嘶哑去川断、旱莲草，加生地30克、玄参25克。水煎，每日一剂，早晚服。

（4）银蒲汤：主治急性泌尿系感染。蒲公英、金钱草各30克，金银花20克，丹参12克，香附子6克，小蓟、白茅根、浮萍各15克，大腹皮10克。水煎服。

（5）白花蛇舌草汤：治尿道感染。白花蛇舌草、过路蜈蚣、车前子、败酱草各30克，大蓟、小蓟、云苓各12克，白茅根、碧玉散、干藕片各15克，茜草根10克。水煎，每日一剂，早晚服。

（6）茯苓茅根汤：健脾益气，补肾利尿。主治泌尿道感染。大茯苓、白茅根、太子参、生地黄、旱莲草、西滑石各15克，连翘壳、淡竹叶、女贞子各10克，生甘草

5 克。水煎，每日一剂，早晚服。

（7）九草汤：清热利湿，活血消炎。主治急慢性肾盂肾炎。鹿衔草、凤尾草、马鞭草、金钱草、车前草、益母草、夏枯草、旱莲草各 12 克，甘草 5 克。水煎，每日一剂，早晚服。连服 16 剂。

忌口与食疗：

（1）忌烟酒、肥甘辛辣食物，如肥肉、猪油、黄油、奶油、辣椒、胡椒、花椒、桂皮、茴香、咖喱等助湿生热食品。

（2）尿液呈碱性患者，忌碱性食物，如馒头、卷心菜、芋芳、白菜、黄瓜、粗茶等。

（3）尿液呈酸性患者，忌酸性食物，如米醋、李、杏、韭菜、菠菜、蒜苗、洋葱等。

本病主要由于湿热下注影响膀胱功能所致，所以凡助湿生热之品均忌口。可选食薏苡仁、山药、扁豆、莲子、茯苓粉、白果仁、芡实、赤小豆、绿豆、马齿苋、藕、冬瓜、木耳等清热除湿之食品。

## 2. 排尿异常

正常的排尿功能需有健全的排尿机制与神经支配，如二者其中有一病变，则可引起排尿异常。症见少尿，无尿，多尿，尿频，尿急，尿痛，尿潴留，尿失禁等。治宜活血散瘀，消炎利尿。

（1）黄芥散：活血散瘀，消炎利尿。治小便不通。生大黄、荆芥穗各 12 克，晒干（不宜火烘）研粉分次服，间隔 4 小时用温开水调服。

（2）白郁汤：行气解郁，生津利尿。治小便不通。白芍 36 克，郁金 24 克。水煎顿服。

（3）芪归汤：主治尿潴留，对老年前列腺肥大所致尿潴留有效。生黄芪 30 克，当归、滑石各 10 克，升麻、柴胡各 8 克，甘草、石菖蒲各 5 克，竹叶 2 克。水煎服，每日两剂，4～6 次服。

（4）知黄汤：滋阴清热利尿。主治尿潴留。知母、黄柏、丹皮各 10 克，生地、山药、茯苓、薏苡仁各 15 克，泽泻 12 克。水煎，每日一剂，早晚服。

（5）夜尿报警汤：主治遗尿。桑螵蛸 15 克，益智仁 12 克，麻黄 9 克，石菖蒲 10 克。水煎，每日一剂，早晚服。

（6）芪螵汤：益气活血，补肾缩尿。主治遗尿。黄芪 30 克，桑螵蛸、菟丝子、覆盆子、石菖蒲、川芎、金樱子各 10 克。上药研粉，每日一剂，分三次冲服。七日一疗程，连用两疗程。

（7）止遗汤：温肾补阳止遗。主治遗尿。益智仁、黄芪、菟丝子、金樱子、煅牡蛎、潞党参各 10 克，制附片、甘草各 3 克，桑螵蛸 8 克，五味子 5 克。水煎，每日一剂，分两次服。

（8）启闭汤：主治老年男性前列腺肥大而致癃闭。黄芪 10~30 克，肉桂 3~9 克（后下），熟大黄 5~9 克（后下），桃仁 9 克，川牛膝 9~15 克，炮山甲 9~15 克，王不留行、虎杖各 15 克，夏枯草 30 克，沉香 3 克（后下），橘核 9 克。老人癃闭以阳虚为多见，若有肾阳偏虚，加仙灵脾、益智仁、巴戟天、桑螵蛸、生鹿角，甚者加附子、鹿茸粉；若中焦阳气偏虚，重用黄芪，加人参、炙甘草；如中气下陷，去熟大黄、桃仁、川牛膝、沉香，加升麻、柴胡、桔梗；若偏于阴虚内热者，芪桂少量用，去熟大黄、桃仁、沉香、穿山甲、橘核，加知母、黄柏、生熟地、玄参、猪苓、茯苓、泽泻、车前子。水煎，每日一剂，早晚服。

（9）宣导通闭汤：主治老年前列腺癃闭。黄芪 75 克，车前子 30 克，甘草 20 克，升麻 8 克，怀牛膝、滑石各 25 克，淫羊藿 15 克。大便干结加肉苁蓉 20 克；尿道涩痛加蒲公英 25 克，木通 10 克；咳嗽加杏仁 15 克，细辛 5 克。水煎，每日一剂，早晚服。

### 3. 肾炎

肾炎包括肾小球肾炎、间质性肾炎、遗传性肾炎等，是由细菌感染引起的一种变态反应性疾病。临床表现有水肿，血压增高，少尿、血尿、蛋白尿。治疗要根据不同情况进行辨证治疗。

（1）苓皮导滞汤：主治肺失宣降，三焦气闭，水湿停留，命门火衰，肾阳虚而水泛之肾炎。川朴、枳壳、枳实、陈皮、广木香、大腹皮、泽泻、云苓各 15 克，青皮、莱菔子、姜皮各 12 克，猪苓 18 克，车前子 30 克，茯苓皮 18 克，竹叶、沉香各 6 克，灯心 3 克。水煎，每日一剂，早、中、晚服。

（2）麻黄加味汤：治急性肾炎。症见面浮肿，头痛，胸中痞满，不能平卧。麻黄、桂枝各 5 克，杏仁 10 克，浮萍 8 克，紫苏叶、桑皮、葶苈子各 13 克，防己 15 克。水煎，每日一剂。

（3）加味导赤汤：治急性肾炎。症见小便频急，热痛血尿，腰痛，发烧，头晕，浮肿，面赤，舌质红，苔薄黄，呼吸急促，脉弦数尺濡数。生地、木通、萹蓄、石韦、海金沙、葛根各 12 克，甘草梢 6 克，竹叶 10 克，大小蓟各 30 克，白茅根 30 克。8 剂后加入连翘 12 克，以清十二经之高热，再服 8 剂即愈。水煎，每日一剂，早晚服。

（4）风水汤：治急性肾炎。症见感冒恶寒发热，眼睑肿，继之四肢及全身皆肿，肢节酸重，小便不利。蒲公英、鱼腥草、莱菔子各 15 克，生黄芪 20 克，焦白术、桑皮、陈皮、大腹皮各 10 克，沉香 2 克，玉米须 12 克。8 剂后原方玉米须、鱼腥草、蒲公英减至 10 克，加山药 10 克，再服 8 剂痊愈。水煎，每日一剂，早、中、晚服。

（5）温阳降浊汤：治急性肾炎肾功能衰竭（尿毒症）。症见全身浮肿，全身红疹，瘙痒，阵发性脐周痛，呕吐频繁，两天未解小便。熟附子、大黄、法半夏各 10~15 克，厚朴 10 克，黑白丑 15 克，泽泻 15~30 克，生姜 10~15 克。上方亦可酌加陈皮、生牡蛎。头痛血压高加钩藤；发热加连翘；食少加麦芽；气虚寒胜加桂枝、人参。水煎，每日一剂，早、中、晚服。

（6）复方三草汤：治慢性肾炎。症见面浮腹肿，腰酸痛，畏寒肢冷，面色苍白，倦力，舌体肥胖，脉沉弱。白术、泽泻、附子各10克，云苓皮、党参各25克，桂枝5克，鱼腥草、鹿衔草、益母草各30克，车前草15克。服8剂后加淫羊藿10克，茅根30克，再服8剂。水煎，每日一剂，早、中、晚服。

（7）防己茯苓汤：治慢性肾炎。症见脾肾阳虚，湿困脾阳，久病气虚，营养欠佳，舌淡、白滑，脉沉细弦。黄芪6克，附子5克，防己10克，桂枝5克，茯苓、淫羊藿、当归、党参各15克，丹参30克。水煎，每日一剂，早晚服。

（8）加味化瘀汤：主治慢性肾炎（水肿型）。症见浮肿，头晕，腰痛，形寒肢冷，全身肿胀，腰酸腿软，尿少色清，舌苔白腻，舌质紫边有瘀点，脉沉涩。益母草30克，丹参、当归、茅根、车前草、泽泻各15克，红花、川芎、怀牛膝、白术各12克，麻黄10克。8剂后去麻黄、茅根，加肉桂3克，巴戟15克，补骨脂12克。再服8剂改方：制附片、白术各10克，补骨脂、牛膝、枸杞子各15克，巴戟天、独活、茯苓各12克，肉桂3克。再服10剂。水煎，每日一剂，早晚服。

（9）茅韦汤：清热利湿，活血消炎。主治急性肾炎。白茅根、石韦各50～100克，女性加益母草50克。水煎，每日一剂，早晚服。

（10）消炎汤：清热解毒，补血利湿。治急性肾小球炎。金银花、连翘、冬瓜皮各12克，蝉蜕6克，玉米须、赤小豆各20克，浮萍10克，白茅根30克，车前草15克。水煎，每日一剂，早晚服。

（11）益芪汤：益气，活血，消炎。治急性肾炎。益母草36克，黄芪、党参各18克。水煎，每日一剂，早晚服。

（12）陆氏利尿汤：清湿热利水。治急性肾炎。证属下焦湿热，肾气不化。西瓜皮、茯苓、黄芪各15克，川牛膝、牵牛子各10克，乌梅、车前子、滑石、连翘各15克，泽泻、丹皮各8克。水煎，每日一剂，早晚服。

（13）麻桂术芪汤：益气健脾，通阳利湿。主治急性肾炎，中医辨证为风水型。麻黄6克，桂枝8克，白术、通草、广木香、泽泻各10克，黄芪、茯苓皮、山药各15克，薏苡仁、赤小豆各30克，冬瓜仁20克。水煎，每日一剂，早晚服。

（14）陆氏消炎益肾汤：清热利湿，活血消炎。主治肾炎。白花蛇舌草50克，半枝莲、金银花、蒲公英、地丁各30克，连翘、瞿麦各15克，萹蓄15克。水煎，每日一剂，早晚服。

忌口与食疗：

（1）限制食盐和水的摄入，应根据尿量和浮肿程度来限制食盐和水分。有严重水肿和高血压、少尿的患者，应无盐饮食，每天进入人体水分不宜超过800～1200ml。浮肿消退，尿量增多，血压下降，才可改为少盐饮食，每日食盐限制在3克以内，故海腥、咸寒、咸肉、咸菜、酱瓜等均应忌口。

（2）禁用辛辣刺激食物，如辣椒、胡椒、芥末、咖啡、酒类、葱、姜、蒜等各种香调料，和含挥发油的食物，如香菜、茴香、芹菜等。动物内脏、浓鸡汤、肉汤等均含有大量嘌呤碱，在体内代谢后，可产生过多的尿酸，应忌口。

（3）急性肾炎初期，如尿量极少，甚至无尿时，要严格限制蛋白质摄入量，每日每千克体重不超过 1 克，每日限制在 35～40 克左右。肉类、蛋类和豆制品均忌口，因为蛋白质在人体内通过新陈代谢形成废物，绝大部分要通过肾脏排出体外，肾炎使排泄功能发生障碍，废物不易排出，增加肾脏负担，并堆积引起中毒症状，甚至发展为尿毒症，危及生命。

（4）忌食含钾丰富的食物，如豆类、豆制品、花生、莲子、西瓜子、葵瓜子、蘑菇、萝卜、海带、虾米等。

（5）服用双克、苄氟噻嗪等利尿药时忌同时饮酒，否则会使血压突然降低发生危险。

（6）肾炎伴高血压时，应限制脂肪和富含胆固醇的食物，如肥肉，猪油，动物肝、脑，鱼子，蟹黄等。

肾炎有急性和慢性之分，忌口上也应区分不同情况。疾病初期或有病毒滞留时，应采取高糖、低蛋白、低脂肪饮食。膳食的热量大部分依靠糖供给。肾炎迁延不愈呈慢性过程时，若肾功能较好，蛋白质可以不忌，同时选用富含维生素食物。若伴高血压，要限制脂肪和胆固醇的吸收量。若见贫血，应补充富含铁、维生素 $B_{12}$、叶酸的食物，如木耳、大枣、桂圆及各种绿叶蔬菜。无论急慢性病均应忌烟酒、辛辣刺激之品，并根据病情忌盐。

### 4. 乳糜尿

乳糜尿病因分为寄生虫性和非寄生虫两类。尿色混浊如浆夹有血丝，甚者有浊块。中医称为尿浊或膏淋范畴，多为肾虚下元不固，脂液下泄所致。治疗应以健脾益肾，分清降浊为要。

（1）苦参消浊汤：益肾养精，清热祛湿，杀虫。主治膏淋、尿浊（乳白尿）。症见小便混浊不清，白如米泔，积如膏糊，腰膝酸软。苦参、熟地、山萸肉各 15 克，怀山药、萆薢、车前子各 20 克，石菖蒲、乌药、益智仁、炮山甲各 10 克。尿甚如膏，涩痛者，加赤苓、石韦以利水通淋；尿红状如膏糊，淋涩不畅者，加白茅根、炒蒲黄、琥珀粉凉血祛瘀；小溲混浊色白如米泔者，重用萆薢，另加煅龙骨、牡蛎固涩填阴固精。水煎，每日一剂，早晚服。

（2）加减苦参消浊汤：健脾益气，补阴固涩。治乳糜血尿，小便混浊如膏，夹有血丝，时见血块，尿道涩痛，体瘦面黄，腰背酸痛。苦参 15～30 克，怀山药、萆薢、车前草、黄芪各 20 克，石菖蒲、乌药、益智仁、炮山甲各 10 克，翻白草、白术各 15 克，琥珀末 8 克（吞服）。小便带血较多可单用翻白草 30 克，煎汤吞服琥珀粉 9 克，日服 3 次，待血止即按原方服。尿道涩痛明显，萆薢、车前子可用至 30 克。水煎，每日一剂，早、中、晚服。

（3）加味萆薢分清汤：清热利湿，分清化浊。主治乳糜尿湿热蕴结型，症见小便混浊如米泔，置之沉淀如絮，夹有乳糜凝块，混有血丝，尿道热涩作痛，口渴。萆薢20克，乌药、益智仁、车前子、石菖蒲、苦参、翻白草各15克，射干、炮山甲各10克。出血较多加炒蒲黄、琥珀末；热象明显，口渴欲饮，加黄芩、知母。水煎，每日一剂，早晚服。

（4）猪苓汤：滋阴清热，健脾利湿。主治乳糜尿。猪苓、滑石、泽泻、茯苓各12克，阿胶24克。水煎，每日一剂，早晚服。

（5）乳糜清浊汤：益气健脾，活血利湿。主治乳糜尿。黄芪、薏苡仁、茯苓、菟丝子、萆薢各15克，炮山甲、桃仁、红花各10克。水煎，每日一剂，早、中、晚服。

（6）射干汤：降火解毒，散瘀消痰。主治乳糜尿。射干15克。水煎服时加入白糖适量，一日三次服，一般10天即愈。

（7）苁蓉汤：健脾益气，活血利湿。主治乳糜尿。肉苁蓉、云苓、莲子肉、芡实各15克，怀山药30克，大蓟、小蓟、鸡冠花各10克，生白术10粒。水煎，早、中、晚服。

（8）补中益气汤：补益中气，分清降浊。主治乳糜尿。黄芪15克，党参、炒白术、当归、炙甘草、陈皮各10克，茯苓20克，升麻6克，雄黄3克（研粉分三次冲服）。水煎，每日一剂，早、中、晚服。

（9）乳糜尿汤：健脾益肾，利湿邪。主治乳糜尿。萆薢、益智仁、菟丝子、台乌药、马鞭草、刘寄奴、茯苓、车前子各适量。水煎，每日一剂，早晚服。

（10）乳糜止血汤。朱某，男，44岁，工人。血尿已半年，多方治疗无效。近来腰酸疼胀，尿中有紫色血块，伴有米泔样的尿液，乏力。证系肾气不固，瘀阻膀胱。治宜固肾益气，活血化瘀。取方陆氏乳糜止血汤：黄芪、益母草、土茯苓、仙鹤草各30克，杜仲、丹参、菟丝子、茯苓、生蒲黄、秋石、萆薢各15克，续断、当归、川牛膝各10克。水煎，每日一剂，分三次服。8剂见效，16剂症状消除。为巩固疗效，加白术、茯苓、木香各12克，再服8剂。后二年访未复发。

（11）乳糜尿血（血丝虫病）。刘某，男，32岁，工人。尿呈乳白色，有血块、血丝，排尿困难，曾多次导尿。诊为湿热下注乳糜血尿。治宜清热通淋，健脾化浊止血。桃仁、红花、白术各12克，三七粉3克（冲服），白茅根、石韦、海金沙、萆薢各30克，云苓、萹蓄、旱莲草各18克，六一散、猪苓各15克。水煎，每日一剂，分三次服。8剂见效，16剂痊愈。后访一年未复发。

5. 肾功能衰退（尿毒症）

肾功能衰退多由慢性肾病发展而来，临床表现多见面色晦黯，舌质青紫，或有瘀斑点。中医分湿浊内阻、肝脏阳虚、脾胃湿热、气阴两虚、肝风内动五种证型辨证论治。病机为水毒湿浊壅塞，三焦气机失常，病多属虚实夹杂。陆氏采取食疗、针灸、中药、足疗、脐疗多元疗法，临床上往往取得较好疗效。治宜滋阴益肾，利湿清热，益气化瘀消肿。

李某，女，37岁。头晕乏力，胸闷气短促，腹胀纳呆，恶心泛吐，畏寒肢冷，腰酸痛，大便秘结，小便短少，下肢浮肿为甚，嗜睡，腹水较轻，舌苔发紫瘀黯，脉沉细。六诊合参为脾胃湿热，水毒湿浊壅塞，三焦气机失常。治宜温煦脾肾，畅达气机，交通三焦，通腑泻浊，活血化瘀，推荡毒邪，活血利水，解毒。

针灸选穴：

一组：照海、复留、足三里、太冲、气海、关元、中极、水道、支沟。

二组：太溪、委中、委阳、阳陵泉、腰眼、命门、肾俞、关元俞、八髎。

三组：灸神阙穴，穴内放满盐粉灸15分钟。

中药选方：陆氏二黄汤。生黄芪、生大黄各30克，益母草、丹参各30克，制附子20克（先煎），芒硝20克（冲服），赤芍、泽兰、桃仁、怀牛膝各15克。水煎，每日一剂，分三次服。症状减轻，肾功能改善者，大黄、芒硝可减量，保持大便每天1~2次通畅为度。气虚者加党参、白术、冬虫夏草；阴虚者加沙参、山药、白芍；血压偏高伴头晕头疼，加决明子、天麻、钩藤、龙骨、牡蛎；水肿严重者加车前子、白茅根、大腹皮。

通过三个月反复治疗，针灸48次，脐疗30次，服药56剂，药渣足疗，症状完全消失，实验室检查全部正常，后随访四年未见复发。

胡某，男，39岁。主诉：眩晕耳鸣，腰膝酸软，五心烦热，四肢浮肿。

1996年9月8日就诊。症见面及四肢轻微浮肿，舌红紫无苔，脉沉细数，小便灼热，涩痛，少腹胀满，头胀痛，面烘热，心烦少寐，血压195mmHg/95mmHg，血尿。

六诊合参辨证诊断为肾阴亏虚，水热互结，瘀血内阻，水肿，慢性肾功能衰退（尿毒症之轻患者）。治疗宜滋阴益肾，利湿清热，益气化瘀消肿。

选方：陆氏滋阴益气汤。生地、猪苓、桑寄生各18克，山萸肉、泽泻、丹皮各12克，旱莲草、石韦、怀牛膝、茯苓各15克，白茅根、金钱草、生益母草、黄芪各30克，滑石15克，石决明25克，钩藤20克，天麻12克，桑寄生20克，阿胶15克（烊冲），炒蒲黄12克，仙鹤草30克，大蓟、小蓟各15克。水煎，每日一剂，分三次服。

针灸选穴：

一组：照海、复留、足三里、太冲、气海、关元、中极、水道、支沟。

二组：太溪、委中、委阳、阳陵泉、腰眼、命门、肾俞、关元俞、八髎。

经过三诊近两月治疗，症状消失，身体康复，其主要原因是对患者实行多元疗法，同时患者积极与医生配合，方取得较佳疗效。后随访五年未见复发。

肾功能衰退（尿毒症）忌口与食疗，参照肾炎忌口与食疗。

### （五）内分泌系统疾病

**1. 甲状腺疾病**

单纯甲状腺肿是因缺碘，导致甲状腺肿物质或酶缺陷，或甲状腺激素合成障碍等所致的代偿性甲状腺肿大，一般不伴有甲状腺功能失常。属中医瘿瘤范围，治疗宜疏肝行气，软坚散结。

（1）五法合一汤：主治甲状腺功能亢进。白芍、乌梅、木瓜、沙参、麦门冬、石斛、莲肉各 10 克，柴胡、白术、桑叶、黑山栀各 7 克。眼球突出加白蒺藜、生牡蛎、夏枯草；心率较快加沙参、太子参、麦门冬、生地、生甘草、生龙齿、生牡蛎、枣仁等，以养气阴，安心神。对海藻、昆布可酌加使用，时间不宜超过百天。水煎服，每日一剂，早晚服。

（2）甲亢平复汤：主治甲亢。症见颈前肿大，燥热出汗，心悸失眠，急躁易怒，多食善饥，体瘦，手颤抖，眼球突出，发热。女子月经错乱经量少，闭经；男子气短乏力，阳痿，脉弦细数。玄参、生地、夏枯草、海浮石、煅牡蛎各 30 克，天花粉 20 克，知母、黄柏、昆布、海藻、丹皮各 10 克，浙贝 15 克。水煎，每日一剂，早晚服。

（3）平甲汤：主治甲亢。海藻、生牡蛎、珍珠母、夏枯草各 30 克，龙胆草 3 克，象贝母、赤芍各 10 克，黄芩、生甘草各 4 克，黛蛤散 15 克，车前子 12 克。结节者加炮山甲、桃仁、红花、忍冬藤；大便溏，乏力，去龙胆草，加白术、茯苓、扁豆；阴虚腰痛耳鸣，加生地、龟板、天门冬、麦门冬、女贞子；便秘结加大黄；手抖加全蝎、钩藤；痰多加半夏、陈皮；失眠加枣仁、远志、茯神；胸闷肋痛加郁金、川楝子。水煎，每日一剂，早、中、晚服。

（4）木香丸：治甲状腺肿大。青木香 15 克，陈皮、海蛤粉各 10 克，海带、海藻、昆布、海螵蛸各 60 克。共研细粉，制成丸，日服两次，每次 10 克。连服 30～45 天，肿大的甲状腺可以消散，眼突、心悸失眠、手颤等症亦可消失。

（5）野苋菜治甲状腺肿大。野苋菜根、茎洗净切片，用水 3 碗，与冰糖同煎至一碗，饭后温服，每日两次，10 天可愈。

（6）四海疏郁汤：软坚散结，化痰消肿。治甲状腺肿大。海带、海藻、海蛤粉、昆布、煅牡蛎各 30 克，海螵蛸、香附、夏枯草各 15 克，山慈菇 10 克，郁金 12 克。病程长，肿块大，皮坚者，加三棱、莪术、桃仁、穿山甲各 10 克；心悸胸闷加薤白 10 克，全瓜蒌 15 克；失眠加枣仁、柏子仁各 10 克，夜交藤、珍珠母各 30 克；气虚加党参、炙黄芪各 15 克；血虚，阴虚，加当归、玄参各 10 克，生地、黄精各 15 克。水煎，每日一剂，早晚服，30 天为一疗程。一般 45 天即愈。

（7）消瘿汤：治甲状腺癌。当归、白芍、贝母、柴胡各 10 克，昆布、海藻、夏枯草、三棱各 12 克，海浮石 20 克。咽干加玄参 12 克，心悸加牡蛎 20 克。水煎，每日一剂，早晚服。一般服 3～5 个月愈。

（8）胆草黄柏汤：治甲状腺功能亢进。症见食欲亢进，体重减轻，心悸，胸闷，气促，易于激动，烦躁多虑，失眠，紧张多言多动，怕热多汗，甲状腺肿大，眼球突出。龙胆草、黄柏、草决明各 10 克，夏枯草、生石决、生牡蛎各 25 克，五味子、丹皮、玄参、生白芍各 15 克，柴胡 8 克，龟板 20 克。水煎，每日一剂，早晚服。清肝滋胆，滋补肾水。用于肝阳上亢，肾水不足者。

（9）生石汤：治阴虚胃热型甲状腺功能亢进。生地 25 克，石斛 12 克，沙参、寸冬各 12 克，白芍、柴胡、桔梗、山慈菇各 10 克，龙骨、牡蛎各 15 克，枣仁 20 克，天花粉 6 克，甘草 6 克。水煎，每日一剂，早晚服。

（10）地贞汤：治肝阴不足型甲状腺亢进。生地 25 克，女贞子、枸杞子、珍珠母各 20 克，龙骨、牡蛎各 15 克，石斛 12 克，黄芩、花粉、陈皮、山慈菇各 10 克，甘草 5 克。水煎，每日一剂，早晚服。

（11）茯桂汤：益气宁心，健脾益肾。治甲状腺亢进。连皮茯苓 60 克，桂枝尖、鲜生姜各 10 克，泽泻、大腹皮、北黄芪、昆布、海藻、赤芍各 15 克，白药子 12 克，红丹参 24 克，大枣 10 枚。水煎，每日一剂，早晚服。用于甲亢性心脏病合并心衰，脾肾虚，水气内停，心阳失导者。

（12）甲亢灵：治甲状腺功能亢进。煅龙骨、煅牡蛎、怀山药、旱莲草、夏枯草、紫丹参各 15 克。水煎，每日一剂，早晚服。

（13）甲亢汤：治甲状腺功能亢进。白芍、乌梅、木瓜、沙参、麦门冬、石斛、扁豆、莲肉各 10 克，柴胡、桑叶、黑山栀各 6 克，昆布 10 克。眼胀，眼球突出加白蒺藜、草决明、茺蔚子；甲状腺肿硬者加山慈菇、生牡蛎；心率增快明显加炒枣仁、生龙齿。水煎，每日一剂，早晚服。

（14）育阴汤：治甲状腺功能亢进。石某，女，36 岁，农民。心烦出汗，颈部发胀，胸闷，心悸，消瘦，手颤抖，食欲亢进，大便溏，每日三次，眼球突出，心率 180 次/分钟，脉细数，舌淡、苔薄白。证系肝郁气结，兼阴虚。治宜养阴解郁，软坚散结。拟方陆氏育阴汤：玄参、海浮石、生龙骨、生牡蛎、石斛、北沙参、天门冬、麦门冬、生地、天花粉、昆布、海藻各 15 克，五倍子、浙贝母、桔梗各 10 克，山药、太子参各 30 克，淫羊藿、夏枯草各 15 克。水煎，每日一剂，分三次服。8 剂见效，16 剂痊愈，为巩固疗效再服 8 剂，后二年访未见复发。

（15）平安汤 史某，女，42 岁，教师。心烦易怒，心中烦热，喜冷饮，大便溏，每日 5 次，自汗，心慌，气短，颈前部略粗，舌淡红，无苔，脉沉弦细。证系肝肾气结于颈不舒。治宜软坚散结，疏肝解郁，滋肾养血活血。拟方陆氏平安汤：夏枯草、海藻、昆布、生牡蛎各 25 克，当归、白芍各 20 克，柴胡、香附、郁金各 15 克。水煎，每日一剂，分三次服，8 剂见效，16 剂愈。

（16）蒲公英汤 邓某，女，38 岁。右颈下甲状腺肿胀，形成条状肿块，下午低热 37.5℃，饮食欠佳，脉细弦，舌苔白。证系湿痰瘀滞，少阳经脉受阻，郁久发炎。治宜清热解毒，活血化瘀，软坚散结。拟方陆氏蒲公英汤：蒲公英 30 克，金银花、地丁、土贝、海藻、昆布、海浮石各 15 克，连翘 2 克，果榄、夏枯草、葛根各 10 克，蚤休、三棱、莪术、没药、乳香各 6 克。水煎，每日一剂，分三次服。服药 4 剂见效，8 剂愈。临床治疗 36 例，均获满意效果。

忌口与食疗（甲状腺功能亢进）：

（1）忌食肥猪肉、猪油、黄油、奶油、酥油、糖果、蜜饯、食糖、麦乳精、麦芽糖等，以免助痰滞气。

（2）忌食酒类、醋，羊、牛、狗肉、辣椒、胡椒、咖喱、桂皮、芥末、茴香、咖啡、浓茶，油炸食物等。

（3）单纯甲状腺患者忌食萝卜、芥菜。吃富含碘的食物时忌食卷心菜，因其会抑制碘的吸收。单纯甲状腺主要发病原因是缺碘，应多食富含碘的海带、紫菜、海蜇等海鲜食物。

## 2. 糖尿病

糖尿病是一种病因不同的内分泌代谢病，以高血糖为主要标志。因胰岛素分泌绝对或相对不足和靶细胞对胰岛素敏感性降低，引起糖、蛋白质、脂肪和继发的水、电解质代谢紊乱，病人出现烦渴、多尿、多饮、多食、疲乏、消瘦等表现。然而相当一部分病人并无上述临床症状。严重时发生酮症酸中毒或其他类型的急性代谢紊乱。常见的并发症和伴随症有急性感染、肺结核、动脉粥样硬化、肾和视网膜微血管病变及神经病变等。治宜滋阴清热，生津止渴，滋肾健脾胃。

（1）清天汤：治湿郁不解，化热化燥。病人面身浮肿，发热自汗，口渴，日夜约饮水 20 多磅，食多尿多，尿初解清长，后逐渐微黄色，身痛，精神萎靡，行动感心累气促，脉细濡，舌质粗，舌苔白腻满布，唇质燥黄，唇色紫红，中间现黯黄色。此乃湿郁上中二焦，上中二消型糖尿病。通草、杭菊各 10 克，枇杷叶、豆蔻、水莩茎、桑枝、薏苡仁、滑石、车前草各 30 克，瓜蒌、杏仁各 12 克，丝瓜络 8 克。水煎，每日一剂，早晚服。连服 20 剂症状消失。清天汤对于治疗风湿性关节炎、肺气肿、水肿病、肺燥久咳证亦有效。

（2）加味玉液汤：治胃阳亢脾阴亏，肾气虚衰型糖尿病。症见面色苍白，四肢无力，多食善饥，小便有甜味如脂膏，频数量多，口干舌淡苔白，六脉沉细无力。此为气阴消耗，肾阳虚弱，下焦约束无权，元气耗散。淮山药 30 克，生黄芪、知母、山茱萸各 15 克，生内金、葛根各 6 克，天花粉 10 克。水煎，每日一剂，早晚服。

（3）止渴汤：治脾阴不足型糖尿病。症见口渴多饮，每日饮水 6 水瓶，多食善饥，每日食大米 2.5 斤，尿多，体重下降 25 斤，头晕乏力，舌质红，苔黄，脉细数。生地、淮山药各 30 克，天花粉、石斛、知母各 20 克，沙参、麦门冬各 15 克，泽泻 12 克，五味子 6 克。若饥渴甚者加生石膏、黄连；气虚甚者加人参、黄芪；阴损及阳加附片、肉桂。水煎，每日一剂，早晚服。

（4）消渴汤：治阴虚化火型糖尿病。党参、茯苓、黄芩、知母、麦门冬、蒺藜、狗脊、佩兰叶、白术、石斛各 10 克，石膏 60 克，川连 3 克，天花粉、黄柏、地黄各 15 克，天门冬、杜仲、菟丝子各 12 克，龟板 30 克，鸡内金 6 克。水煎，每日一剂，早晚服。连服 20 剂，十年后追访未复发。

（5）降糖汤：主治阴虚阳亢型糖尿病。五味子、知母、麦门冬各 12 克，山药、生地、党参各 30 克，玄参、黄芪各 15 克，苍术 6 克，石膏 60 克，杞果、何首乌各 10 克。水煎，每日一剂，早晚服。高血压冠心病加葛根、黄芩、丹参；皮肤有节肿加蒲公英、黄柏、白僵蚕；失眠加酸枣仁；尿频多加山萸肉。

（6）治消滋坎汤：主治阴虚阳亢型糖尿病。突然发生口干思饮，体胖，每昼夜进水四瓶不解渴，小便频，消谷善饥，体倦神萎。大生地 50 克，山萸肉、怀山药、肥玉竹、女贞子、枸杞子、麦门冬、天花粉、制首乌、生甘草各 15 克，地骨皮 30 克，乌梅肉 10 克，砂仁 5 克。服药后血糖下降慢者，可酌加玄参、黄精、石斛。如病情迁延失治，阴损及阳，三消症不太明显，有气虚畏寒、神衰者，加熟附片 15 克（先煎），肉桂 8 克。水煎，每日一剂，早晚服。患者须重视下列事宜：忌房事 1～2 年；慎饮食，少食肥甘刺激性食物、淀粉、糖类；戒愤怒；防寒热；少劳累。

（7）生脉白虎汤：主治阴虚阳亢型糖尿病。症见体瘦头晕失眠，烦渴，多饮，小便频数，常盗汗，脉洪数，舌无苔。党参 50 克，寸冬 40 克，五味子 10 克，知母 20 克，乌梅 15 克，甘草 10 克。消渴重者加石膏 50 克，天花粉 50 克；中消多食善饥，大便秘结，加黄芩 15 克，芒硝 6 克；下消尿多如脂膏，加益智仁 10 克，覆盆子 15 克，五倍子 6 克。水煎，每日一剂，早晚服。

（8）二地降糖汤：主治非胰岛素依赖型糖尿病。地锦草、地骨皮、生地、苦参各 15 克，南沙参 12 克，麦门冬、知母、白僵蚕各 10 克，石膏、泽泻各 30 克，青黛 5 克（包煎）。上消口渴明显加芦根、天花粉、石斛等清肺润燥；中消消食善饥显著者加黄连、玉竹等清肺泻火；下消尿频量多者加熟地、山萸肉、淮山药等滋阴补肾阴；气阴两虚，神疲气短，纳差，便溏者，加白术、薏苡仁、山药、扁豆；阴虚及阳者，每见小便混浊，腰膝酸软怕冷，舌淡白，脉沉细，加熟附子、肉桂、补骨脂、仙灵脾；若见舌下静脉怒张，舌有瘀斑、瘀点，肢体麻木疼痛，女子月经不调等血瘀征象者，宜加桃仁、红花、鬼箭羽、赤芍、丹参等。水煎，每日一剂，早晚服。

（9）平消渴汤：主治消渴型糖尿病。天花粉、葛根、沙参、麦门冬、生地、太子参各 15 克，淮山药、玉米须各 25 克，五味子 10 克，甘草 6 克。口渴甚者加知母 15 克，芦根 20 克；头晕痛加白蒺藜、苍耳子各 12 克，天麻 10 克；高血压者加生牡蛎 30 克，杜仲、怀牛膝各 15 克；阳气虚加黄芪 30 克；阴虚加玄参 20 克，白芍 15 克；身瘙痒加白蒺藜、白鲜皮、金银花各 15 克；身有溃疡者，加黄芪 20 克，秦艽 15 克；纳差加麦芽 15 克，鸡内金 10 克；胸闷加郁金 10 克，丹参 12 克。水煎，每日一剂，早晚服。

（10）益气养阴汤：主治糖尿病多年不愈，脾肾两虚，元气不足，气化失司，水津不布，浊气内干，精微不泄，脏腑枯燥。症见口渴少津，多食面瘦，皮肤干燥，舌质暗红少苔，脉虚大无力。人参 10 克，黄芪、葛根、山萸肉、山药、生地、石斛、花粉各 30 克，知母 20 克。上焦火盛加黄连 6 克；血瘀明显加丹参 30 克，三七粉 3 克

（冲服）。水煎，每日一剂，早晚服。

（11）消渴汤：主治阴虚燥热型糖尿病。石膏20克，知母、麦门冬各10克，甘草3克，沙参、地黄、泽泻、山药、石斛、茯苓各12克，花粉15克，鸡内金、丹皮各6克。水煎，每日一剂，早晚服。

（12）清热养阴汤：主治糖尿病上、中、下三消。生石膏、黄精、黄芪各30克，人参叶、知母、玄参、枸杞子、山药各10克，生地、熟地各15克。阴虚津少加玉竹、天花粉、天门冬；口渴重用石膏、知母、石斛；瘀血阻滞，用天仙子、紫草根、川芎、丹参、赤芍、桃仁、红花；若痈化脓，用金银花、连翘、黄芩、黄连、白花蛇舌草或用蒲公英、野菊花；久病肾阳虚，加仙灵脾。水煎，每日一剂，早晚服。

（13）益气养阴汤：治糖尿病气阴两虚兼有血瘀者。苍术10克，玄参12克，生黄芪、山药、熟地、生地、党参、麦门冬各15克，五味子8克，五倍子6克，生牡蛎30克，茯苓20克。水煎，每日一剂，早晚服。根据病情可制丸剂久服。

（14）降糖汤：治糖尿病。黄芪、沙参、天门冬、麦门冬各20克，葛根、石斛、花粉、生地、生山药、生石膏、乌梅各30克，玄参、知母各15克。水煎服。

（15）党麦治消汤：主治阴虚胃热型糖尿病。党参、麦门冬、石斛、生地各20克，五味子、甘草各10克，天花粉、女贞子、枸杞子、知母、金樱子各25克，生石膏50克。渴不甚者去石膏、知母，加重滋肾之味；血糖不降加苍术、玄参；尿糖不降加黄芪、山药、萆薢；心火盛加黄连、白薇。水煎服，每日一剂，分三服。

（16）地药汤：治肾阴虚阳亢型糖尿病。生地、山药各20克，五味子、麦门冬、葛根各10克，花粉15克，蛤粉、海浮石各12克，内金5克，煎服。每日一剂，分三服。

（17）芪参汤：治湿热型糖尿病。生黄芪、党参各15克，山药20克，葛根10克，花粉、乌梅、寸冬、十大功劳叶各12克，内金5克，知母6克。水煎服。

（18）参花汤：主治燥热伤阴，气阴俱损型糖尿病。白人参、天花粉、葛根、银花、知母、麦门冬、玄参各10克，黄芪、怀山药各20克，芡实18克，乌梅、五味子各8克，生石膏60克。先煎石膏去渣，加药再煎，每日一剂，早晚服。

（19）藿苡汤：治消渴、糖尿病脾虚湿热困阻不化津者。藿香、杏仁、白豆蔻、法半夏、厚朴、大腹皮、陈皮、焦山栀、淡豆豉、通草各10克，薏苡仁24克，滑石12克。水煎，每日一剂，早晚服。

（20）藿佩：治糖尿病湿热胶结，湿从燥化者。藿香、佩兰、白蔻、薏苡仁、苍术、知母、滑石各10克，法半夏6克，生石膏15克，通草3克。水煎，每日一剂，早晚服。

（21）地连汤：治消渴阴虚型糖尿病。生地30克，胡黄连10克，丹皮、生栀子各10克，玄参18克，菟丝子、生石膏、五味子各30克，知母12克，花粉25克，枸杞子18克，黄连粉3克（冲服）。水煎，每日一剂，早晚服。

（22）参地汤：治胸痹型糖尿病。党参、生地、菟丝子各25克，赤芍、玉竹、天花粉、郁金各18克，降香15克，马尾连、鸡血藤、红花、泽泻、栀子、乌梅各10克。水煎，每日一剂，早晚服。

（23）归参汤：主治糖尿病坏疽。党参、当归、丹参各30克，赤芍50克，红花10克，玄参、忍冬藤各100克。若阴虚内热加生地、麦门冬、花粉；气虚加黄芪、党参、白术、茯苓；湿热加黄柏、苍术、牛膝；痛重加蜈蚣、延胡。外用药膏：滑石粉70克，朱砂、淀粉各5克，冰片2克，共研细粉，香油调成膏用。

（24）芪脾汤：治糖尿病。生黄芪、杭白芍各30克，仙灵脾15克，生甘草、乌梅、葛根各10克。若肺热甚选加生石膏、川连、石斛、花粉、玉竹、麦门冬、沙参；夜尿频者可选加川断、补骨脂、五味子、菟丝子、芡实、鹿角霜；气血虚可选加党参、黄精、当归、生熟地、白术、山药、首乌、阿胶。水煎，每日一剂，分三次服。

（25）粉药汤：行气健脾，益肾利湿。治糖尿病。天花粉30克，怀山药40克，茯苓15克，附子、苍术、白芍各6克，瞿麦、玄参各10克。水煎服。

（26）地归汤：治糖尿病合并多发性神经炎。生地、当归、怀牛膝、山药、茯苓、地龙各6克。水煎，每日一剂，早晚服。

（27）竹药汤：治消渴症。玉竹、怀山药各18克，何首乌12克，黄芪、花粉各10克。渴甚加生石膏30克，舌红加黄连3克，小便多加菟丝子10克。水煎服。服药期间可用绿豆粉丝代替饮食。

（28）粉根汤：治老年糖尿病。天花粉50克，葛根30克，生地、麦门冬各10克，甘草、五味子各6克。口渴多饮，咽干，加沙参、地骨皮、石斛各15克；多食善饥，大便秘结，加知母、玉竹、火麻仁各15克，制大黄10克；口渴，喜饮，尿频量多，加枸杞子15克，首乌、山药各20克；阴虚过甚，加麦门冬15克，玄参20克；气虚加人参10克，黄芪15克。20剂为一疗程。水煎，每日一剂，早、中、晚饭后服。

（29）五参梅子汤：治糖尿病。党参15克，丹皮30克，玄参、沙参各10克，玉竹12克，乌梅30个。渴甚加天花粉，大便溏加焦山楂。水煎服。

（30）滋肾降糖汤：主治糖尿病。生地、茯苓各15克，怀山药、花粉各30克，枸杞子20克，玄参、丹皮、泽泻、知母、怀牛膝各10克。气虚加黄芪、太子参各15克，白术10克；苔湿加苍术15克；胃湿肺燥加生石膏30克，麦门冬10克。水煎，每日一剂，早晚服。

忌口与食疗：

（1）忌过食肥甘。除每日规定的主食外，禁食额外的食物如糕点、糖果、果酱、蜂蜜、蜜饯、甜食、奶油、葡萄、甘蔗、地瓜、甘薯、藕粉、胡萝卜及冰淇淋等含糖高的食物。控制大米、面粉等主食的进餐量。

（2）忌烟酒、厚味，包括各种酒类，油煎、油炸食物，肥肉及动物内脏等多胆固醇的食物。

（3）忌辛燥刺激性食物，如辣椒、胡椒、肉桂、姜、茴香、丁香、芥末、咖啡等。

（4）忌乱服温燥药物。嗜服壮阳类药物导致燥热伤阴，是糖尿病发生的重要原因。如乱服肾气丸、右归丸、全鹿丸、大菟丝子丸、青娥丸等温燥之药易导致消渴。

（5）服用降糖药，如胰岛素、甲苯磺丁脲、氯磺丙脲、优降糖时，禁止饮各种酒类。

（6）养阴药治糖尿病忌口。如天门冬禁食鲤鱼，麦门冬禁食鲫鱼，地黄禁食诸血、葱、蒜、萝卜。

糖尿病即消渴症，主要表现为三多一少，即：吃多、喝多、尿多和体重减少。应考虑患者体重、年龄、性别和劳动量等因素后，对进食的碳化合物、脂肪、蛋白质进行合理分配。

### 3. 肥胖症

肥胖是人体脂肪积聚过多而造成体重超重的疾病，一般超过正常体重20%者为肥胖症。目前随着人们生活水平提高，患者越来越多，并发或加重高血压病、冠心病、糖尿病、高脂血症、胆石症，以及感染其他一些疾病，对人类健康危害甚大。该病治疗西医手术、西药副作用太大，而中医中药针灸对肥胖有较好疗效。治宜健脾和胃，活血通络，减肥。

（1）枸杞茶：治肥胖症。枸杞子30克，每日当茶冲服，早晚各一次。

（2）轻身饮：治肥胖症。番泻叶、泽泻、山楂、草决明各10克。水煎，每日一剂，早晚服，4周为一疗程，能健脾，利湿，消肿。

（3）宁脂减肥汤：治肥胖症。白术、陈皮、半夏、丹参各10克。水煎，每日一剂，早晚服亦可研粉制丸服，能健脾和胃、活血通络减肥。

（4）康灵减肥汤：治单纯性肥胖症。黄芪、泽泻各20克，荷叶30克，山楂、生大黄各10克，何首乌15克，白芥子、延胡索各12克。水煎，每日一剂，早晚饭前半小时服。能益气补肾，促进脂肪代谢。

（5）黄芪防己汤：治单纯肥胖症。黄芪、防己、白术、川芎、制首乌各15克，泽泻、生山楂、丹参、茵陈、水牛角各30克，仙灵脾10克，生大黄9克。水煎，每日一剂，早晚服。能益气健脾，利水消肿，减肥。

（6）减肥汤：治单纯肥胖症。黄芪、茯苓、草决明各100克，研粉为丸，每次服10克，每日三次，饭前半小时服。

（7）七消丸：治单纯肥胖症。地黄、乌梅、木瓜、白芍、北沙参各50克，研粉蜜丸，每服10克，早晚空腹，温开水送服。能酸泻肝木。

（8）利痰湿汤：治痰湿肥胖症。生黄芪20克，椒目3克，汉防己、葶苈子、莱菔子各10克，商陆6克。水煎，每日一剂，早晚空腹服。

（9）五苓散：治肥胖症。猪苓、茯苓、泽泻各30克，白术60克，桂枝18克。上药研粉，每次服3~6克，早晚温开水服下。

（10）仁苓汤：健脾利湿减肥。治肥胖症。黄芪、白术、泽泻、山楂各15克，泽泻、防己各12克，枳壳、半夏各10克。水煎，每日一剂，早晚服。

（11）轻身丸：治肥胖症。薏苡仁、茯苓各30克，黄芪、白术、泽泻、生山楂、丹参、茵陈、水牛角、仙灵脾各30克，防己、川芎、制首乌、生大黄各20克。共研粉调匀，每服10克，早、中、晚三次服。能益气健脾，温肾补阳，活血化瘀，利水消肿减肥。

（12）荷术汤：减肥降脂。荷叶、苍术、白术、黄柏、牛膝、桂枝、木瓜、泽泻、虎杖、夏枯草各10克，薏苡仁30克，茯苓12克，山楂30克，车前草30克，甘草6克。水煎，每日一剂，早、中、晚服，能减肥降脂、降压。

忌口与食疗：

（1）禁食含动物脂肪多的食物，如黄油、奶油、油酥、点心、猪油、肥鹅、烤鸭、花生、核桃、油炸食物，经过腌、熏、晒、烤的肉，香肠比猪肉更易使人发胖。

（2）禁食高胆固醇的食物，如动物的肝、脑、内脏，鱼子，蛋黄，蟹黄等。

（3）忌食含嘌呤多的食物，如牛、羊、兔、鸡、鸭、鹅、鸽肉，动物肝、肾、脑等内脏，扁豆，花生等。

（4）忌食甘薯、马铃薯、藕粉、果酱、蜂蜜、糖果、蜜饯、乳糖、果汁、巧克力、啤酒、葡萄酒、咖啡等。

（5）限制食盐，每天摄入3~6克。因食盐能刺激食欲。

随着肥胖的加剧可引发其他疾病，如高血压、糖尿病、肺心病、冠心病、胆石症、脂肪肝、痛风等。发病的原因多与脂肪堆积、体重超标导致肺心血管负担过重及内分泌代谢紊乱有关，所以肥胖忌口应引起大众的充分重视。

## （六）血液系统疾病

### 1. 血友病

血友病是一组遗传性凝血因子缺乏所引起的出血性疾病。患者表现为轻微外伤即可引起持久而严重出血，出血可迁延数小时，严重甚至数周，也可自发性出血。治宜调荣养血，滋阴生津。

（1）调血四物汤：主治血友病。症见手指破出血不止，经常鼻出血，关节青紫肿胀，活动受限。当归、赤芍、白及各10克，熟地、天门冬各15克。川芎、阿胶、丹皮、石斛、三七粉各6克（冲服）。关节肿胀加大黄、黄柏各10克。服4剂，加忍冬藤20克，连翘12克。关节肿胀全消，眼底出血加青葙子，坚持服用20剂即治愈。

（2）果汁治血友病。生梨、生荸荠、生甘蔗各500克，鲜生地120克。去皮、洗净、切碎，共榨汁。日服5~6次，每次一小杯。能滋阴生津。

（3）花生米治血友病。花生仁1000克。每天食用100克，益气血。

忌口与食疗：

（1）忌油腻、生硬食物，如肥肉、黄油、羊油、猪油、油炸食物、冷凉食物等，以及烟酒类。

（2）忌腥及辛辣食物，如海鲜、辣椒、胡椒、花椒、桂皮、茴香、芥末、姜、蒜、葱、韭菜等。

本病属气阴不足，脾肾两亏所致，可以选食花生、红枣、桂圆、阿胶、扁豆、茄子、猪蹄、牛、羊肉、鱼类。

2. 血小板减少性紫癜

血小板减少性紫癜是出血性疾病之一，主要临床表现为自发性皮肤瘀血点和瘀斑，黏膜和内脏出血，血小板减少及出血时间延长。本病分为原发性和继发性二类。治宜清热凉血，活血养血，益气补血，健脾止血。

（1）三胶化斑汤：主治原发性血小板减少性紫癜，症见无发热恶寒，紫癜时现时消，延续数月，神疲倦怠心悸，气短，头晕，目眩，面色萎黄，鼻衄，龈衄，苔白薄，舌淡红，脉细。鹿角胶、龟板胶各6克，阿胶10克，鹿蹄草、旱莲草、白术、连翘、骨碎补、玄参、潼蒺藜、丹皮各15克，黄芪、仙鹤草各30克，朱砂9克（陕西产）。有外感发热者加大青叶、金银花各30克；食欲不振加砂仁10克，神曲12克；阳虚明显加淫羊藿、巴戟天各10克；阴虚加生地30克。水煎服。

（2）血宁汤：主治血小板减少性紫癜，症见全身皮肤紫癜（四肢最为多见），齿龈经常出血，鼻衄，女性月经量多，严重可见口舌黏膜出紫血泡，血尿，柏油样大便。生地、阿胶、党参、生槐米各15克，炒丹皮、当归各10克，生黄芪30克，参三七3克，生侧柏叶20克。发热可少用黄芪，加黄芩10克，焦山栀15克；烦躁失眠加黄连6克，丹参15克；便血不止加地榆炭15克，大黄炭6克。水煎，每日一剂，早晚服。阿胶烊化冲服，三七粉冲服。

（3）固元止血汤：主治血小板减少性紫癜，吐血衄血，为阴虚内热虚火上炎而致出血者。西洋参6～10克，酸枣仁10～30克，阿胶、生地、生艾叶、小柏叶、生荷叶各10克，生甘草6克。若脾虚统摄无权可加灶心土、白术、山药、白扁豆；肾阴不足可选加川牛膝、知母、麦门冬，生地易熟地；肾阴亏损加桂枝、附子、萸肉、核桃仁、葫芦巴；脾肾两亏选加白芍、山药、大枣、枸杞子、何首乌、女贞子，生地易熟地。水煎，每日一剂，早晚2次服。

（4）甘精苓苡汤：治原发性血小板减少性紫癜。炙甘草、黄精、茯苓、生薏苡仁、白茅根各30克，当归18克，黄芪、仙灵脾、生地黄、泽泻各15克，小蓟、茜草各10克。水煎，每日一剂，早晚服。

（5）芪参汤：补益气血，调理胃脾。治血小板减少性紫癜。黄芪30克，党参、黄精、首乌、白术、旱莲草、阿胶、枣仁、远志、枳壳各20克，麦芽15克，广木香、砂仁各6克。水煎，每日一剂，早晚服。

（6）血府逐瘀汤：行气活瘀止血。治血小板减少性紫癜。生地30克，当归、牛膝、核桃仁各20克，红花、赤芍、枳壳各15克，柴胡、川芎、桔梗、甘草各10克，仙鹤草50克。水煎，每日一剂，早、中、晚三次服。

（7）清火消癜汤：清热凉血，活血祛斑。治血小板减少性紫癜。生地、水牛角、白茅根、生石膏各30克，丹皮、赤芍、当归、地榆各12克，仙鹤草20克，土大黄

15 克，生甘草 10 克。水煎，每日一剂，早、中、晚服。

（8）藕莲汤：治血小板减少性紫癜。藕节 30 克，旱莲草、黄芪、大枣各 20 克，生地、熟地、党参、鱼鳔胶珠各 15 克，当归 10 克。水煎，每日一剂。

（9）升麻鳖甲汤：升提中气，活血养血。治血小板减少性紫癜。升麻 12 克，鳖甲 30 克，当归 45 克，甘草 12 克。水煎，每日一剂，早晚服。

（10）丹芍汤：活血散瘀，清热利湿。治血小板减少性紫癜。丹皮、赤芍、桃仁、香附各 10 克，金银花 30 克，连翘 15 克，红花、全当归、川芎、生地、玄参、熟大黄、乳香、没药各 9 克，蒲公英 12 克，防风、川连各 9 克，灯芯、竹叶一捻为引。水煎，每日一剂，早晚服。

（11）羚羊三黄汤：清热解毒，滋阴补血。治原发性血小板减少性紫癜。水牛角 1.5 克，生地、黑栀子、阿胶各 12 克，生黄柏、白芍、丹皮各 10 克，黄连、甘草各 4 克，金银花 18 克，白茅根 15 克。或加参三七 3 克。水煎服，每日一剂，早、中、晚三次服。

（12）补气养血汤：治血小板减少性紫癜。党参、补骨脂、熟地、何首乌、桂圆肉、阿胶各 10 克，鹿角霜 6 克，羊蹄根 15 克，花生衣 30 克，红枣 6 克。水煎，每日一剂，早晚服，气血双补。

（13）参芪汤：益气补血，调理脾胃。治血小板减少性紫癜。党参 12 克，炙黄芪、仙鹤草各 15 克，当归、甘草各 6 克，白术、茯苓、炒枣仁、龙眼肉各 10 克，广木香 3 克，生姜 3 片，红枣 6 枚。水煎，每日一剂，早晚服。

（14）羚地汤：清热凉血，滋阴生津。治血小板减少性紫癜。羚羊角 3 克，生地 60 克，白芍 20 克，丹参 20 克，玄参 15 克，知母 20 克，石膏 100 克，黄芩、甘草各 10 克。水煎，每日一剂，早、中、晚服。

（15）紫斑汤：益气养血，健脾止血。治血小板减少性紫癜。乌梅、山药、小蓟各 15 克，甘草、黄芩炭、当归、栀子炭各 6 克，焦楂、黄芪、白芍、山萸各 10 克，白茅根 20 克，沙参 12 克。水煎，每日一剂，早晚服。

（16）益气汤：活血益气，清热解毒。治持发性血小板减少性紫癜。党参、鸡血藤、生地各 15 克，黄芪 20 克，当归、丹皮、白芍各 10 克，水牛角粉、甘草各 5 克。水煎，每日早晚服。

（17）温补脾肾汤：温脾益肾，活血化瘀。治原因不明性全血减少症并紫癜。熟附子 12 克，菟丝子 18 克，白术、金樱子各 15 克，云苓、鸡血藤各 30 克。水煎，每日一剂，早晚服。

（18）清热解毒活血汤：清热解毒，养血活血。治继发性血小板紫癜。生地、玄参、板蓝根、连翘各 15 克，赤芍 12 克，丹皮、紫草各 10 克，甘草、木通各 6 克，白茅根 10 克。水煎，每日一剂，早晚服。

（19）栀子地黄汤：滋阴清热，益气活血。治慢性原发性血小板减少性紫癜。黑栀子、生地、赤芍、丹皮各 12 克，当归 10 克，黄芪 15 克。出血重者加紫珠草、茜草各 12 克，仙鹤草 15 克；贫血者加阿胶、鸡血藤各 12 克，何首乌 15 克；阴虚者加黄芪 12 克，北沙参、麦门冬各 12 克，白茅根 15 克；气虚者加党参 15 克，白术、茯苓、山药各 12 克。水煎，每日一剂，早、中、晚服。一般 30 ~ 45 天即愈。

（20）平癜汤：益气生津，清热凉血。治血小板减少性紫癜。黄芪 30 ~ 60 克，白参、黄精各 15 克，甘草 15 ~ 30 克，丹皮 20 克，阿胶、赤芍、连翘各 10 克，白茅根、丹参、仙鹤草各 30 克。血热加黄芪 10 克，紫草 30 克；气虚加党参 15 克，大枣 10 枚；阴虚加地骨皮 30 克；血瘀加三七粉 6 克（冲服）。水煎，每日一剂，早晚服。

（21）甘草汤：益气生津，清热解毒。治血小板减少性紫癜。甘草 12 ~ 20 克。每日一剂水煎，早晚服。

忌口与食疗：

（1）忌香燥、辛辣、动火和温补的食物，如葱、姜、蒜、韭菜、桂皮、胡椒、芫荽、蘑菇、烟、酒、醋、牛、羊、狗肉等，以免助热动血，耗津伤血。

（2）忌食鱼、虾、蟹、牛奶等腥味发物。血得热则行，得寒则凝，所以本病常见情况是热盛动血和阴虚火旺。实火虚火都能熏灼血脉，逼迫血液妄行，因此要禁忌辛辣、香燥食物。

（3）久病不愈，反复发病出血，而出现气虚不能摄血的情况时，可以适当温补，选食含胶质较为丰富和含优质蛋白的食物，如骨髓、肉类、肉皮、蹄筋、奶、蛋、鱼、豆及豆制品等。

3. 贫血

缺铁性贫血是由于体内贮存铁缺乏，影响了血红素的合成所引起的一种小细胞、低色素性贫血。再生障碍性贫血是由多种病因引起的骨髓造血组织明显减少，导致骨髓造血功能衰竭的综合征，表现为全血细胞减少，进行性贫血，出血和继发感染等。临床分为急性和慢性。治宜生血解毒，补气养血，扶阳益阴。

（1）八珍汤：补气养血，扶阳益阴。治再生障碍性贫血。症见面色苍白，头晕头痛，目糊耳鸣，心跳气短，神倦乏力，腰膝酸痛，失眠多梦，健忘怕冷，午后低热，五心烦热，口燥咽干，大便时溏，小便黄，下肢轻度浮肿，四肢皮肤有瘀点，舌质淡，苔白腻，脉弦数无力。西党参、熟地、仙鹤草、鸡血藤各 30 克，炒白术、当归、附片、鹿角胶、阿胶、龟板胶各 15 克，炙黄芪 60 克，三七、广木香各 6 克。水煎，每日一剂，早晚服。

（2）益血汤：治再生障碍性贫血。党参 30 克，白术、龟板胶、鹿角胶、阿胶、陈皮、木香、当归、白芍、甘草各 10 克，肉桂 3 克，桂圆肉 12 克，大枣 10 枚。水煎，每日一剂，早晚服，坚持服 3 个月痊愈。

（3）十全育真汤：治再生障碍性贫血。黄芪、党参各 30 克，玄参 35 克，知母、山药各 20 克，生牡蛎、生龙骨、当归各 25 克，丹参 15 克，生地、鸡血藤各 50 克，三棱、莪术各 5 克，鹿角胶 10 克（烊化冲服）。水煎，每日一剂，早晚服。

（4）生血解毒汤：治再生障碍性贫血。生首乌 60 克，生地榆、太子参、山药、生地各 30 克，鹿角胶、白芍、杜仲、女贞子、旱莲草、贯众、大青叶各 15 克，麦门冬、丹皮各 12 克，陈皮 10 克，升麻 6 克。水煎，每日一剂，早晚服。

（5）胡皮地汤：治再生障碍性贫血。银柴胡、地骨皮、赤芍、当归各 10 克，生地、谷芽、大青叶各 15 克，首乌、生地榆、茅根各 30 克，升麻 6 克。水煎，每日一剂，早晚服。

（6）参药术汤：治再生障碍性贫血。党参、山药各 15 克，白术、茯苓各 12 克，炙甘草、神曲、陈皮各 10 克，法半夏、广木香各 6 克。水煎，每日一剂。

（7）五补汤：益气血，补肝、脾、肾。治慢性再生障碍性贫血及慢性血小板减少性紫癜。症见疲乏无力，头晕腿软，面色苍白，有齿鼻出血，手心热，怕冷纳差。炙黄芪、党参、紫草、旱莲草各 20 克，熟地、何首乌、补骨脂、当归、女贞子、枸杞子、白芍、茯苓、菟丝子、锁阳、炙甘草各 15 克，仙灵脾、白术、巴戟天各 12 克。阳虚重者加制附片、肉桂；阴虚重者去巴戟天、仙灵脾，加玄参、桑椹；贫血重者加阿胶、鹿角胶；出血者加仙鹤草、白茅根。水煎，每日一剂，早晚服。

（8）益气补血汤：补肾脾，益气养血。治再生障碍性贫血，阴阳气血两虚者。面色发黄，全身乏力，口腔溃疡，皮肤有散在出血斑，尿短赤，舌质红而干，苔黄薄脉濡数。党参、山萸肉、巴戟天、龟板、黄芪、黄精、鸡血藤各 20 克，干地黄、女贞子、丹参、淫羊藿各 15 克，鹿角胶（烊化）10 克，大枣 10 枚。如偏于阴虚，口干舌燥，烦躁，可减淫羊藿、干地黄，加玄参 20 克，知母、地骨皮各 15 克；如感染外邪引起高热，酌加金银花、连翘、蒲公英、板蓝根、山豆根等清解祛邪之品。不论各种严重出血均可用大蓟、小蓟、生地榆、藕节、仙鹤草各 60 克。水煎，每日一剂，早、中、晚服。

（9）海参大枣汤：治再生障碍性贫血。干海参 50 克，大枣 10 枚，猪骨 200 克。加水炖服，每日一剂。10 天为一疗程，每疗程间隔 3~4 天，连服 10 疗程。

（10）野菊猪肉汤：治再生障碍性贫血。野菊根茎、鲜精猪肉各 30 克。上药同煎煮去渣。每日一剂，吃肉喝汤。

（11）生血汤：益气健脾，滋阴生血。治再生障碍性贫血。太子参、当归各 15 克，黄芪、猪骨脊髓各 20 克，炒白术、熟地、丹参、仙鹤草各 12 克，炙甘草、首乌、鹿角胶、肉桂各 10 克，紫河车粉（冲服）、砂仁、枳壳各 6 克。水煎，每日一剂，早晚服。

（12）凉血解毒汤：清热凉血。治急性再生障碍性贫血。羚羊角粉 1 克（冲服），丹皮、板蓝根各 10 克，生地、茜草各 25 克，黄芪、苍耳子各 12 克，辛夷 10 克，三七、琥珀各 2 克（冲服）。水煎，每日一剂，早晚服。

（13）填精补血汤：治再生障碍性贫血，用于精血两虚者。紫河车、龟板胶、鹿角胶、当归各 10 克，熟地、党参、黄芪各 12 克，黑桑椹 20 克，制首乌、制黄精各 15 克，仙鹤草 30 克，砂仁末 6 克。水煎，每日一剂，早晚服。

（14）芪附汤：温补脾肾。治贫血。炙黄芪、仙灵脾、仙茅、菟丝子、墨旱莲、怀牛膝各 12 克，黑附块 10 克，肉桂 45 克（分两次后下），仙鹤草 30 克，炙甘草 10 克，乌鸡白凤丸三粒（每日分三次冲服）。水煎，每日一剂，早、中、晚三次服。

（15）参芪汤：治贫血。党参、当归身、生熟地、驴皮胶、制首乌各 10 克，炙黄芪、杭白芍各 12 克，焦白术 6 克，炙甘草 5 克。水煎，每日一剂，早晚服。

（16）八珍汤：治贫血，心脾两虚，肾虚髓亏者。党参、五味子各 6 克，黄芪、生熟地、当归身、白术、杭白芍、制鳖甲、驴皮胶、肉苁蓉各 10 克，何首乌 12 克，焦枣仁、朱茯神各 12 克，山萸肉 3 克。水煎，每日一剂，早晚服。

（17）真武汤：治贫血。症见头晕，耳聋，心悸，失眠，眼睑及下肢浮肿，畏寒无力，舌淡苔薄白，脉沉细弱。服药 16 剂痊愈。茯苓、芍药、生姜、附子各 10 克，白术 7 克。水煎，每日一剂，早晚服。

（18）土丹汤：治缺铁性贫血。土大黄 30 克，丹参 15 克，鸡内金 10 克。水煎，每日一剂，早晚服，连服 16 剂为一疗程。服药忌辛辣食品。

（19）羊肝芝麻散：治再生障碍性贫血。羊肝 1 副，以青灰色羊肝为佳，黑芝麻 100 克。羊肝蒸熟竹刀切片，瓦上焙干，去筋杂；黑芝麻炒黄。二味研细粉匀，每日早晚各服 10 克。能滋养肝肾，补益精血。某男，30 岁，骨穿诊为再生障碍性贫血，化验红细胞 138 万/mm$^3$，白细胞 1950/mm$^3$，血小板 12000/mm$^3$。服上方 100 天，病情好转，一年后恢复健康，化验复查，3 项均上升正常。

忌口与食疗：

（1）忌饮浓茶，尤其在吃饭或服药时禁饮浓茶，因茶所含的单宁能抑制铁的吸收。

（2）服用抗贫血中的铁剂，如服用硫酸亚铁应忌食茶、奶，以免降低铁的吸收率；禁食豆腐，因豆腐中含钙质酸盐等，与铁相结合则发生沉淀，影响吸收。服用补血的中药当归时，忌食荤面；服用生地时，忌食诸血、葱、蒜、萝卜等。

贫血并不是说血少了，而是指循环在血管中的红细胞数量和血红蛋白的含量比正常数值要低。制造红细胞和血红蛋白所必需的物质主要是铁、蛋白质和少许铜。由于铜需要量很少，一般通过食物摄取够用，因此纠正贫血主要在于补充食物中的铁和蛋白质。日常生活中含铁最多的食物是鸡、鸭、鹅、牛、猪的肝脏、肾脏、心脏等，其次为动物瘦肉和蛋黄，菠菜、芹菜、番茄、杏、桃、李、红枣含铁质也较为丰富。铁需要在酸性环境中才能被人体吸收，故还必须同时选食富含维生素 C 的食物，如新鲜蔬菜和水果等。

### 4. 白细胞减少症

白细胞减少症指血液中的白细胞持续低于 4000/mm$^3$，中性粒细胞百分数正常或减少，临床表现为较轻度乏力和感染等。治宜生血增白，益气养血。

（1）生血增白汤：治白细胞减少症，贫血，再障性贫血。症见面色苍白，身倦懒言，气短食少，便溏，腰脊酸冷，两足痿弱。人参 10～20 克，白术 15 克，当归 10 克，首乌、仙灵脾、菟丝子、枸杞子、女贞子各 20 克，肉桂 3～6 克，赤芍 30 克，人参另煎兑服。水煎，每日一剂，早、晚空腹温服。气虚甚者加黄芪；血虚甚者加阿胶；肾阳虚甚者加巴戟天、仙茅；食少加砂仁、陈皮；阴虚重用枸杞子、女贞子；瘀血重者减肉桂，加丹参。以上药量加减，黄芪可重用，余药常量。

（2）益气养血汤：治白细胞减少症。症见头晕疲乏，两腿沉重乏力，腰酸，食欲不振，白细胞减少为 $3100/mm^3$，最低仅为 $1000/mm^3$。生黄芪、党参、白术、柏子仁、狗脊、当归各 15 克，山药 30 克，茯苓、砂仁、远志、枸杞子各 12 克，炒枣仁、菟丝子各 25 克，丹参 20 克。水煎，每日一剂，早晚温服。

（3）参姜汤：治白细胞减少症。用于湿温早期致白细胞减少。红参、干姜、蔻仁、通草各 6 克，黄芩、厚朴各 6 克，藿香、茯苓皮、香附、川芎、郁金各 10 克，滑石 20 克。水煎，每日一剂，早晚服。若白细胞上升迟缓，选加当归、鸡血藤、丹参。

（4）芪藤汤：治白细胞减少症。黄芪 30 克，鸡血藤、大枣各 60 克，女贞子、丹参各 12 克，黄精 15 克。水煎，每日一剂，早晚服。伤阴重者加干地黄、玄参、麦门冬；湿热偏重者加石韦、茅根等。

（5）芪参汤：用治利福平所致白细胞减少症。黄芪、党参、茯苓、丹参、枸杞子、制首乌各 15 克，川芎，当归、熟地、甘草、阿胶（烊冲）各 10 克，鸡血藤 30 克。水煎，每日一剂，早晚服。

（6）生白糖浆：治白细胞减少症。黄芪、党参、丹参、山萸肉、补骨脂、制首乌、鸡血藤、全当归、茜草根、焦山楂各 15 克。上药煎汁，加入精蜜适量，制成糖浆贮存。每日一剂，早晚各服一次，20 日为一疗程。

5. 白血病

白血病是造血系统的一种恶性肿瘤。临床常见贫血，发热，出血，肝脾和淋巴结不同程度肿大，血常规示白细胞增多或减少，并常有幼稚白细胞出现。临床上分为急性型和慢性型两类。治宜清热解毒，补骨生髓，通络消瘀，益气解毒。

（1）芎根汤：用治急性淋巴性白血病、急性粒细胞性白血病、慢性粒急性白血病均有效。川芎、板蓝根、铁扁担各 15 克，猪殃殃 48 克，罂粟壳 6 克。水煎，每日一剂，早晚服。

（2）黄苡汤：治白血病。黄药子 6 克，薏苡仁 30 克，乌梅 5 克，半枝莲、白花蛇舌草各 30 克，山豆根 12 克。水煎，每日一剂，早、中、晚服。

（3）清热解毒汤：治白血病发热。生甘草、薄荷各 10 克，桔梗 5 克，生地 12 克，玄参、金银花各 30 克。水煎，每日一剂，分四次服。

（4）补骨生髓汤：治慢性粒细胞性白血病。症见精气内虚，外感瘟毒病邪伤其骨髓，体弱感冒，腰酸，脉细数，左小于右，肾虚象。生地、熟地、蒲公英各 20 克，枸杞、紫花地丁、半枝莲、菟丝子、女贞子各 15 克，杜仲 25 克，五味子、青黛、甘草各 6 克，怀山药、茯苓各 22 克，枣皮 18 克，生晒参、当归各 12 克，白花蛇舌草 30 克，雄黄 3 克。水煎，每日一剂，分四次服。上方连服 30 剂，病情好转，改服下方。生地、熟地、枣皮、枣仁各 18 克，枸杞子、茯神、菟丝子、女贞子、紫花地丁、半枝莲、丹参各 15 克，蒲公英 18 克，杜仲、山药、白花蛇舌草 30 克，夜交藤 20 克，五味子、青黛各 6 克，红参 6 克，雄黄 3 克，红花、续断、淮牛膝、甘草各 10 克。水煎，每日一剂，四次服，服 20 剂。

（5）当归芦荟丸：治慢性粒细胞性白血病。当归、黄柏、胆草、栀子、黄芩各 30 克，青黛、芦荟、大黄各 15 克，木香 10 克，共研细粉，炼蜜为丸。每服 10 克，每日 4 次，温水送服。服药期出现腹泻可减少药量。

（6）三参膏：补气生血，健脾益肾。治急性粒细胞性白血病。别直参（另炖汁收膏）、大海参各 30 克，党参、炙黄芪、仙灵脾、补骨脂、菟丝子、山萸肉、云苓、鸡血藤、制黄精、枸杞、蒺藜、墨旱莲、肉苁蓉、炒白术、制首乌各 90 克，巴戟天、桂枝尖（与杭白芍 60 克同炒）、广陈皮各 60 克，怀山药 120 克，黑芝麻 45 克。上药浸透滤汁去渣，再加鱼鳔胶、鹿角胶各 120 克，冰糖 240 克，文火收膏。每日早晚空腹用开水冲服一食匙。

（7）牛角生地汤：用治急性淋巴细胞性白血病，证属肝火犯肺，瘀痰胶结者，能滋阴清热，凉血散结。症见鼻衄，血色鲜红，低热，全身表层淋巴结肿大，舌红苔薄而干。水牛角、生地各 30 克，赤芍、玄参各 12 克，麦门冬、丹皮、阿胶（烊化）、贝母、山栀炭、夏枯草各 10 克，黄芩 6 克，生牡蛎 80 克。水牛角、生牡蛎先煎 60 分钟，入药再煎 30 分钟，每日一剂，分三次服。

（8）通络消瘀汤：益气补血，通络消瘀。治慢性髓性白血病。生黄芪 25 克，当归尾、丹皮、苏木各 6 克，党参、生龟板、石决明各 15 克，地骨皮 10 克，干地黄、阿胶各 12 克，秋石 30 克。水煎，每日一剂，早晚服。

（9）黛香散：用治慢性粒细胞性白血病及真性红细胞增多症。青黛 30 克，麝香 0.3 克，雄黄 15 克，乳香 15 克。上药共研细粉，每服一克，日服三次。

（10）牛角蛇舌草汤：清热凉血。用治慢性粒细胞性白血病。水牛角、白花蛇舌草各 30 克，炒栀子、云苓各 6 克，丹皮、丹参、赤芍、白芍、生地各 12 克，紫草、玄参各 10 克，蒲公英 15 克，川楝子、延胡索各 10 克，三棱 6 克，莪术 10 克，郁金、夏枯草各 10 克。后期可加太子参、麦门冬各 12 克。每日一剂，水煎三次服。

（11）两地汤：治白血病，证属急性阴虚内热，气血双虚者。熟地、地骨皮、党参、黄精各 15 克，枸杞、生地各 20 克，知母、黄柏、丹皮、山萸肉各 10 克，白茅根 30 克，半枝莲 40 克。水煎，每日一剂，分两次服。

（12）壁虎：治急性淋巴性白血病。壁虎适量焙干，研粉为散，每服 2～3 只，日服 3 次，开水温服。能解毒散结。

（13）益气解毒汤：益气养阴，清热解毒。治白血病。黄芪、白花蛇舌草、半枝莲、蒲公英各 30 克，太子参、生地、麦门冬各 20 克，黄精、天门冬、女贞子、小蓟各 15 克，白术 12 克，云苓 10 克，旱莲草 18 克，甘草 5 克。水煎，每日一剂，分两次服。

（14）青黛散：解毒抗癌。主治慢性粒细胞性白血病及真性红细胞增多症。青黛

30 克，雄黄、乳香各 15 克，麝香 1 克。共研粉备用。每日服 0.1～1 克，每日三次服。

（15）活血化瘀汤：治各种骨髓增生性疾患、慢性粒细胞性白血病、真性红细胞增多症、血小板增多症。桃仁、红花、赤芍、郁金各 10 克，当归 15 克，川芎、三棱、莪术、青黛、香附各 12 克，丹参、鸡血藤、鳖甲各 20 克。瘀血严重，红细胞、血小板显著增多，可加水蛭、土鳖虫、虻虫；白细胞明显增多者青黛量加大至 15～20克，并加雄黄 1 克入煎。雄黄可解毒消积，但此药有毒不宜久用，有肝肾病患者禁用。水煎，每日一剂，分两次服。

（16）生血丹：治慢性粒细胞白血病。症见发热，体瘦，口舌溃疡，大便干燥，肝脾肿大，肋胀痛，胸骨、胫骨压痛。青黛（4/10），花粉（4/10），牛黄（1/10），芦荟（1/10）。按比例共研为粉。每日服 3 克，分两次服。

### 6. 蚕豆病

蚕豆病俗称葫豆黄，是由于进食鲜蚕豆后引起的急性溶血性贫血，少数人接触蚕豆花粉之后也可发病，发病多为儿童。临床表现以黄疸、贫血为特征。系豆毒损伤肾胃，湿热蕴结中焦，肝失疏泄，热毒由胃络通心导致血液败坏，气血亏损所致。治宜清热解毒，益气生血。

（1）参艾汤：清热解毒，利湿退黄，益气生血。主治蚕豆病。田艾 60 克，党参30 克，茵陈、槐花各 15 克，大黄 9 克。呕吐者可酌加竹茹、藿香、生姜、半夏；腹泻减去大黄。水煎，每日一剂，分三次服。重症可日服两剂，每 4 小时服一次。

（2）归地汤：滋阴生津，养血活血。治蚕豆病。当归、生地各 15 克，白芍 10克，白茅根、仙鹤草各 30 克，藕节 3 克，大枣 5 个，松针适量。水煎，每日一剂，分两次服。一般服药 2～3 剂即愈。

（3）栀归汤：治蚕豆病。栀子、当归、川芎、丹参、党参各 10 克，柴胡 9 克，丹皮、木通、大黄各 6 克。黄疸降低，发热减退后改用以下药方：黄芪 20 克，党参、丹皮各 15 克，当归、白术各 10 克。水煎，每日一剂，早晚服。

### 7. 出血热病

（1）临床表现：患者身强力壮，突然高热达 41℃，症状很像病毒性感冒，三天后身上、皮下有出血点，严重者布满全身，重症患者治疗不及时，七天内有窒息死亡危险。出血热是由老鼠身上的跳蚤咬伤人感染此病，患者大多野外夜宿。治宜清热解毒，凉血救阴。

陆氏花苓汤：金银花、土茯苓各 50 克，连翘、苦参、甘松、甘草各 15 克，板蓝根、白花蛇舌草、北沙参各 30 克，生石膏 120，鲜茅根 100 克。水煎，每日一剂，重者两剂。每次口服抗坏血酸 300mg。

（2）流行性出血热：陆氏二母汤。知母、川贝母、枳壳各 8 克，黄芩、茜草、石韦各 12 克，金银花 20 克，羚羊角 0.5 克。胃纳差加山楂 15 克，麦芽 30 克；口干舌燥加玄参、生地各 15 克，寸冬、天花粉各 10 克；大便秘结加大黄 8 克；浮肿加白茅根 30 克，云苓、泽泻、杜仲各 15 克。

冯某，男，53 岁。口鼻出血，血样大便，舌质红绛，舌苔厚而黑，口唇干裂，咽腭部充血，扁桃体不肿大，眼球结膜中度水肿，脉沉细，呼吸音粗，体温 38.8℃，血压 55/35mmHg，胸前后有散在出血点，两腋下呈条状出血点。因曾在当地按感冒治疗两天，发展为重型出血热病症。治宜清热解毒。服陆氏二母汤，加维生素 C 300mg，每天三次。服药 8 小时体温下降到 36.8℃，血压稳定在 120/80mmHg。8 剂病愈。

毛某，男，29 岁，农民。按感冒治疗三天无效，反而加重。体温 40℃，面赤，头痛，腰痛，口渴想饮，恶心、呕吐，肌肤斑疹，尿赤短，舌红绛、苔薄白，脉细数。此乃高热伤津，血热炽盛，肌肤出血。治宜清热解毒凉血，救阴，兼以解表止血。拟方陆氏清热凉血汤：金银花、连翘、竹茹、生地各 30 克，水牛角、白茅根各 60 克，石膏 120 克，知母、丹皮、赤芍各 10 克。水煎，每日一剂。重症可日夜两剂连服。4 剂见效，8 剂愈。

## （七）神经系统疾病

### 1. 中风

患者突然口眼歪斜，语言不清，半身不遂，甚至突然昏仆，不省人事。中风是现代医学脑血管疾病，分为脑出血性和脑缺血性两大类。包括脑出血、脑血栓形成、脑栓塞、脑供血不全、高血压脑病和蛛网膜下腔出血等。治宜通络活瘀，镇肝益阴，滋补肝肾，活血通络。

（1）羚羊角汤：治中风症。徐某，男，60 岁，工人。肥胖，嗜烟酒，高血压时轻时重，近期手足麻木，头晕耳鸣，腿软足轻。发病前与人发生争吵，突然昏倒地下，不省人事。喉中痰鸣，两手握固，瞳孔缩小，口眼歪斜，血压 220/130mmHg，脉弦有力。证属肾阴亏损，肝阳偏亢，挟痰上逆，蒙闭轻窍中风。羚羊角粉 3 克（冲服），龟板 12 克，生白芍 18 克，石决明、钩藤、生地各 15 克，杭菊花、炒草决明、胆南星各 10 克，蝉蜕、石菖蒲、粉甘草各 6 克。治中风后遗症取胆南星、蝉蜕、石菖蒲、龟板，而酌加槐角、川牛膝、独活、威灵仙、地龙等。水煎，每日一剂，分三次服。积极配合针灸效佳。

（2）苦辛汤：治中风。症见突然昏倒，发热 38.6℃，痰鸣，口噤，舌歪，口水外流，半身瘫痪，血压 180/110mmHg，脉搏 120 次/分，左弦、右滑大。石膏、滑石、寒水石、磁石、牡蛎、石决明各 30 克，羚羊角 4.5 克，钩藤、陈皮各 15 克，川贝 9克，草决明、蒺藜各 18 克。水煎后冲竹沥一盅、姜汁少许，再化至宝丹 3 克，急用。体温正常后改用下方：半夏 12 克，茯苓、钩藤各 15 克，竹茹 18 克，橘红 6 克，枳实、胆南星、天竹黄、川贝、菖蒲各 9 克，水牛角 3 克，石决明 30 克，竹沥一盅冲服，姜汁少许。服百剂即愈。

（3）镇肝益阴汤：治中风。生石膏、石决明、黛蛤粉各 30 克，胆草、栀子、天竹黄、菖蒲、旋覆花、代赭石、知母、黄柏、川牛膝，郁金各10克，竹茹、滑石、磁石各12克。后期加通络之药，改方为：生石膏、石决明、桑寄生、瓜蒌各30克，威灵仙、地龙、山甲、法半夏、石菖蒲各10克，陈皮6克，竹茹、茯神各12克，黛蛤粉、竹沥水各30克，人参再造丸一粒（分两次吞服）。水煎，每日一剂，早晚服。

（4）补阳还五汤：治中风。黄芪30克，赤芍12克，川芎6克，当归、地龙、桃仁、红花、白附子各10克，白僵蚕15条，全蝎15条。水煎，每日一剂，早晚服。

（5）补阳还五加减汤：治中风后遗症。黄芪、桑寄生各30克，当归、丹参、焦山楂各15克，川芎10克，赤芍、地龙各12克，红花、桃仁各6克，鸡血藤21克，蜈蚣1条，制马钱子0.3～1克。一般先用还五汤20剂后，再用马钱子，用得过早效果不佳。水煎，每日一剂，早晚服。

（6）豨莶草汤：治脑内囊出血。豨莶草50克，黄芪15克，天南星、白附子、川附片、防风、川牛膝、苏木各10克，川芎、红花、白僵蚕各5克，细辛3克。水煎，每日一剂，早晚服。

（7）温胆汤：治蛛网膜下腔出血。症见突然头痛呕吐，昏迷不醒甚至不清，瞳孔放大，三天后少醒但渐入昏迷，说话不清，喉中痰鸣。制半夏、陈皮、茯苓、枳壳各6克，竹茹10克，甘草3克，田三七粉6克，秦艽12克，胆南星10克。先服10剂后，再加入黄芩30克，党参15克，地龙、当归各10克。再服10剂即愈。水煎，每日一剂，早晚服。

（8）血府逐瘀汤：治蛛网膜下腔出血。症见突然昏倒地，呕吐，四肢发凉，颈部强直，瞳孔放大。当归、红花、枳壳、川牛膝各10克，生地黄、桃仁、赤芍各15克，柴胡6克，甘草3克，桔梗、川芎各5克。水煎，每日一剂，分三次服

（9）化瘀止痛汤：治蛛网膜下腔出血。当归、赤芍、桃仁、红花、丹参各10克，川芎、田七粉各6克，生地12克。症见突然剧烈头痛，并有喷射性呕吐，昏睡，面色苍白，瞳孔放大，四肢发凉。水煎，每日一剂，早晚服。头痛重去生地，加乳香5克、木通6克、钩藤15克、大黄9克（后下），服三剂。头痛减，去大黄，加入柴胡6克、栀子9克。再进2剂，方中去生地、桃仁、红花，加乳香5克，白蒺藜9克，钩藤10克。连进5剂头痛止。改方为：党参15克，黄芪12克，首乌、白芍各15克，枸杞子、茯苓、女贞子、炙甘草各10克，再进8剂痊愈。

（10）平肝复苏汤：治脑蛛网膜下腔出血。昏迷时服用两剂。珍珠母、石决明（先煎）各30克，杭白芍、石菖蒲、天竹黄、郁金各9克，胆南星3克，枳实6克，水牛角粉0.6克（冲服）。水煎，每日一剂。醒后换他方。

（11）脑血栓豨莶汤：症见醒后觉手足不灵活，口鼻歪斜，说话费力，吐字不清，右身瘫痪，胸闷心烦，咽干思饮，小便色深，脉弦细数，舌质苔薄少津。此乃阴虚热亢，内风暗动，经脉血滞。制豨莶草50克，干地黄、当归、枸杞子、郁金、丹参各15克，盐知母20克，炒赤芍30克，龟板、川牛膝各10克，黄柏5克。水煎服，每日一剂。服4剂后减当归5克，去黄柏，加入连翘、栀子各15克，天花粉15克。进

药 3 剂，凡热退，语言清，口鼻歪斜，改方去栀子、连翘，加入橘络 10 克，地龙 5 克，用药 8 剂康复。

（12）通络活瘀汤：治脑血栓。症见经常头晕，头痛，肢体麻木，后突感舌强，语謇，左侧面麻木，口角流涎不止，舌体不舒，左侧肢体偏瘫不用。生槐米、丹参、黄芪各 50 克，赤芍、鱼鳔、天麻、红花、桃仁、生白芍各 15 克，地龙 30 克，胆南星、水蛭各 10 克。水煎，每日一剂，早晚服。服上方 4 剂改方：去胆南星、鱼鳔、水蛭，加党参、当归、五加皮各 30 克。服 12 剂身体恢复正常，情况良好。

（13）丹钩元枝汤：治脑血栓。证属肝阳偏亢，风阳内动，迫血上逆，脑络受伤，阻塞清窍。丹参 30～60 克，钩藤 15～30 克，豨莶草 12～24 克，夏枯草 12～24 克，地龙 9 克，红花 6 克，桑枝、橘枝、松枝、桃枝、杉枝、竹枝各 15 克，甘草 3 克。痰涎壅盛加全瓜蒌 15 克，莱菔子 20 克；神昏加郁金、菖蒲各 10 克；血压不降加代赭石 20 克，川牛膝 30 克；久病营血不足，脉细弦，加当归、何首乌各 15 克；肾精不足，腰膝疲软加枸杞子、山药各 15 克。8 剂后可酌加白僵蚕、胆草各 10 克，碧玉散 12 克，通草、石菖蒲各 6 克，血竭 3 克，银花藤 30 克。水煎服，每日一剂，早晚服，一般服 30 剂即痊愈。

（14）活络消瘀汤：治脑血栓。症见突然昏厥，不省人事，口眼歪斜，牙关紧闭，四肢挛缩，二便自遗，舌苔白质黯，脉细弦涩，属中风入络瘀阻血脉。柴胡、当归、菖蒲、琥珀（冲服）、川芎、生蒲黄各 10 克，枳壳 12 克，赤芍、白芍各 30 克，乳香、没药各 3 克，丹参 15 克，生地 18 克，甘草 3 克。水煎，每日一剂，早晚饭后 2 小时服。病初每日可服两剂。

（15）脑栓通汤：治脑血栓。生黄芪 15 克，水蛭 1 克，虻虫 0.5 克，葛根 21 克，桃仁、胆南星各 6 克，赤芍、地龙各 12 克，酒大黄 5 克，红花、橘红各 10 克，通草 5 克，红糖 15 克，大葱一根。水煎，每日一剂，饭后服。

（16）通脉汤：治半身不遂，口眼歪斜，语言不清，口角流涎，脉迟缓或浮弱，舌苔薄白。黄芩 30 克，当归、白芍、生地各 15 克，桃仁、丹皮、桂枝、川芎、茯苓各 10 克。气血亏虚加党参、丹参；神志不清加石菖蒲、远志；口眼歪邪加全蝎、蜈蚣；头昏者加菊花、蔓荆子；失眠者加枣仁、女贞子、旱莲草；语言不利加胆南星、石菖蒲；血压偏高可倍用黄芪，加入龙骨、牡蛎、磁石、珍珠母。水煎，每日一剂，分三次服。

（17）通脉舒络汤：治中风，偏于气血瘀者。黄芪、丹参、山楂各 30 克，红花、川芎各 10 克，地龙、川牛膝各 15 克，桂枝 6 克。语言、意识障碍加郁金 12 克，菖蒲、半夏各 10 克，茯苓 15 克；吞服困难，语言障碍，加胆南星、郁金各 10 克，去桂枝；头痛者去桂枝、红花，加白僵蚕 10 克，菊花 15 克；眩晕明显去桂枝、川芎、黄芪，加珍珠母（先煎）30 克，茺蔚子 10 克；纳呆胸闷，舌苔白腻湿浊明显，加白术、茯苓各 10 克，薏苡仁 20 克，或藿香、佩兰各 10 克；呕吐加竹茹、姜半夏各 10 克；便秘，口臭加大黄 12 克（后下）；抽搐者去桂枝，加白僵蚕、钩藤各 10 克。水煎，每日一剂，分三次服。

（18）参麻汤：预防卒中风。党参 12 克，天麻、桂枝各 10 克，川芎、羌活、钩藤各 6 克，红花 3 克。水煎，每日一剂，分两次服，常服治脑痛，防中风。

（19）牛膝牡蛎汤：预防脑出血，治血压增高，头晕眩或脑中疼痛，心中烦热，或面红如醉酒，手足麻木运动不利。怀牛膝 6 克，生牡蛎 25 克（先煎），生白芍 6 克，龟板胶 10 克（烊服），甘菊花 4 克。水煎，每日一剂，分三次服，连服百日。

（20）治瘫还元汤：滋补肝肾，活血通络。治中风后遗症。黄芪 100 克，党参 30 克，熟地 25 克，山萸肉、肉苁蓉、菟丝子、赤芍、当归、地龙、桃仁各 15 克，川芎、红花各 10 克。水煎，每日一剂，分三次服。

（21）五虫四藤汤：益气活血，祛风通络。治偏瘫。蜈蚣 3 条，地龙、忍冬藤、钩藤各 15 克，乌梢蛇、水蛭、土鳖虫各 10 克，全蝎 6 克，鸡血藤 25 克，络石藤 20 克，黄芪 90 克，丹参 30 克。神志不清加菖蒲、远志；偏头痛加茺蔚子；血压偏高加珍珠母、磁石、怀牛膝；肢体麻木加姜黄、桑枝；语言不利加菖蒲、生蒲黄；痰盛加天竹黄、南星；大便干燥加枳实、酒川军；小便不利加车前子、旱莲草；肝火盛加龙胆草、栀子；失眠加女贞子、朱砂；腿软无力加桑寄生、狗脊。水煎，每日一剂，分三次服。

忌口与食疗：

（1）绝对禁忌烟、酒类，因尼古丁使血液黏度增高，饮酒引发本病尤烈。

（2）忌高钠饮食，如咸鸭、鸡、鹅、蛋类，碱蒸的馒头，发酵粉，豆腐干，乌贼，油菜，榨菜，紫菜，海带及腌制的瓜果、海味等。要少食盐，每日食盐摄取量低于 5 克，因钠多能使血压升高。

（3）忌高脂肪食物和各种动物肥肉、黄油、酥油等，因高脂肪食物增加血液黏稠度。

（4）忌高糖饮食，如粉丝、黄花菜、哈密瓜、葡萄干、桃干、杏干、柿饼、蜜枣、莲子、菱粉、藕粉等。要少吃甜食，因糖在体内能转为脂肪，也增加血液黏稠度。

脑血管意外中医称为中风，包括脑溢血、脑血栓形成、脑血管痉挛等脑血管病。它与高血压、冠心病可谓一条龙疾病，在忌口上有许多共同点，可以互相参照。宜选用缓解动脉硬化及降血压食物，如黑木耳、银耳、果汁、米汤、菜汁等易消化食物。

2. 头痛

头痛分额、顶、颞、枕部四部位不同疼痛。有些头痛是严重疾病的信号。本篇所述分外感和内伤两大类，外感是受风邪，治宜祛风散邪为主；内伤与肝、脾、肾三脏不足有关，治宜补虚为主。

1）神经官能性头痛：头痛部位不固定或在额顶部，多伴有失眠、健忘、注意力不集中等神经衰弱症状，其发作频率与精神状态有关，呈慢性进行性，持久不愈，很少有加重现象，临床检查无器质性异常变化。

2）偏头痛：多见于青年期，发作前常有一定诱因，并有视觉闪光、暗点、肢体麻木等先兆症状，疼痛发作于头部一侧，伴有恶心、呕吐、烦躁、面色苍白等症状，呈周期性发作，每次发作持续4～48小时或数天。

3）根据中医辨证：头痛可分为外感头痛与内伤头痛两大类。外感头痛以风邪侵袭为主，可兼挟寒、热、湿等病邪；内伤头痛可分为肝阳头痛、肾虚头痛、气虚头痛、血虚头痛、痰湿头痛、瘀血头痛等。

风邪头痛：头痛呈急性发作，其性质为胀痛、锥刺样疼痛，伴有恶寒、发热、肢体疼痛、脉浮紧，兼挟热邪则伴有发热、口渴、咽痛、脉浮数，兼挟湿邪伴有头部沉重感、胸闷、食欲不振、肢体沉重、脉濡、舌苔白腻。治宜祛风清热，解毒止痛。

肝阳头痛：头痛而胀，慢性发作，伴有头晕、眼花、口苦、胁痛、烦躁、面红或有烘热感，舌质红脉弦数。治宜疏肝化瘀止痛。

肾虚头痛：头隐痛，有空虚感，伴有头晕、眼花、耳鸣、腰膝酸软、遗精、月经不调等症状，脉沉细无力，舌质红，常持久不愈，但并无加重趋势。治宜补肾健脑止痛。

气虚头痛：头部隐痛，用脑过度则甚，休息则减，体倦乏力，气短，不思饮食，舌质淡，脉虚细无力。治宜益气健脑止痛。

血虚头痛：头痛而晕，痛以眉棱骨处明显，午后为甚，伴有心悸、失眠、健忘、乏力等症状，舌质淡，脉细。治宜养阴健脑止痛。

痰湿头痛：头部沉重昏蒙，时钝痛或胀痛，伴有恶心、呕吐、胸闷腹胀，舌苔白腻，脉滑。治宜化痰祛湿止痛。

瘀血头痛：头痛剧烈，痛有定处，刺痛，胀痛，有外伤史，舌紫黯有瘀点，脉细涩。治宜逐瘀健脑止痛。

（1）益气健脑汤：主治内伤头痛。症见头晕痛，耳鸣脑鸣，短气懒言，心悸健忘，自汗嗜睡，肢软神疲，脉细无力，血压低，形瘦，面萎黄。党参、黄芪各30克，焦白术、麦门冬、生龙骨、茯神、生牡蛎、炒枣仁、生地、怀山药各20克，半夏、天麻各15克，炙升麻、归头、柴胡、炙甘草、新会陈皮各10克。水煎，每日一剂，分三次服，8剂后可2日一剂巩固。一般16剂愈。

邓某，男，48岁。因工作调动，有难言之隐，心情抑郁，烦躁不安，继而发病。头痛晕胀，耳鸣脑响，失眠多梦，胸膈满闷，纳差，乏力，短气，懒言，二目无神，形体消瘦，面色萎黄，舌淡苔少，脉细无力。证系心脾气虚，内伤头痛。治宜益气健脾补脑。取方益气健脑汤，8剂见效，16剂痊愈。

（2）养阴健脑汤：主治内伤头痛。症见头痛脑胀，耳鸣，记忆减退，健忘失眠，口干喜饮，舌红少津，脉细数弦，血压偏高。生地、麦门冬、炒枣仁、枸杞子、生龙骨、生牡蛎各30克，茯神、杭白芍、龟板各20克，天麻15克，炒黄柏、炒知母、全当归、炙甘草各10克，川黄连5克。水煎，每日一剂。

许某，女，41岁，教师。因夫妻矛盾，心中积郁，继而发病。头痛晕胀，失眠多梦，心悸，血压偏高，140/90mmHg。自疑脑出血，经查正常，故求中医诊治。经诊，久郁内伤头痛，舌红不津，脉细弦。属血压偏高之肝肾阴虚型患者。拟方陆氏养阴健脑汤。服10剂见效，继服20剂痊愈。

（3）救脑汤：治风寒内结，阻滞经络，上犯清空所致神经性头痛。辛夷9克，川芎30克，细辛3克，当归30克，蔓荆子6克，水蛭3克，蜈蚣3条，全蝎5克。服4剂，12年头痛除。加白芍15克，熟地15克，再服4剂遂痊愈。

（4）疏肝化瘀止痛汤：主治肝郁气滞型神经性头痛。症见头痛加剧，心烦欲吐，两目胀痛，用棒击头顶方能缓解，反复发作已12年。脉弦细，左侧尺脉浮，舌苔灰白，舌质青紫。柴胡、防风各15克，川芎35克，香附20克，桃仁、红花、羌活、白芷各5克。水煎，每日一剂，分三次服。

（5）四物加吴汤：治肝胃虚寒，浊气上逆，气不行血，血不营筋之神经性头痛。症见头痛加剧，双泪流泪。熟地黄、当归、大枣各10克，党参15克，白芍6克，川芎、吴茱萸各5克，生姜10克。呕吐加半夏10克。水煎，每日一剂，分三次服。一般8剂控制症状，16剂即愈。

（6）风药芷汤：治六淫邪袭，火热郁结，瘀血内阻所致血管性头痛。症见头痛发作以右侧为基，连至眉梢、眼睛，伴呕吐，难以争目，烦躁不安，口苦无味，脉细弦，舌质红，苔薄白。防风、生白芍、生石膏各30克，白芷、菊花、川芎、蔓荆子、连翘各15克，细辛3克，薄荷、红花各10克。前额痛加葛根、升麻；左侧痛甚加柴胡、黄芪；右侧痛甚加藁本、独活；后头痛甚加羌活、麻黄；头顶痛甚加龙胆草、珍珠母；头昏痛加怀牛膝，夏枯草、黄精；伴失眠者加柏子仁、枣仁；伴多梦加夜交藤、合欢皮；伴烦躁不安加竹叶、莲子心；伴食欲不振加焦三仙、草豆蔻。水煎服，每日一剂。一般16剂即可根除。

（7）头痛灵汤：治外感内伤，瘀阻脉道所致血管性头痛。症见头跳痛、胀痛。当归、桃仁、羌活、红花、防风、生地黄、白芷各10克，川芎、白芍各15克，独活6克，双钩藤20克，鸡血藤30克。兼有风寒者加麻黄、细辛、附子各10克；兼有风热者加生石膏30克，柴胡10克，黄芩10克；兼有瘀血，方中活血药量加大，另加赤芍10克；兼痰湿者加五苓散；兼肝肾阴虚者加生龙骨、生牡蛎各30克，生地增为15克。紧张性头痛方中川芎可增至20～30克，白芍加至30克。水煎，每日一剂，分三次服。

（8）逐瘀汤：主治瘀阻经络所致血管性头痛。症见双侧太阳穴痛，前额痛，失眠，口干苦，脉沉弦而涩，舌质黯红，苔白。黄芪15克，川芎、乳香、赤芍、桃仁各10克，生地黄20克，怀牛膝12克，蜈蚣2条，细辛、红花各8克，甘草6克。细辛辛热走窜，善搜脑风，鼓动活血药直达病所，协力攻坚。一般使用细辛不过钱，而此方用至8克，用之当无妨，不必过虑。乃经验良方。

（9）地甲虫汤：治气血瘀滞，郁而化热，热则风动，上扰清空所致血管性头痛。症见患者颞部、额部间歇性跳动性疼痛，遇热加剧，夏日频频发作，痛苦不堪，痛时汗出，恶心，大便秘结，舌质红，苔黄。地龙、虻虫、青皮各 15 克，穿山甲 20 克，刺猬皮、土鳖虫、九香虫、蝉蜕、郁金、木香、川芎各 18 克，蜣螂虫、炙蜂房、鸡血藤各 24 克，当归 30 克。风寒偏胜者可加附片、桂枝、细辛；风热偏胜者可选加桑叶、黄连、黄芩、山栀、生地黄；痰湿偏胜者可选加法夏、竹茹、云苓、苍术；肝阳上亢者可选加钩藤、龙胆草、菊花、天麻、蜈蚣。水煎，每日一剂，分三次服。

（10）箭羽钩藤汤：治气血不足，瘀阻经络所致血管性头痛。症见患者头之左侧前额痛甚，头昏，心慌，失眠，恶心眼花，目眩，苔薄黄。鬼箭羽 60 克，熟地黄、当归、白芍、党参、枸杞各 12 克，川芎 20 克，钩藤 30 克，白芷、五味子、炙甘草各 10 克。两侧头痛甚者加柴胡 10 克；后头痛甚者加藁本 10 克；顶痛甚者加羌活 10 克。水煎，每日一剂，分三次服。

（11）散偏汤：治痰气郁结，阻滞经脉所致血管性头痛。症见患者左侧偏头痛年余，发作频繁，发作时头痛如劈，脉弦细，舌质薄白。川芎 30 克，白芷 2 克，白芥子 9 克，白芍 15 克，香附 6 克，柴胡、郁李子、甘草各 3 克。水煎，每日一剂，分三次服，8 剂见效，16 剂愈。

（12）芍药牡丹汤：治肝木抑郁，化火伤阴，瘀阻脑络，兼挟风邪，所致血管性头痛。生白芍 30 克，牡丹皮、甘草、桃仁、红花、菊花各 10 克，当归、钩藤、生地黄各 12 克，川芎 6 克。病人头痛已四年，几乎每日发作，以右侧头痛为甚，伴呕吐。服上方 16 剂头痛止，又加入茯苓 12 克，共服 30 剂即愈。水煎服，每日一剂。

（13）川芎调配汤：治气血虚亏，风邪阻络所致血管性头痛。患者头痛月余，呈阵发性，以左前额、巅顶疼痛为甚，伴有恶心，双手抱头打滚。病人体弱，面容憔悴，双目无神，舌尖红苔白薄，左脉细涩，右脉稍大。防风、荆芥、蔓荆子、白芷、藁本、薄荷、川芎、地龙、当归、白芍各 10 克，党参 12 克。水煎，每日一剂，分三次服，16 剂愈。

（14）血府逐瘀汤：治气滞血瘀所致血管性头痛。患者头痛已 16 年，每周疼痛发作，每次疼前眼花有镜光之影晃动，随之右颞部呈深钻痛，持续 20 分钟甚数小时不等，甚则呕吐，痛后神疲，体倦，嗜睡。舌质紫黯，右尖有瘀点斑，脉沉涩。川芎、柴胡、红花、枳壳、川牛膝、赤芍、桔梗各 10 克，当归、生地、桃仁各 12 克，延胡索、甘草各 6 克，全蝎 3 克。共服 32 剂病除。

（15）归芪羌活汤：治气血两虚血管性头痛。患者 52 岁，农民。左侧头痛反复发作 4 年，每过劳过虑后诱发头痛连及巅顶、前额，伴有恶心呕吐，头目眩晕，神疲乏力，心慌气短，食少体瘦，面色无华，六脉沉细无力，舌淡苔薄白，此乃久病多虚。全当归、炙黄芪各 25 克，羌活 15 克。兼有呕吐加姜半夏 6 克；气滞血瘀加川芎 10 克；挟肝火加钩藤 18 克，白蒺藜、黄芩各 10 克；阴虚火旺者加丹皮 10 克，生地黄 15 克；痰浊重者加法半夏 6 克，竹茹 10 克。水煎，每日一剂，服 32 剂愈。

（16）葵心汤：治痰湿郁滞肌肉收缩性头痛。患者农民，头痛反复发作已三年，发作时头如加箍，沉闷如裹，阵阵加剧，头两侧为甚，伴吐清水、痰涎。脉浮弦，苔白滑。法半夏、陈皮、菖蒲、竹茹各 10 克，制南星 5 克，炙远志 6 克，枳壳 12 克，向日葵心 30 克。每日一剂，水煎服 3 次，服 16 剂愈。

（17）偏头痛汤：治痰凝气滞偏头痛。患者女，36 岁，左侧偏头痛已 5 日，痛甚剧烈，呼叫不已，彻夜不能安睡，服西药无效。川芎 30 克、白芷 2 克、柴胡 3 克，香附 6 克，白芥子 10 克，白芍 15 克，郁李仁、甘草各 3 克。服药 4 剂病除。水煎，每日一剂，分三次服。

（18）头痛塞鼻散：治偏头痛。川芎、白芷、炙远志各 50 克，冰片 7 克。共研极细粉，密贮勿泄气。以绸布一块，包少许药粉，塞入鼻孔，右痛塞左，左痛塞右。一般塞鼻 3～5 分钟后，头痛即逐渐消失。反复时再用仍有效。

（19）头痛汤：治偏头痛，清热祛风，活血止痛。天麻、当归、菊花、白芷、川芎、丹参、茯苓、白芍、蔓荆子各 12 克，红花、生地各 10 克，桃仁 6 克。水煎，每日一剂。一般服 8～16 剂即愈。

（20）活血止痛汤：行气活血，化痰止痛。治偏头痛。当归、桃仁各 10 克，川芎 35 克，菊花 12 克，白芷、白芥子、香附、柴胡、甘草各 3 克。左侧痛加龙胆草、黄芩；右侧痛加藁本、独活；巅顶痛加藁本、珍珠母；刺痛甚者加红花、乳香；久痛不可忍者加全蝎、蜈蚣、水蛭；体虚乏力加黄芩、党参；失眠多梦加远志、菖蒲、夜交藤；血压偏高加川牛膝、地龙、胆草、钩藤、石决明。水煎，每日一剂。

（21）通气汤：疏风清热，散郁形结，行气活血，通窍止痛。治头痛。川芎 40 克，荜茇、柴胡、白芷、土鳖虫各 20 克，葛根 50 克，羌活 15 克，蔓荆子、香附各 25 克，全蝎 10 克。水煎，每日一剂。

（22）活血止痛汤：治头痛。当归、川芎、桃仁、菊花、白芥子、香附、柴胡各 10 克，甘草 6 克，白芷 12 克。活血止痛。每日一剂，水煎服。

（23）活血行气通络止痛汤：治头痛。川芎、白芷各 12 克，白芥子、香附、柴胡、郁李子各 10 克，白芍 15 克，甘草 6 克。水煎，每日一剂，分三次服。

（24）芎牛琥珀汤：活血通络，祛风止痛。治血管性头痛。川芎 20～30 克，川牛膝 30～45 克，琥珀 3 克（冲服），白僵蚕 5～10 克，蔓荆子 10～15 克，生石决明 20～50 克。重者用大量。水煎，每日一剂，分三次服。

（25）郁李仁甘草汤：行气活血，化痰止痛。治头痛。郁李仁、甘草、柴胡、白芷、白芥子、香附各 10 克，川芎 30 克，白芍 15 克。本方不能久煎，服药 40 分钟见效。水煎，每日一剂，分三次服。

（26）葛根山楂汤：健脾益肾，养血安神。治头痛。生葛根、生山楂各 15～30 克，杜仲、茯苓、延胡索、五味子各 10 克，酸枣仁、山萸肉各 6 克。水煎服，每日一剂，分三次服。病情重者用量加大。女，43 岁，偏头痛 13 年，每月发作 5～7 次，历时 1～3 天，服上方 8 剂止痛，16 剂后 3 年未发作。

（27）桂芍汤：芳香开窍，活血通络。用治血管性头痛。桂枝 18～24 克，白芍 12～18 克，半夏、川芎、白芷、赤芍各 10 克，瓜蒌、尾连各 30 克，菖蒲、远志、茯苓各 15 克。水煎，每日一剂，分三次服。对症 4 剂见效，8 剂痊愈。

（28）通气汤：疏肝行气，活血止痛。治血管性头痛。柴胡、白芷、荜茇、土鳖虫各 20 克，香附、蔓荆子各 20 克，川芎 40 克，葛根 50 克，羌活 15 克，全蝎 10 克。水煎，每日一剂，分三次服。

（29）蝉葛芎汤：温经通络，活血止痛。治头痛。蝉衣、葛根、川芎、白芍、白芷各 15 克，细辛 3 克，甘草 6 克。受风寒诱发者加桂枝 6 克。水煎，每日一剂。

### 3. 癫痫

癫痫是指一过性脑内神经元局限性或弥漫性突然性异常放电发作引起的脑功能短暂失常，常反复发作。按病因分为原发性和继发性二类。按临床表现可分为全身性强直－阵挛发作（大发作）持续状态、失神小发作、精神运动发作、局限性发作和婴儿痉挛等六种。表现为突然尖叫一声倒地，意识丧失，二便失禁，全身强直性痉挛。治宜清肝泻火，化痰宣窍，熄风止痉，益脑柔肝。

（1）熄风定痫汤：治癫痫。患者，女，36 岁。癫痫病已 10 年，发作前如猪叫一声，昏仆在地，不省人事，口吐白沫，两目上视，手足抽搐，二便失禁，严重时每日可发作数次，一般发作持续数分钟至 30 分钟，醒后乏力，脉弦数滑，舌苔黄腻。辨证系肝火痰热，挟风内扰，蒙闭心窍。陈皮、柴胡、黄芩各 3 克，法半夏、南星、白术、干姜各 6 克，青黛、芦荟各 1.5 克，当归、钩藤、党参各 10 克，炙黄芪 15 克。水煎，每日一剂，连服 50 剂，再未复发。

（2）癫痫汤：治癫痫。患者，男，16 岁两岁时癫痫发作，神志不清，呕吐白沫，肢体抽搐，症轻，几分钟即愈，往后越来越重，到处投医无效。13 岁时发作跌倒，门齿全部脱落，持续 15 分钟未醒。乏力，面无华，舌质红，舌苔白腻舌根稍厚，脉弦滑有力。此乃肝火偏盛，火劫生风，风动痰升，内扰神明。白附子、制南星、法半夏、礞石各 10 克，全蝎、沉香、甘草、琥珀各 3 克，龙骨、牡蛎各 30 克，菖蒲 6 克，瓜蒌 15 克。水煎，每日一剂，分三次服，连续 32 剂痊愈。

（3）愈癫痫丸：治癫痫。农民，男，58 岁。于三年前一夜里突然大叫一声，不省人事，口吐白沫，牙关紧闭，四肢抽搐，约半小时苏醒，乏力。多年求医无效，服用苯妥英钠不能控制。后服癫痫丸 100 天治愈。煅磁石、生赭石各 30 克，朱砂、天竹黄、琥珀、海浮石各 24 克，清半夏 45 克，青礞石 36 克，沉香 6 克，六曲 120 克，二丑 120 克。共为细粉，水泛为丸，成人每日 10 克，晨起空腹温水一次送下，儿童酌减，30 日为一疗程。服百日愈。

（4）姜矾汤：治癫痫。患儿 8 岁，女，突然昏倒迟迟不见醒来，口吐白沫，四肢僵冷，口噤握拳，气壅息粗，喉中痰鸣，苔白腻，脉沉滑，急投以姜矾汤，频灌，时许患儿醒来如常人，后未发作。生姜 10 克，生白矾 3 克。用棒捣为糊状，加适量水浸汁，于发作时频频灌服。

（5）定癫汤：治风痰壅滞，上扰清空，蒙闭心窍型癫痫。男，7 岁，患病 3 年，每次发作突然倒地，不省人事，两目斜视，四肢抽搐。近时发作频繁，每日 6～7 次，头部多处伤痕，口渴思饮，苔黄，指纹红。服用定癫汤 24 剂未发作。菊花、钩藤、云苓、白僵蚕、竹茹、木瓜、丝瓜络、竹叶各 10 克，薄荷、胆南星、姜半夏、陈皮、天竹黄、炙甘草各 3 克。痰热盛者加炒黄芩 3 克，地龙 10 克；抽搐后肢体麻木加忍冬藤 12 克，桑枝 10 克，鸡血藤 15 克；头晕目眩，烦躁不安加龙齿 15 克；热症不显者加羌活 9 克，独活 10 克；兼有消化不良加麦芽、薏苡仁 15 克。以上均为儿童量，成人可酌加剂量。

（6）三石汤：治风痰内聚，郁久化热，肝阳上亢型癫痫。男，18 岁。患癫痫已十多年，曾用多种西药无效，近病情有发展，每日发作 2～3 次。发作时突然尖叫，两目上吊，手足抽搐，口吐痰涎。患者极为痛苦，表情迟呆，言语不爽，记忆差，大便干，脉沉弦有力略数，舌质红，苔黄白腻。生代赭石 120 克，灵磁石 60 克，金礞石 15 克，全蝎、陈皮、法半夏、竹茹、胆南星各 10 克，生甘草 6 克。水煎，每日一剂，分三次服。服 8 剂明显见效，连服 32 剂未再发作。

（7）痫症丸：治寒郁化热，心阴气虚，肝风内动，挟痰上逆型癫痫。男，25 岁，工人，患癫痫已 5 年，曾多方治疗无效，服用苯妥英钠，然数日后又发作，发作时尖叫昏倒，呕吐白沫，手足抽搐。投以痫症丸月余未有发作，连服百日未再发作，遂康复。天竹黄 15 克，沉香 10 克，天门冬、麦门冬、皂角各 60 克，白芍 90 克，茯神 120 克，炙甘草 18 克，远志肉 60 克，旋覆花 45 克，苏子 30 克，制香附 90 克，姜半夏 30 克。麦门冬去心，远志肉蒸熟干，皂角去皮去子炒酥。上药共研极细粉，以怀山药适量粉糊和水为丸，朱砂为衣。每服 10 克，日服三次。

（8）癫痫醒脑汤：主治癫痫（儿童与成人原发性、继发性癫痫，以及肝风病证、脑系疾患等引起的癫痫）。石决明、紫贝齿、龙齿各 30 克（先煎），玳瑁 6 克（先煎），天麻、川芎、郁金、麦门冬、灵芝草各 10 克，天竹黄、生地、蚤休各 12 克，坎气一条。凡直视肢颤，加羚羊角或龟板、玳瑁；呕吐加半夏、代赭石，去生地、麦门冬；小便失禁加益智仁、仙灵脾；少寐加山栀、枣仁；眩晕加沙苑、枸杞；少食加枳壳、白术，去蚤休；便秘加大黄、胡桃肉。水煎，每日一剂，分三次服。

（9）止痫散：主治癫痫，对各种病情都有效。症见发作时大多尖叫一声，突然不省人事，吐白沫，四肢及躯干强直、扭曲，病因多系五脏为病。生龙骨、生牡蛎、降香、生赭石、钩藤各 60 克，寒水石、生石膏、白石脂、滑石粉、紫石英、赤石脂各 45 克，桂枝、干姜、大黄、甘草各 15 克。共研为粉，成人每次服 5 克，日服 2～3 次。小儿 3 岁以下可服 0.5～1 克，5～10 岁可服 2 克，须连服 3 个月，不可间断。服百日愈。

（10）益脑柔肝汤：治癫痫。炙甘草、郁金、石菖蒲各 10 克，淮小麦 30 克，炒枣仁、白芍、当归、枸杞各 15 克，丹参 25 克，茯苓、天麻各 12 克。失眠加肉桂、川连、琥珀；目睛上吊加决明子、珍珠母；手足抽搐加丹皮、钩藤；神昏加天竹黄、制胆南星；眩晕加夏枯草、生石决明；胸闷心悸加青龙齿、甘松；气虚加黄芪、党参；阴虚加生地、北沙参。水煎，每日一剂，早晚服。

（11）甘松汤：理气活血，化痰宁心。治癫痫。甘松、凌霄花、白附子、石菖蒲各 10 克，代赭石 30 克，藜芦 3 克。水煎，每日一剂，早晚冷服。治疗期间忌房事及烟酒。

忌口与食疗：

（1）禁忌烟酒类、辛辣刺激性食物，如辣椒、胡椒、花椒、醋、咖喱、桂皮、茴香、生姜、生蒜、韭菜。这些食物动火助热，使大脑兴奋，诱导癫痫发作。

（2）控制盐和水的摄入，忌过饮茶水和各种饮料，忌食多汁水果和腌制品。因过多水、盐进入人体内会加重大脑负担并诱发本病。

（3）忌碱性食物，如苋菜、灰菜等蔬菜和食用碱等。若血液偏碱性，也会使神经兴奋增强，从而促使本病发作。饮食荤素，搭配合理，保持酸碱平衡，有助于预防复发。

（4）忌食肥甘、油腻，如果酱、蜜饯、果脯、干果等甜食，和肥肉，猪油油煎、油炸食品等，以免助湿生痰。

（5）忌食温热之食物，如牛、羊、狗肉等，以免便秘。可选食凉润和多纤维食物，如豆芽、紫菜、菜豆、萝卜、木耳等。保持大便通畅可减少发作。

（6）服用抗癫痫药物，如苯妥英钠、二甲双酮、乙琥胺、朴痫酮等，严禁饮用酒类，增强毒性。

本病俗称"羊癫风"，中医称痫症。其起病是因精神受刺激，积痰、火郁、病毒、脑血管外伤等。禁食助火生痰食品、吸烟、饮酒等，对预防本病复发均起一定作用。

### 4. 内耳眩晕症

内耳眩晕病为内耳非炎性病，亦称美尼尔氏综合征，临床分为旋转型眩晕、耳聋和耳鸣三种。其特点是突然发作，发作期久暂不等，一般几天即愈，多反复发作。治宜养血益心，镇静止晕。

（1）五味子汤：养血益心，镇静止晕。治美尼尔氏综合征。五味子、酸枣仁、山药、当归、桂圆（去壳核）各 10 克。水煎，每日一剂，分三次服。头痛严重者加石决明、钩藤；伴有高血压者加代赭石、罗布麻；正气极虚者加黄芪；畏光畏声者加茯神；呕恶者加姜半夏、姜竹茹；便闭加草决明、大麻仁；痰浊加天竹黄、青礞石。配合针灸效果佳。

（2）气虚眩晕煎：益气升阳。主治气虚眩晕。炙黄芪 20 克，别直参、桂枝、川芎、酒炒柴胡各 10 克，老鹿角 15 克（先煎），炙甘草 5 克。伴肢冷畏寒者加附片 20 克（先煎 60 分钟），干姜 10 克；呕吐加姜半夏、生姜各 10 克，茯苓 15 克；大便不实者加苍术 10 克，茯苓 15 克；脘痞者加枳壳 15 克，桔梗 10 克。水煎服。配合针灸效果佳。

（3）紫灵汤：主治眩晕，心悸，失眠，头痛，耳鸣，晕厥。紫石英、灵磁石各 40 克（先煎），菊花、蝉衣、甘草各 6 克，菟丝子、党参、枸杞子、淮山药各 15 克，白茯苓 10 克，麦芽、谷芽各 30 克。眩晕重者加首乌、川牛膝；心悸、失眠加柏子仁、熟枣仁；咳喘气逆加苏子、胡桃肉；晕厥者去党参加山萸肉、木蝴蝶、西洋参；虚热者加白薇、地骨皮；耳鸣加远志、牡蛎；牙龈虚浮加骨碎补、熟地黄。水煎，每日一剂，分三次服。配合针灸效果佳。

（4）止眩汤：平肝潜阳，化痰止晕。治美尼尔氏综合征。钩藤、生地、车前子、珍珠母各30克，菊花、法半夏、茯苓、白术各10克，竹茹5克，夏枯草、枸杞子各12克，怀牛膝15克。水煎，每日一剂，分两次服。一般对症8剂即愈。

（5）加味温胆汤：平肝泻火，化痰降气。治美尼尔氏综合征。姜竹茹、姜半夏、陈皮、云苓、炙甘草各10克，枳实5克，葛根、丹参各25克，钩藤、生磁石各15克。水煎，每日一两剂，分三次服。

（6）吴苓汤：治美尼尔氏综合征。吴茱萸10~30克，党参、大枣、茯苓、桂枝各15克，羌活3克，白术10克，炙甘草6克。水煎，每日一剂，分三次服。

（7）安神汤：治美尼尔氏综合征。麦门冬、菖蒲、生地黄、丹皮、赤芍、陈皮、法半夏、生铁落各15克，胆南星10克，牡蛎、珍珠母、合欢花、茯苓各25克，焦三仙30克。水煎，每日一剂，8剂即愈。

（8）镇晕温胆汤：治美尼尔氏综合征。竹茹、枳壳、陈皮、制半夏、代赭石、夏枯草、石菖蒲、灵磁石各10克，云苓、车前子各12克，白通草6克，生甘草3克。外感风热者加金银花、连翘、牛蒡子；呕吐加茵陈、青蒿、黄芩；胸闷不舒加郁金、厚朴花。水煎，每日一剂，分三次服。

（9）加味泽泻汤：治美尼尔氏综合征。泽泻50克，钩藤、茯苓、白术各20克，白僵蚕12克，龙骨30克。气血虚加黄芪、党参各15克，当归10克，桂枝6克；肝肾阴虚加何首乌12克，白芍、女贞子、旱莲草各15克。水煎，每日一剂，分三次服。

（10）眩晕汤：治美尼尔氏综合征。症见头晕目眩，耳鸣伴呕吐，肢疲少气，纳呆，腰腿疼痛，两目干涩，手指麻木，耳鸣，舌淡红，苔白腻，中裂，有齿痕，脉弦细滑。枸杞子、女贞子、淮牛膝、桑寄生、白蒺藜各15克，党参、炙黄芪、煅磁石、生牡蛎各30克（先煎），当归、半夏各12克，菊花、石菖蒲、陈皮各10克。水煎，每日一剂，分三次服，对症8剂即愈。

（11）滋阴定眩汤：治美尼尔氏综合征。症见头晕目眩，耳鸣，呕吐，多梦倦乏，口干。病已多年，时轻时重。珍珠母、北沙参各30克，菊花10克，白芍25克，枸杞、山萸肉各15克。水煎，每日一剂，分三次服。一般服药10剂病除。并可治高血压。

（12）五味子酸枣汤：健脾益肾，养血安神。治美尼尔氏综合征。五味子、酸枣仁、淮山药各10克，当归6克，龙眼肉15克。水煎，每日一剂，分两次服。

（13）石草堂汤：平肝清热，化痰利湿。治内耳性眩晕症。生赭石46克，夏枯草、法半夏、车前草各18克。水煎，每日一剂，分两次服。

（14）活血消眩汤：活血通络，利湿止眩。治内耳眩晕。丹参、泽泻各30克，车前子20克，白术15克，川芎、半夏、天麻各10克。水煎，每日一剂，两次温服。一般对症8剂即愈。

（15）健脾利湿汤：治内耳眩晕。麸炒白术、泽泻、炒薏苡仁各30克。水煎，每日一剂，分三次温服。发作后服8剂即愈。平日常喝可预防。

（16）夏术汤：健脾利湿，活血祛风。治内耳眩晕症。半夏、白术、川芎、茯苓、泽泻、钩藤各10克，陈皮、甘草各6克。有热象加黄芩10克；头痛加白芷、菊花各10克。水煎，每日一剂，分两次服。

（17）代夏汤：平肝潜阳，健脾利湿。治内耳眩晕症。代赭石30克（先煎），夏枯草、姜半夏、猪苓、钩藤（后下）各12克。水煎，每日一剂，分两次服。

（18）泻苓汤：健脾利湿，疏肝行气。治内耳眩晕症。泽泻、茯苓各30克，丹参、葛根各20克，白芍、柴胡各15克。恶心呕吐加竹茹、代赭石；头痛加菊花、川芎；听力下降加石菖蒲、枸杞子。水煎，每日一剂，分三次服。连服16剂愈。

（19）泻术汤：治内耳眩晕病。泽泻10克，白术、茯苓、法半夏、益智仁各6克，陈皮、怀牛膝各4克，女贞子、旱莲草、菊花各8克，甘草3克。水煎，每日一剂。

（20）仙鹤草：治美尼尔氏综合征。仙鹤草60克。水煎频服，连服6天即愈。

（21）枣柏汤：健脾益肾，养血安神。治耳源性眩晕。炒枣仁、柏子仁、山药、当归、五味子、龙眼肉各10克。水煎，每日一剂，分两次服。

（22）泽竹汤治：和胃清热，益肾利湿。治内耳性眩晕。泽泻、竹茹各30克。水煎，每日一剂，少量频服。

（23）术泻汤：健脾利湿止晕。治内耳性眩晕症。白术、泽泻各30克。水煎，每日一剂，分三次温服。

（24）生南星汤：健脾利湿，化痰止晕。治内耳眩晕病。生南星、猪苓、半夏各12克，茯苓、泽泻、桂枝各20克，白术15克。水煎，每日一剂，分两次服。

忌口与食疗：

（1）忌暴饮暴食和过食肥腻厚味。各类肥肉、油、肥鹅、肥鸭等均能引起湿滞痰聚。

（2）忌过咸食品，如腌制、海腥、咸肉、咸蛋、咸菜、豆酱、酱制瓜果等。

（3）严禁烟酒，避免劳累和情绪激动。

现代医学认为本病因内耳膜迷路内淋巴液增加，形成积水而引起。中医认为内耳眩晕病由痰蒙清阳，清窍失养引起，所以凡助痰生湿之品均当忌口。应多食渗湿利水之品，如绿豆汤、赤豆汤、鲤鱼汤、米仁汤、麦片大枣汤。

5. 三叉神经痛

三叉神经痛是指面部三叉神经分布区域疼痛如电击一样反复发作，面部肌肉抽搐，流泪等。疼痛多以面颊、上颌、下颌或舌部疼痛最为明显。治宜养血柔肝，平肝熄风，解痉止痛。

（1）五白汤：养血柔肝，平肝熄风，解痉止痛。治三叉神经痛。白芍30克，白蒺藜12克、白附子、白僵蚕、白芷各10克。水煎，每日一剂。配合针灸，8日可愈。

（2）定痛汤：治三叉神经痛。白附子、制南星、白芷、天麻各15克，白僵蚕、升麻、羌活、辛夷、荆芥、防风各12克，川芎30克，全蝎、川乌、草乌、细辛各9克，蜈蚣2条。水煎，每日一剂，五次分服。兼外感风热加金银花12克，葛根15克，生石膏30克。对症一般5剂症状明显减轻，10剂多愈。方中川乌、草乌、细辛有毒性，中毒者可呕吐，恶心，口舌麻木，身肢颤动等，因此服药需注意，多数人服后无副作用，少数人有轻微反应，可将方中川乌、草乌减为3克，反应重者可去之，或者采取多次分服，每次只服10~30毫升亦可。

（3）颅痛宁汤：治三叉神经痛。川芎50克，荜茇、白芷、川椒各50克。水煎服，每日一剂。偏热者加胆南星10克，山栀15克；偏寒者加细辛5克，制川乌15克，川芎用量加大到75克。经十多年临床应用未见副作用，并对血管性头痛、心绞痛、末梢神经炎亦有一定疗效。配合针灸效果佳。

（4）芍药甘草汤：治三叉神经痛。炒白芍18克，炙甘草、制香附、全当归、红花、桃仁、蒺藜各10克，归尾12克，甘菊花、川芎、藁本各6克，生石膏25克。水煎，每日一剂。一般对症连服16剂痛止，痊愈。

（5）化瘀驱风止痛汤：补益气血，驱风化痰，祛瘀通经。治三叉神经痛。生黄芪、玄参各15克，当归、防风各6克，赤芍、桃仁、红花各12克，羌活3克，蜈蚣2条。水煎，每日一剂。一般服药16剂即病除不再发作。

（6）麻附辛汤：治三叉神经痛。麻黄、附子、细辛、防风各9克，川芎、白芷、黄芪、黄连、沉香各6克，玄参、当归各12克，朱砂1.5克，琥珀粉1.5克（朱砂、琥珀粉冲服）。左侧痛加龙胆草15克；右侧痛加生石膏15克；跳痛者加生龙牡各15克；窜痛加生石决明30克；睡眠差加远志、菖蒲各6克，夜交藤30克；口干加石斛15克；病程久者加南红花6克。水煎，每日一剂，连服30剂愈。

（7）三叉止痛汤：治三叉神经痛。荆芥炭、白蒺藜、白僵蚕、炒蔓荆各9克，石决明30克（先煎），延胡索15克，钩藤12克，白芷、陈皮各5克，全蝎粉3克（冲服）。水煎，每日一剂。8剂痛止未发作。

（8）蜈蚣矫正饮：治面神经炎。左侧面部麻木有蚁行感，继则太阳穴、眼面如电流刺激引起抽搐，口角歪斜，口角流涎，舌体左侧有麻木感，讲话饮食均觉不爽。蜈蚣1条（去头足），地龙、当归各12克，赤芍、羌活、防风、白芷、川芎各10克，鸡血藤15克。水煎，每日一剂，8剂即愈。

（9）牵正还五汤：补气活血，祛风化痰，去瘀通络。治面神经炎。症见突然感觉面部麻木，即口角向左歪斜，说话漏风，吃喝口角流水。生黄芪100克，归尾、赤芍、白附子、白僵蚕各6克，地龙、川芎、桃仁、红花各3克，全蝎10克。水煎，每日一剂。5剂见效，8剂痊愈。

（10）玉圣汤：治面神经炎。当归、延胡索各8克，肉桂10克，全蝎3克。水煎，每日一剂，配合针灸月余可愈。

（11）芍药加味汤：治颜面神经痛。症见左侧牙床突然剧烈疼痛，面部抽搐，反复发作。白芍、生牡蛎各 30 克，丹参、甘草、葛根、生黄芪各 15 克。大便干燥加瓜蒌仁 15 克。水煎，每日一剂，8 剂见效，16 剂愈。

（12）川沙汤：温经通络，活血止痛。治三叉神经痛。川芎、北沙参各 30 克，白芷、蔓荆子各 6 克，细辛 5 克。左头痛加黄芪 15 克，右头痛加当归 10 克。水煎，每日一剂，早晨空腹饮。

（13）桃红汤：活血化瘀，祛风止痛。治三叉神经痛。桃仁 10 克，红花 5 克，赤芍、川芎、白僵蚕各 12 克，丹参 30 克，蜈蚣 2 条，全蝎 5 克（冲服）。水煎，每日一剂，配合针灸 8 日愈。

（14）川当汤：疏肝通络，活血止痛。治三叉神经痛。川芎 30 克，当归、丹参、赤芍、白芍各 12 克，柴胡 15 克，黄芩、白芷、全蝎、蝉蜕、地龙各 9 克。水煎，每日一剂，分两次服。

（15）芪当丸：益气活血，温经止痛。治三叉神经痛。黄芪、当归、川芎、地龙各 30 克，细辛 15 克。共研粉，每服 6 克，每日三次。开水送服，30 天为一疗程。

（16）白全散：活血开窍，祛风止痛。治三叉神经痛。白附子 100 克，全蝎 150 克，川芎、白芷、白僵蚕各 200 克。上药研粉拌匀，日服两次，每次 2 克，以热酒调服，10 天一疗程。

（17）芍草汤：滋阴柔肝，养血止痛。治三叉神经痛。白芍 50 克，炙甘草 30 克，酸枣仁 20 克，木瓜 10 克。水煎，每日一剂。配合针灸 16 日可愈。

（18）石膏葛根汤：治三叉神经痛。生石膏 25 克，葛根 25 克，黄芩、甘草、荆芥穗各 10 克，赤芍、蔓荆子、钩藤、柴胡、苍耳子各 12 克，薄荷、全蝎各 6 克，蜈蚣 3 条。目痛加桑叶 12 克，菊花 15 克；牙痛加细辛 3 克，生地 18 克，川牛膝 12 克；大便秘结加大黄 10 克。水煎，分三次。服 8 剂愈。

（19）桑椹子：益肾，生津，止痛。治三叉神经痛。桑椹子（干品）150 克。水煎，分三次服。

6. 神经官能症

神经官能症是神经系统功能疾病的总称，包括神经衰弱、焦虑症、癔症、强迫症和疑病症。共同特点是：①起病与精神因素有关；②症状复杂多样，而详细检查无特殊阳性体征；③关心自己的疾病，迫切要求治疗。诊断时，必须注意排除其他躯体疾病而引起的类似神经官能症。临床表现为失眠，多梦，记忆力减退，食欲不振，或顿足捶胸，号啕痛哭，或全身僵硬，或手足乱舞，或失音，瘫痪耳聋等。治宜活血通阳，补益心气，育养心神，宁神定志。

（1）百合莲子定神汤：治神经官能症（易惊不安）。症见：因惊吓及工作紧张，夜不能寐，易惊，渐至精神恍惚，坐卧不安，烦躁，自汗，善忘，闭户不欲见人，舌质黯黑，无苔，脉弱。炒枣仁、生龙骨、生牡蛎各18克，太子参、桂圆肉、石菖蒲各10克，百合45克，陈皮、莲子心各6克，茯苓12克，浮小麦30克，炙甘草5克，辰砂2克。水煎服，每日一剂，分三次服。配合针灸16日可愈。

（2）益心定志汤：治神经官能症（夜寐不安）。王某，女，32岁，教师。患病两年，夜寐不安，不易入睡，时时惊醒，乏力，心悸健忘，胸闷气短，入夜咽干，纳谷不香，月经不调，日渐消瘦，舌质红绛，无苔，脉细弦稍数。证系气阴虚，治宜活血通阳，补益心气，育养心神，宁神定志。当归10克，紫丹参12克，白檀香、酸枣仁、炙远志、北五味子、桔梗各6克，砂仁3克，煅牡蛎18克。水煎，每日一剂，分三次服，配合针灸，8剂愈。

（3）温胆汤加减：治神经官能症（惊恐失眠）。患者李某，女，24岁，工人。因上夜班受惊，而后恍惚惊恐，心神不宁，坐卧不安，闻声则惊，彻夜不眠，纳呆，脉弦细，舌苔薄白。此乃痰热内扰，胃失和降，神不安宁。治宜清热化痰，和胃安神。陈皮25克，法半夏20克，竹茹、枳实、炙甘草、远志、菖蒲各15克，茯苓30克。水煎，每日一剂，病程短，配合针灸，服8剂即愈。

（4）清肝宁心汤：治神经衰弱（肝郁、气滞）。孙某，女，38岁，干部。患病已两年。头晕脑胀，失眠，近月症状加重，每晚仅能睡3~4小时，伴多梦，晨起觉困乏，小便短黄，口苦苔黄，脉弦细。诊为神经衰弱。证系肝郁气滞，郁久化火，热扰心神。钩藤15~30克，丹参30克，生珍珠母20克，夏枯草、酸枣仁各15克，合欢皮12克，炙甘草3克。心火盛者加黄连3克，连翘2克；纳差加麦芽、佛手各10克。水煎，每日一剂。服8剂后加入当归、朱茯神各10克。再服8剂，配合针灸痊愈。

（5）加味百合汤：治神经衰弱（肝郁气滞，化火伤阴，心阴不足，神无所附）。叶某，女，41岁，干部。近月夜不能眠，心烦，健忘，胸闷，时常长吁短叹，舌质红，苔黄，脉弦数。辨证乃肝郁气滞，化火伤阴，心阴不足。百合40克，夜交藤50克，当归、郁金、香附、连翘、莲子心、甘草各15克，白芍、生地黄各20克，麦芽45克，珍珠母30克。水煎，每日一剂，配合针灸，16剂愈。

（6）血府逐瘀汤：治神经衰弱（瘀血内阻，郁而发热，瘀热扰心，心神不宁）。方某，女，38岁，农民。失眠已8月，常彻夜不眠，伴有头晕欲吐，胸闷，心悸纳差，口苦，乏力。服用多种安眠药无效，多次针灸、服中药效不显。经检查，患者面色发黑、无华，神萎，脉小弦略涩，苔白腻，舌质绛，舌边紫绛，瘀点数个，舌下静脉紫黑色。诊为瘀血内阻，治宜活血化瘀。生地15克，川芎、红花、桂枝、桃仁各6克，当归、赤芍、川牛膝、柴胡、佩兰各10克。水煎，每日一剂，服8剂，加砂仁4克，共服16剂愈。

（7）半夏加味汤：治神经衰弱（阴阳失调）。桑某，男，48岁。近一年夜卧不寐，日夜加重，乃至通宵不眠，伴有自汗，纳食不香，时吐涎味，周身困乏，耳鸣头晕，脉沉，舌苔正常。曾服中药、针灸无效。诊为阳不入阴，阴阳失调。法半夏12克，秫米（高粱米）30克，夏枯草、紫苏叶各10克，百合32克。水煎，每日两次服，4 剂见效，8 剂即愈。

（8）交泰汤：治神经衰弱（心肾不交）。汤某，女，23 岁。失眠已半年，头昏，目眩，咽干，口渴，喜热饮，上半身自觉发热，下半身发凉，面赤神差，夜尿多，大便难，月经提前，色质黯红，八天始净。诊其六脉稍数，左三部沉细，右尺沉弱，舌尖红，苔黄白，经常痔疮出血，并有妇科之疾。诊为阴血亏虚，心阴不足，乃致心肾不交。治宜滋阴降火，交通心肾。黄连、肉桂各 8 克，玄参 12 克。水煎，每日一剂，分三次服，8 剂见效，16 剂愈。

（9）神衰汤：治神经衰弱（肝阴不足，肝阳上亢，心火偏旺，胃失和降）。高某，女，20 岁，学生。由于刻苦学习，致使严重失眠年余，每晚只能入睡一小时许，食欲差，常有嗳气，舌质淡青，脉弦细。诊为肝阴不足，肝阳上亢，心火偏旺，胃失和降。石决明、珍珠母、夜交藤、淮小麦各 12 克，钩藤、菊花、丹参、赤芍、合欢皮、竹叶各 10 克，炙甘草 5 克。水煎，每日一剂。服 8 剂，加入炒枣仁 10 克，又进 8 剂愈。

（10）百合安眠汤：治神经衰弱（劳倦内伤，肾阴亏虚，水火不济，心肾不交）。吴某，男，22 岁，学生。因功课压力太大，精神紧张，经常失眠，睡片刻即惊醒，醒后心悸，心烦不能入睡。近月来病情严重，彻夜不眠，头晕神疲，健忘，面色无华，食欲不佳，二便尚可，舌红、苔薄，脉细而弱。治宜滋阴清热，交通心肾。百合 25 克，炒枣仁 12 克，龙骨、熟地、黄芪各 15 克，柏子仁、当归、远志、冬葵子各 10 克，五味子、陈皮各 6 克，制首乌、龟板各 24 克。水煎，每日一剂，4 剂见效，8 剂愈。

（11）益精壮阳丸：治性神经衰弱（阳痿），阴阳两亏。王某，男，36 岁，干部。有年余时间阳事不举，有时滑精，小便后有白浊，腰以下怕凉，心悸气短，失眠健忘，面青黑不泽，体质肥胖，表情苦闷，怕风，语言低微，脉弦细无力，尺脉沉迟。治宜滋阴壮阳益肾。熟地、山萸肉、山药、枸杞各 15 克，茯苓、肉苁蓉、锁阳、巴戟肉、白参、炒枣仁、菟丝子各 12 克，淫羊藿叶 30 克，天门冬、甘草各 10 克，鹿茸 6 克。共研细粉，炼蜜为丸，每日三次，每次 10 克，白开水送服，忌食腥冷之物。共服两剂愈。

（12）逍遥汤加减：治性神经衰弱（忧郁伤肝，肝气郁滞）。江某，男，32 岁，干部。婚后 5 年无子，甚为苦闷，同房阴器不用，肋胁胀痛，腰膝酸软，心悸不寐，形寒肢冷，纳差，便溏，小便黄，数年求医无效。治宜疏肝理气。柴胡、全当归、炒白术、金铃子各 10 克，杭白芍 12 克，云苓 13 克，薄荷、炙甘草各 6 克，小茴香 3 克。水煎，每日一剂，4 剂见效，8 剂愈，三月后其妻怀孕得一子。

（13）补子丸：治性神经衰弱（肾阳虚衰、精关不固）。宋某，男，26 岁，农民。与妻同房阴茎不能勃起，或勃而不坚，多方中西医治疗年余效果不佳。近日出现滑精、遗精，并伴有腰膝酸软无力，时而发冷，记忆力减退，头昏脑胀，尿频，纳差，极为苦闷，舌质苔白，脉虚弱。治宜补肾助阳，益肾固精。补骨脂 240 克盐水炒、云苓 120 克，韭菜子 60 克。将上药浸入陈醋内，醋高于药面一指，煮化，冷干为粉，装胶囊，每服 10 克，每日早晚各一次，一剂见效，两剂愈。

（14）九子回春汤：治性神经衰弱（肾虚精亏，命门大衰）。王某，男，41 岁，干部。阳器不举已两年余，伴有小便淋沥不尽，腰膝酸软，头目眩晕，面色无华，脉沉尺虚，舌苔淡嫩。治宜补肾固精。菟丝子、覆盆子、枸杞子、淫羊藿各 25 克，金樱子、韭菜子、石莲子各 15 克，蛇床子、五味子、补骨脂各 5 克，大熟地、淮山药各 25 克。水煎，每日一剂，分三次服。海鹿散、海马、鹿茸、红参各 10 克，肉桂（去枝皮）3 克，共研细粉，每晚 2 克，以九子回春汤送服，15 日为一疗程，每疗程间隔 5 天，服药需坚持 1~3 个疗程。

### 7. 精神分裂症

精神分裂症多因郁怒不消，气恼，神经受伤，失恋等精神刺激，出现时哭时笑，不寐不食，语无伦次，骂人，摔物，行凶打人等精神分裂现象。

青壮年发病较多，多有复发。分裂样性格，表现为胆小、孤僻、好幻想，喜钻牛角尖等。思维散漫，说话缺乏逻辑性、连贯性，不能讲明问题。妄想，妄想对象容易变化，包括被迫害、钟情、疑病、夸大等妄想类型。情感反应及思维活动分裂，对人冷淡，无故哭笑，生活懒散，悲观厌世，情绪可无故而持久地高涨或低落，动作古怪，毁人，伤人自伤，有幻觉状态，多表现为幻听。

中医辨证：情绪兴奋、行为狂躁者为狂症。情绪低沉、行动迟钝、表情淡漠者为癫症。治宜清心泻火，平肝止痉，涤痰开窍。

（1）平狂汤：治精神分裂症（肝郁气滞，气火痰升，上扰神明）。女，16 岁，因郁怒不消，受惊吓而狂言吼叫，不识亲人，打人骂人，哭笑无常。金礞石 25 克，郁金、二丑、生桃仁、生大黄各 15 克，三棱、莪术、枳壳各 10 克，木香、干姜各 5 克，芒硝 30 克（分冲剂）。水煎服，每日一剂。泻重者可两日一剂。根据临床观察，一般服后腹泻重者多疗效佳，其泻下物可为水样、黏液样、血样、泡沫样。此物排之越为干净，其治愈希望越大，但应注意不使脱水为宜。服 8 剂愈。

（2）狂醒汤：治精神分裂症（气火交郁、热与血结、腑气不利，瘀热上熏）。李某，女，21 岁。新产已月余，与邻人口角气恼而致精神失常，骂人摔物，势要打人，喊唱不休，烦躁不眠，已十昼夜不眠，精神亢奋。曾用冬眠灵等药无效。两目发直，大便三日无解，脉弦滑有力，唇红绛，苔黄。治宜通腑泻热，行瘀散结。柴胡、丹皮、核桃、生姜各 12 克，大黄、枳实、赤芍、半夏、竹茹、栀子、郁金、陈皮各 10 克。水煎，每日一剂，一剂见效，两剂即愈。

（3）大黄韭龙汤：治精神分裂症（湿热痰火，上扰心窍）。郝某，男，26 岁，农民。因精神受挫，沿街叫骂，通宵不寐，胡言乱语，刚暴不惧，毁物伤人，两目直视，面带怒容，舌尖红，苔根黄，脉弦滑数，130 次/分钟。此为实热痰火，上扰心窍。大黄 30~60 克，活地龙 50~70 克，韭菜汁 100 毫升。先将地龙洗后切断，于瓦缸中文火煎熬 1~2 小时，取汁约 350 毫升，冲入大黄浸 2 小时，其后煎片刻，待放温后兑入韭菜汁服，每日一剂，分 2~3 次服。此方服两剂后再服仿生铁落汤：生铁落 300 克，珍珠母 40 克，磁石 30 克（三味药先煎 60 分钟），麦门冬 20 克，橘红、胆南星、菖蒲各 10 克，远志 6 克，郁金 12 克，丹参、茯神各 25 克，炙甘草 10 克，小麦 30 克。服 8 剂基本治愈。后以百合汤巩固疗效。百合 30 克，知母 15 克，小麦 30 克，炙甘草 10 克，丹参 22 克，珍珠母 40 克。服 8 剂病愈。

（4）龙牡汤：治精神分裂症（痰热内结，上扰心神）。关某，女，36 岁。因精神受刺激急躁而不安，气逆胸闷，情绪抑郁，不饥不食，时而悲伤啼哭，不能自主，有时跑到街巷自言自语，或高喊吼叫，时而伴乍寒乍冷，项背如灼，头晕痛，咯吐黏痰，口燥咽干，脉沉弦细，舌苔薄白。此乃肝郁气滞，郁而化火，火灼伤津，敛津为痰，痰热上扰，心神不宁。治宜清热化痰，宁心安神。生龙骨、生牡蛎各 30 克，白薇、橘叶、生地、生白芍、川牛膝各 12 克，玄参、麦门冬、山栀子、竹茹各 10 克，炒枳壳 6 克，生甘草 3 克。水煎，每日一剂，早晚两次服。并配朱砂 12 克，琥珀 18 克，共研为粉，分作 12 包，每晚睡前服一包，温开水送服，每服四晚停一晚。连用汤剂 24 剂，朱珀散 2 剂，愈。

（5）铁落汤：治精神分裂症（痰火上炎，阻闭心窍）。胡某，男，28 岁，农民。因家事不和，感受风寒，过服鹿鞭，其后即突然毁物伤人，不避亲疏，登堂弃衣，力大倍常，秽洁不分，不知饥饿，面色赤黯，舌紫红，苔黄脉弦大。此乃痰火上炎。投以铁落汤：麦门冬、天门冬、浙贝母、丹参、玄参、茯苓、茯神、钩藤、连翘各 12 克，陈皮、胆南星、石菖蒲、远志各 5 克，朱砂 3 克（分冲服），生铁落 200 克（先煎 60 分钟）。水煎，每日一剂，8 剂见效，16 剂即愈。

（6）龙胆泻肝汤：治精神分裂症（肝胆实火，兼挟痰浊，蒙闭心窍）。徐某，女，22 岁。新婚半年，所愿不遂，气恼，随发狂症，昼夜不眠，语无伦次，时而狂叫、狂笑不已，登桌歌舞，面红体实，舌苔黄，脉滑数有力。此乃肝胆郁火挟痰，蒙闭心窍。治宜清泻肝胆，豁痰开窍。龙胆草、山栀子、黄芪、郁金各 10 克，炒柴胡、黄连各 3 克，生地黄、玄明粉各 12 克，陈胆南星、菖蒲各 6 克，生大黄、熟大黄各 15 克，生铁落 30 克。水煎，用药 2 剂，大便畅通，色泽黑褐，质如胶状，神清，语言中肯。又投以丹栀逍遥汤 6 剂：丹皮、山栀子、黄芩、当归、白芍、茯苓、白术、郁金各 10 克，甘草、薄荷各 4 克。水煎服，每日一剂，遂病愈。

（7）豁痰定狂汤：治精神分裂症（恼怒伤肝，气郁化火，灼津成痰，痰热上扰，蒙闭心窍）。李某，男，21 岁，农民。由于工伤受刺激而精神失常，狂躁不安，力大倍常，时而胡言乱语，语无伦次，脉弦滑有力，七人才按住。生龙骨、生牡蛎、石决明、珍珠母、金礞石各 30 克，龙胆草、天竹黄、矾郁金、旋覆花、代赭石、黄芩各 10 克，沉香 5 克，大黄 6 克。水煎，每日一剂。甘遂 1.5 克，朱砂 1.5 克，共研为细粉，用汤剂冲服，隔日一次，待狂症平复减去甘遂。药服 4 剂后病症基本已除，每服药后大便秽浊黏垢 2~3 次。后去甘遂，再服 6 剂愈。

（8）补虚安神汤：治精神分裂症（体虚而内挟风痰，上扰神明，神不内守）。吴某，女，46岁，教师。七年前由于生育后失眠，伴有幻听，疑人告发她责罚学生，吃过量安眠药。经过针灸，久治无效，现已三天三夜未寐，室内走动徘徊，纳食无味，面呆苍白，喃喃自语，语言不清，脉沉细，舌淡苔白。此是气血亏虚，神不安舍。西党参、枣仁各15克，黄芪12克，茯苓、柏子仁各10克，法半夏、当归各6克，枳壳、陈皮各5克，全蝎3克，肉桂2克，珍珠母30克，猪胆1只（内装川芎粉末1.5克，管口扎实防胆汁外溢）。水煎，每日一剂，共服16剂愈。

## 8. 自主神经功能紊乱

自主神经功能紊乱常引起头晕，耳鸣，心悸，便溏，四肢疲力，胃纳欠佳。且每夜盗汗，即刚一睡热即冷汗淋漓，醒即汗止。突出表现为盗汗，自汗。中医辨证：心肺阴虚，营虚不守，卫气不固，痰浊内结，扰乱神明，气阴不足，肝郁气滞，郁而化热，痰湿内生，内扰心神，大汗陷阳。治宜宁心安神，滋阴敛汗；除痰开结，解郁定志，补气固表，养阴敛汗；舒肝解郁，和胃化痰，清养心神，扶阳敛汗。

（1）柏子仁汤：治盗汗，自汗（心肺虚热，营虚不守，卫气不固）。沈某，女，42岁，农民。精神萎靡不振，头晕，耳鸣，目眩，气短无力，一动即出汗，夜睡熟盗汗，醒即汗止，苔薄，舌尖红，脉细弱。柏子仁、党参、浮小麦各15克，白术、五味子、麻黄根各10克，姜半夏6克，牡蛎20克，红枣6枚。火旺者加黄连2克，黄芩6克；脾虚便溏加淮山药30克，芡实10克；自汗甚者加黄芪15克，防风2克；阳虚甚者加淡附子3克。水煎，每日一剂，分两次服。对症一般4剂见效，8剂即愈。

（2）当归止汗汤：治盗汗（气阴不足）。郑某，男，26岁，教师。夜间盗汗，睡时汗出，醒即汗止，睡衣尽湿，不得安卧。多处求医无效，舌质淡，脉沉细。当归身（用女子乳汁浸30分钟，捞出晾干入药）30克，白芍12克，龟板30克（先煎一小时），白术、石斛各10克，防风、五味子各6克，甘草3克，玉竹、生黄芪各15克。水煎，每日一剂，早晚服两剂，4剂即愈。

（3）温胆汤加味汤：治自主神经功能紊乱（久伸频作）。郝某，男，48岁，干部。自觉胸中烦闷，惊悸失眠，呕逆食少，口苦，时而久伸为快，其后久伸阵阵发作频繁。每次发作持续长达一小时，久伸少则十次多至百次，且不能自制。久伸发作时涕泪交流，发作后少气懒言，体软如泥，面颈肌肉疼痛，痛苦异常，多方求医无效。柴胡、杭白芍、香附、川芎、枳实、陈皮、半夏、云苓、薤白、远志各10克，竹茹12克，瓜蒌15克，菖蒲16克。水煎，每日一剂，分三次服。服药8剂，症状明显减轻。于原方加入丹参25克，枣仁、栀子各12克，夜交藤30克。服8剂。原方又加入枸杞子15克，桂圆肉8克，滋肝肾，养心神。又尽8剂痊愈。

（4）抚阳敛汗汤：治多汗。包某，男，39岁。体胖，心悸气短，经常出汗，夏日大汗淋漓，畏风垂帘，唇紫面绀，面色苍白，四肢冷，脉虚不敛而见散乱，舌淡，苔薄。熟附片30克（先煎一小时），肉苁蓉、生地、山萸肉、巴戟、五味各12克，党参、生黄芪、桂圆肉各 60 克，鸡血藤 20 克，桂枝 3 克，生白芍 10 克，金樱子 25 克。水煎，每日一剂，4 剂大汗已止，四肢转暖。原方减去附片、肉苁蓉、生地、桂枝、白芍、桂圆肉、巴戟，加鸡内金 10 克，山楂 15 克。又进 8 剂，诸症解除病愈。

### 9. 肋间神经炎

临床多表现为肋间神经分布区经常性疼痛，发作性强，常因深呼吸或咳嗽、打喷嚏而激发或加剧疼痛，疼痛呈束带样，可由带状疱疹引起，也可由于邻近器官或组织的病变所致。

（1）丹脂息痛汤：治肋间神经痛（肝郁气滞，郁血内阻）。于某，男，34 岁。因家事争吵，精神不爽，引起肋间神经痛，脉弦涩，苔白。丹参、香附、佛手、白芍、延胡索各 12 克，炒灵芝、当归、柴胡各 10 克，三七粉 3 克（冲服），甘草 6 克。水煎，每日一剂，4 剂见效，8 剂即愈。

（2）归参汤：活血消炎，行气止痛。治肋间神经痛。当归、丹参、乳香、没药各 15 克，柴胡、郁金各 6 克，瓜蒌皮 12 克，薤白 10 克。水煎，每日一剂。

（3）柴枳汤：疏肝解郁，行气止痛。治肋间神经疼痛。柴胡、枳实、川郁金各 8 克，白术、瓜蒌皮各 12 克，薤白头 10 克，甘草 3 克。疼剧加制乳香、制没药各 8 克，或川楝子 10 克；胸闷加半夏、杏仁各 10 克；失眠加五味子 10 克，酸枣仁 15 克；心悸加煅牡蛎 30 克；有瘀血加丹参 30 克；血虚有热加生地 20 克，黄芩 10 克；腹胀加广木香 10 克；纳呆加生麦芽 30 克；大便秘结将瓜蒌皮改全瓜蒌 30 克。水煎，每日一剂，分两次服。

### 10. 多发性神经炎

多发神经炎，也称周围神经炎、末梢神经炎，是由于中毒、感染、外伤营养缺乏及代谢障碍等引起的多发性神经损害，表现为肢体远端对称性感觉异常、无力，肌张力低下，及皮肤对称性变薄，无光泽，脱屑变冷，苍白或青紫，汗多或无汗，指（趾）甲粗糙、松脆。任何年龄均可发病。

（1）益气行滞汤：益气行滞，活血消炎。治多发性神经炎。党参、白术、当归、川芎、桃仁、地龙、赤芍各 10 克，茯苓 12 克，甘草、桂枝各 6 克，黄芪 15 克，生姜 3 克，大红枣 8 枚。阳虚加肉桂、附子各 10 克；肝肾阴虚加旱莲草、女贞子、龟板各 10 克；手腕或足背下垂加生麻、柴胡各 10 克，重用黄芪、党参各 50 克；行走摇摆加白僵蚕、全蝎、天麻各 10 克；痰热加苍术、黄柏各 15 克；皮肤溃疡加蒲公英 15 克，地肤子 10 克；肾精不足加黄精 20 克，川断、巴戟天各 12 克。水煎，每日一剂，分三次服。

（2）起痿汤：治多发性神经炎（体虚，寒湿侵袭，气血受阻，筋脉不舒）。高某，男，26 岁。自述房事后下河捞物，后双膝发麻，四肢痿躄不用，阴囊紧缩入腹。多处求医无效。生黄芪 30 克，西洋参、炒麦芽、伸筋草各 15 克，制马钱子 1.5 克。水煎，每日一剂，8 剂见效，16 剂愈。

（3）健步强筋汤：治多发性神经炎（体虚，瘀血内阻，复感外邪，邪闭经络）。邓某，男，16岁。下肢无力，行走易倒，腿疼，近日逐渐向上蔓延，双下肢活动受限，颈部无力，双上肢亦无力，脉游细，舌淡红，边有紫瘀，苔薄黄。多处求医无效。黄芪60克，当归、杜仲、狗头骨各15克，白芍、赤芍、防风、秦艽、威灵仙、陈皮各12克，川芎、桃仁、红花、川牛膝、木瓜各10克，甘草、生姜各3克。上肢瘫痪者加羌活12克；下肢瘫痪者加独活12克；面瘫加全蝎3克，蜈蚣1条。水煎服，每日一剂，分三次服，儿童用量酌减。服用近半年康复如常。

（4）补益强痿汤：主治多发性神经炎（脾虚气弱，下元亏损）。王某，男，36岁。四肢瘫痪，多处治疗三月无效。自述发病时头痛，发烧，全身痛，继而手足、指尖疼痛发麻，有手套、短袜样异常感觉，有蚁行感。板蓝根、鱼腥草、金银花各30克。水煎服，每日一剂，连服8剂，身发热得以控制，再改用蔷薇汤：黄芪20克，当归、川牛膝、菟丝子各15克，木瓜、白术、熟地、茯苓各12克。水煎，每日一剂，分三次服。服60剂愈。

（5）三妙丸加味汤：治多发神经炎感染（湿热走注，流散筋骨）。尚某，男，21岁，社员。发热三天，双手不听使唤，持物无力，三天后不能持匙吃饭，不能走路，体温37.2℃，四肢呈弛缓性瘫痪，自主运动基本消失。苍术30克，黄柏、石斛各20克，川牛膝、川断、大青叶、连翘各15克，鸡血藤、金银花、板蓝根各25克，蒲公英50克，滑石22克，甘草10克。水煎，每日一剂，分三次服。8剂见效，16剂恢复正常。

## 11. 面神经麻痹（面神经炎）

发病急速，部分患者发病前耳郭、面部有轻度不舒，后下眼下翻泪液外流，眼睑闭合不全，患侧额纹消失，不能皱眉，口角歪向健侧，露齿或笑时更明显，不能作鼓腮、吹哨动作。治宜补气散瘀，祛风化痰，祛瘀通络，温经活络。

（1）蜈蚣矫正汤：治面瘫（风湿痰阻，郁停经脉）。曾某，女，45岁，农民。突然右侧面部阵阵抽搐，口角向左侧歪斜，讲话笑时更为明显，右侧面部有麻木感，头痛，头晕，恶心等，脉弦紧而滑苔薄白。此乃风湿痰阻。蜈蚣1条（去头足），地龙、当归各12克，赤芍、羌活、防风、白芷、川芎各10克，鸡血藤15克。水煎，每日一剂，4剂见效，8剂愈。

（2）补阳还五汤：治面神经炎（气虚兼挟痰，瘀滞经脉，上犯头面）。张某，男，24岁，农民。忽感面部麻木，口角向左侧歪斜，讲话漏风，吃饭、喝水从口角外流。曾中西医多方治疗无效。生黄芪100克，归尾、白僵蚕、白附子、赤芍各6克，干地龙、川芎、桃仁、红花各4克，全蝎10克。水煎。每日一剂，4剂见效，8剂愈。

（3）玉圣汤：治面神经炎（气血虚亏，风寒侵袭、静脉阻滞）。李某，女，26岁，工人。患者自述8岁时因感冒后口眼向一侧歪斜，当时治疗年余无效即未治，至今左侧面部肌肉松弛，鼻唇沟消失，鼓腮漏气，眼睑不能闭合，口角向右侧歪斜。乃系风寒之邪久留,静脉阻滞。当归、延胡索各8克,肉桂10克,全蝎3克。水煎,每日一剂,分两次服,16剂。配合针灸地仓、下关、颊车、耳门、攒竹、太阳、风府、曲池、百会,针16次,针药并用,五官复正,久疾得愈。

(4)芍蛎汤:治颜面神经痛(肝火所养,肝风内动)。治宜柔肝熄风活络。齐某,女,51岁,工人。左侧颜面及牙床突然发生剧痛,面抽动反复发作,以后逐渐加剧,发作次数增多,每次发作持续数秒或数十秒,微而拂面或咀嚼不慎时均可发作,吃鱼虾后尤为明显,痛如锥钻。左颧骨下、左耳前痉挛抽动,发作剧烈无法忍受,号呼哭叫,严重影响睡眠与饮食,烦躁不安,欲寻短见。多处求医,中西医治疗均无效。患者脉沉细弦是阳明胃中有热,治当柔肝熄风活络,清胃排毒。白芍、生牡蛎各30克,丹参、甘草、葛根、生黄芪各15克,瓜蒌仁18克。水煎,每日一剂,分三次服。8剂见效,16剂病愈。

### 12. 坐骨神经痛

坐骨神经痛是指坐骨神经通路及其分布区疼痛,即在臀部大腿后侧、小腿后外侧和足外侧疼痛。其病因较多,如坐骨神经炎、腰椎间盘脱出、脊椎炎、椎管肿瘤、腰肌劳损等。可分为原发性和继发性两种,继发性又分为根性和干性两种。中医认为坐骨神经痛是一种顽固性痹症。因风寒湿三气杂至,侵犯人体后,使气血瘀阻,脉络不通,故引起筋脉拘急而痛,下肢凉麻,疼痛顺沿大腿前面及内侧传递,疼痛在下肢运动时加剧,兼有腰疼。治宜祛风除湿,温经通络。

(1)参藤汤:养血活血,疏风通络。治坐骨神经痛。丹参30克,钩藤、豨莶草各25克,蜈蚣2条,赤芍、川牛膝各12克,木瓜、柴胡各10克,甘草3克。水煎,每日一剂,分三次服。对症16剂可愈。

(2)黄木汤:治坐骨神经痛。生黄芪30克,木瓜、延胡索各20克,赤芍、白芍、当归、怀牛膝各15克。水煎,每日一剂,早晚服,8剂见效,16剂愈。

(3)黄当汤:治坐骨神经痛。黄芪、当归、鸡血藤、川牛膝各30克,防风、寻骨风各15克。腰椎异常加狗脊、薏苡仁、丹参各30克。水煎,每日一剂,分三次服。24剂可愈。

(4)活络去寒汤:治坐骨神经痛。生黄芪25~50克,当归20克,丹参30克,桂枝10~15克,生白芍25克,乳香、没药、川牛膝、木瓜、甘草各15克,鸡血藤50克,干姜5~10克。风寒胜者加麻黄10克,细辛5克,附子8克;腰椎间盘突出加者加补骨脂、杜仲、胡桃肉各15克;有外伤者加红花、桃仁、地鳖虫各10克。水煎,每日一剂,分三次服。

(5)乌头汤:治坐骨神经痛。制川乌(先煎两小时)、黄芪、白芍各15克,麻黄、红花各6克,桂枝、当归、川芎、川牛膝、炙甘草各10克,蜈蚣2条。兼有热象加知母、黄柏各10克;瘀痛重者加川芎、红花、当归各15克,桃仁12克;久病气虚,黄芪加大至50~100克,党参30克。水煎,每日一剂,分三次服。

（6）麻黄汤：祛风利湿，活血通络。治坐骨神经痛。麻黄、生姜、甘草各10克，补骨脂、狗脊、川牛膝各25克，川乌、草乌各5克，乳香、没药、威灵仙、土鳖虫各15克，豨莶草30克。寒胜重者重用麻黄、川草乌；湿胜重者加防己12克，薏苡仁30克，苍术15克；血瘀甚者加赤芍、木瓜、桃仁各10克；足膝无力加五加皮、黄芪、地龙、鹿角胶各10克。水煎，每日一剂。

（7）麻苡参汤：祛风散寒，渗湿镇痛，通利血脉。治坐骨神经痛。麻黄20～30克，薏苡仁20～50克，党参、木通、甘草各15克。水煎两小时，每日一剂，分两次服。4剂为一疗程。神经官能症、心血管病患者忌服。

（8）膝术汤：清热利湿，活血通络。治坐骨神经痛。川牛膝30～50克，苍术20克，黄柏10克。水煎服，每日一剂，分两次服。

（9）仙甲通络汤：祛风通络，活血止痛。治坐骨神经痛。威灵仙12克，独活、炮山甲、延胡索、五灵脂、丹皮、制没药、香附、川牛膝各10克，川芎、炙地鳖虫各6克。水煎，每日一剂，早晚服。

（10）回妙汤：清热利湿，活血通络。治坐骨神经痛。玄参、当归、金银花各30克，甘草5克，仙灵脾、千年健各10克，五加皮、川牛膝各12克。水煎，每日一剂，分三次服。

（11）八味柔肝汤：补血活络，通络止痛。治坐骨神经痛。白芍、生地黄各30～60克，枸杞子、制首乌、当归、木瓜各15克，川芎10克，淮牛膝20克。水煎，每日一剂，分两次温服。

（12）望江南：祛风散寒，活血通络。治腓肠肌痉挛。望江南30克，怀牛膝10克。水煎，每日一剂，分两次服。

（13）新方桂枝汤：治坐骨神经痛。病因风寒湿痹，阻滞经络。刘某，男，45岁，干部。因受寒右侧臀部胀痛牵及右下肢，行走困难，活动加剧。曾多次中西治疗无效。桂枝30～60克，白芍15～30克，甘草6克，黄芪30克，当归、川牛膝、独活各15克，生姜5片，大枣10枚。水煎，每日一剂，4剂见效，8剂病愈。

（14）加减千金乌头汤：治坐骨神经痛。病因风寒湿邪，内袭静脉。邵某，女，34岁，干部。腰骶部及右腿疼痛，西医诊治两年多，服用激素、维生素，局部封闭，穴位扎针，拔火罐，喝中药均无效。制川乌、熟附子、肉桂、蜀椒各10克，细辛3克，独活、防风、秦艽各15克，干姜5克，当归30克，白芍、茯苓各12克，甘草3克，大枣6枚。腰痛甚者加杜仲、川断、川牛膝各12克；气虚加人参10克，黄芪30克；肢体麻木加全蝎、地龙各10克，蜈蚣2条；口渴便秘去肉桂、附子、蜀椒、细辛。水煎，每日一剂，分三次服。8剂见效，16剂愈。

（15）当归回逆汤：治坐骨神经痛。病因风寒湿邪，阻闭经络。李某，男，34岁，农民。右侧腰骶部疼痛，向右腿后外侧传至小腿及足背部，右下肢屈伸不利，行步困难，活动疼痛加剧，右肢冷，脉沉细，舌体胖嫩，舌质淡，苔薄白，系风湿寒三气杂至，合而成痹。已治疗年余未愈。当归、川断各15克，桂枝、杭白芍、木通、川牛膝、独活、木瓜、地龙、防己各 12 克，细辛 3 克，生甘草、全蝎各 5 克，蜈蚣 3 条。水煎，每日一剂，8 剂见效，16 剂愈。

（16）加味桂乌汤：治坐骨神经痛。病因寒湿之邪内传经络，气血瘀阻。姜某，女，38 岁，农民。腰骶部疼痛，疼痛从右骶尾部至大腿后外侧向腘窝、小腿部传布，呈持续性钝痛，有时呈阵发性加剧，呻吟不止，右侧活动受限，活动痛剧，足背有麻木感。经中西医治疗年余无效，后在某医院手术治疗，卧床三月仍无效。桂枝 12 克，白芍 30 克，丹参 35 克，制川乌、炙甘草、制乳香、制没药、川牛膝、木瓜、桃仁、全蝎各 10 克。8 剂见效，16 剂愈。

（17）独活寄生汤：治坐骨神经痛。病因寒湿之邪阻于脉络。叶某，男，38 岁。右臀部及右下肢疼痛、发麻，活动后加重。后病情加重，用小针刀治疗，打针、输液、吃药都无效。独活、当归、川牛膝、伸筋草、秦艽、茯苓、路路通、地龙各 12 克，苍术 6 克，青木香 10 克，肉桂、附子各 10 克。4 剂见效，8 剂愈。

（18）柴桂温络汤：治坐骨神经痛。病因寒湿凝滞，寒郁经脉。李某，男，34 岁，工人。左下肢疼痛不能行走，左下肢微显浮肿，活动痛剧。柴胡、桂枝、白芍、炒茴香、云苓、延胡索、川牛膝、川楝子、熟附子各 10 克，当归 15 克，甘草、生姜各 6 克。水煎，每日一剂，4 剂见效，8 剂愈。

（19）加减阳和汤：治坐骨神经痛。病因寒凝气滞，瘀阻经脉。王某，女，37 岁，农民。腰牵左腿痛，小腿疼甚，行走困难。麻黄 10 克，熟地 20 克，油桂 5 克，白芥子、焦白术、桃仁、赤芍、茯苓、生甘草各 15 克，鹿角霜 50 克，玄胡 25 克。水煎，每日一剂，早晚服。

（20）通络镇痉汤：治坐骨神经痛。病因风湿下注，流窜经络，阻通气血。吴某，男，38 岁，教师。疼痛自右侧臀部至右下肢外侧，放射至足踝处，疼痛发胀麻木，步履极为困难，口苦，舌质红，苔黄，脉弦数。治宜祛风胜湿，通经活络。丹参 45 克，钩藤 30 克，血竭、柴胡各 6 克，豨莶草 15 克，地龙 12 克，蜈蚣 2 条。口苦，舌苔黄，脉数者，加银花 30 克，黄柏 10 克，苍术 6 克；偏寒者加桂枝 10 克，附片 6 克；偏湿重，麻木酸胀者，加薏苡仁 30 克，通草 6 克，桑椹 15 克；屈伸不利加九节风、续断各 15 克，木瓜 6 克；有外伤史兼瘀血者，加红花 6 克，骨碎补 15 克。水煎，每日一剂，分三次服。8 剂见效，16 剂愈。

（21）芍药甘草汤：治坐骨神经痛。病因劳伤筋脉，气血不运，经络不通。江某，女，38 岁。因腰部扭伤，其后右下肢自臀部大腿后侧，小腿外侧至足背疼痛反复发作，因伤累加重。曾服中西药疗效不佳，右腿肌肉稍显萎缩，拘急紧收，面色白，表情痛苦，足膝酸软屈伸不利，脉沉无力，舌质淡，苔薄白。此乃久病气虚，气血不运，筋脉失养。生白芍、炙甘草各 50 克，延胡索 15 克，罂粟壳 15 克。左侧痛甚加丹参 20 克；右侧痛甚加黄芪 20 克；寒重加川草乌各 8 克。水煎，每日一剂，16 剂愈。

（22）通经行痹汤：治原发性坐骨神经痛。证属寒湿痹阻，气血凝滞。曹某，女，33 岁。右腿痛 2 年，近两月加重，痛自右臀部沿右腿外侧及后侧向腿部下肢放射，症状时轻时重，冬季为甚。长期中西医治疗无效。桂枝、威灵仙、川牛膝、制乌头各 10 克，白芍 30 克，炙甘草、独活各 8 克，生姜、全蝎各 7 克，大红枣 15 克，徐长卿 20 克，苏木 15 克。水煎，每日一剂。8 剂痛减，后去乌头再进 8 剂，愈。

### 13. 痿症

痿症是肢体弛缓，软弱无力，不能随意运动的一种疾病。四肢痿弱无力，举动不能，若痿疲不用之状，其病主要因脾胃湿热，肾水亏虚，水不制火，肺受火刑，上枯下湿，以致津涸髓竭，不能营养筋骨。在治疗上，应以清热燥湿，兼补肝虚为主。

（1）下和散：清热燥湿，兼补肝肾。治下痿症。熟地、山萸肉、山药、茯苓、炒杜仲、川牛膝、当归、香附各 25 克，晒干共研细粉；生黄豆 350 克，炒熟研为细粉。以药粉 10 克，兑黄豆粉 10 克，调匀，再用木耳 9 克，泡开洗净，于饭前 2 小时以木耳蘸药粉食之，每日吃一次，不可间断。服药期间常用手按揉关节，腿能弯曲时可以扶床慢慢练习走动。治疗及时，百日内可康复病除。

（2）茅头汤：健脾燥湿，祛风通络。治痿症。茅苍术、防风、薏苡仁各 30 克，浮萍 15 克。寒加附子；湿加蚕沙；痰加半夏、远志、菖蒲；上肢加桂枝；下肢加川牛膝；经络不通加丝瓜络、伸筋草。水煎，每日一剂，早晚服。16 剂可愈。

（3）匡黑汤：治重症肌无力，斜视复元，目闭无力，语声低，吞咽困难，颈项不能抬。亦治中风面瘫，口眼歪斜。生地、石斛、石决明、茯苓各 12 克，白芍、麦门冬、枣仁、天麻、白附子、天竹黄各 10 克；炙甘草、全蝎、菖蒲各 5 克，白僵蚕 6 克。阴虚加龟板；气虚加黄芪、党参；肾虚加枣皮、杜仲。中气虚弱或痰湿所困者忌服。水煎，每日一剂，分三次服。

## （八）运动系统疾病

### 1. 落枕

落枕，又称失枕，因闪挫或睡眠时枕头不合适，而引起项颈强痛。发病者多成年人，冬春二季多发，多因睡眠时枕头过高、过低、过硬，或睡眠姿势不正确，头颈过度偏转，而使局部肌肉过度紧张状态所致。常见颈部疼痛，头歪向患侧，活动欠利，不能自由旋转后颈等。治宜活血通络。

葛根汤：治疗落枕。葛根 30 克。水煎，每日一剂，早晚服。一般 4 剂病除。

### 2. 颈椎病

颈椎病，又称颈椎综合征，是由于颈部受风寒、外伤、劳损等因素所致的颈椎生理曲度改变和椎间盘、关节等组织的退行性变化，从而压迫神经根或脊髓而出现的症候群。治宜祛风通络，活血止痛，温经散寒。

（1）羌星汤：祛风通络，活血止痛。治颈椎病。杜某，男，57 岁。胸部疼痛牵引右手臂内侧，夜半尤甚，颈项拘急，转动不灵，腰痛软。羌活、胆南星、龙胆草各

8克，白芷、桃仁、赤芍、延胡索各10克，川芎、白芥子各6克，威灵仙15克，桑枝、葛根各30克。水煎，每日一剂，8剂愈。

（2）桂芍汤：益气通络，清热止痛。治颈椎病。桂枝、白芍、黄芪、知母各10克，葛根20克，生地25克，钩藤、桑寄生各12克，生石膏、桑枝、白茅根各30克，琥珀6克。水煎，每日一剂。16剂愈。

（3）麻川汤：温经散寒，活血通络。治颈椎病。麻黄、川乌各5克，白芍20克，甘草、黄柏各10克，附子、当归、桂枝、防己各15克，鸡血藤30克。水煎，每日一剂。8剂见效，16剂愈。

（4）补肾养血化瘀汤：滋补肝肾，活血通络。治颈椎病。熟地、鸡血藤各30克，白芍、川牛膝、黄芪各15克，肉苁蓉20克，盐杜仲、当归各12克，淫羊藿、红花、金毛狗脊各10克，木香4克。水煎，每日一剂。8剂见效，16剂愈。

（5）鹿丹汤：养血活血，利湿通络。治颈椎病。鹿衔草、丹参、当归、白芍、川芎各10克，熟地、威灵仙各12克，薏苡仁15克。水煎，每日一剂，一般服30剂愈。

（6）紫磁汤：解肌通络。治颈椎病。紫贝齿、磁石各30克（先煎一小时），粉葛根、炒白芍、丝瓜络各15克，炙甘草10克。水煎，每日一剂，8剂即愈，不愈再服8剂。

（7）骨刺膏：祛风通络，温经散寒。外敷治颈椎骨质增生。青风藤、海风藤、杜仲、当归、川芎、川牛膝各30克，羌活、独活、木瓜、地龙、补骨脂各20克，麻黄、生草乌、土鳖虫各10克。上药共研为粉末，于疼痛部位外敷，七日更换一次。一般对症三个疗程即愈。本方为外用方，切勿内服。

（8）药枕：理气活血，祛风通络，消肿定痛。治颈椎病。当归、羌活、川芎、赤芍、红花、地龙、菖蒲、桂枝、丹参、莱菔子、威灵仙各30克，藁本、血竭、防风、乳香、没药各20克，制川乌、黑附片、灯心草、细辛各10克，冰片5克。将上药研为细粉，填入枕袋，连用3~6月。

（9）除痹逐瘀汤：活血化瘀，行气通络，除湿涤痰。治颈椎病。张某，男，44岁。颈部活动受限，左臂疼痛年余，患臂不能抬举屈伸，疼痛难忍，夜痛不眠，抱臂而行，口苦口黏，苔黄，脉弦滑数。当归、刘寄奴各15克，川芎、姜黄、白芷、威灵仙各12克，红花、羌活、胆南星、白芥子各10克，路路通、桑枝、忍冬藤各30克，龙胆草5克。气虚体弱，手麻加黄芪30克；颈背强急加葛根25克；热郁经络加金银花藤30克；心烦口苦加黄芩、栀子各10克。水煎，每日一剂，30剂可愈。

（10）加味葛根汤：祛风散寒，强筋壮骨。治颈椎病。症见头、颈、臂、手及前胸等部位疼痛。葛根20克，桂枝、白芍、甘草、大枣、当归、川芎、生姜、狗脊、杜仲、川牛膝、鹿角胶（冲服）各15克，麻黄、生姜各5克。有肥大性脊柱炎加龟板胶15克（冲服）。水煎，每日一剂，16剂愈。

　3. 肩周炎

肩周炎多见肩背疼痛，上肢活动受限，手臂不能上抬、触及后背，从而影响穿衣梳头、写字，长期不治会引起肌肉萎缩，是顽固痹症，俗称五十肩、漏肩风。多数患者由于夜卧漏肩而眠，加年老体弱，风寒之邪乘虚而入，滞留肩胛、筋骨、肌肉之间，壅塞络脉，使气血流通不畅，引起肩背疼痛，上肢抬举不利。治宜益气活血，温经通络。

（1）芪枝汤：益气活血，温经通络。治肩周炎。黄芪30克，桑枝60克，桑寄生、桂枝、白芍、生姜各12克，姜黄、羌活各10克，大枣6枚。水煎，每日一剂。8剂见效，16剂愈。

（2）红芪汤：益气活血，通络止痛。治肩周炎。红花、地龙各20克，生黄芪50克，苏木、乳香、没药、土鳖虫各10克，泽兰、木瓜、赤芍、羌活、寄生、桂枝各15克，蜈蚣3条。水煎，每日一剂。

（3）黄双汤：益气活血，清热消炎。治肩周炎。生黄芪、金银花各30克，桔梗、皂角刺、陈皮、大贝各10克，地丁、连翘各15克，丹皮、赤芍各12克，甘草5克。水煎，每日一剂，8剂愈。

（4）地角汤：散寒除湿，化痰逐瘀。治肩周炎。熟地、鹿角霜各30克，桂枝、炮姜、麻黄、白芥子、片姜黄、没药、羌活各10克，炙甘草6克。水煎，每日一剂。8剂见效，16剂愈。

（5）秦羌汤：祛风通络，活血止痛。治肩周炎。秦艽、羌活、红花各10克，丝瓜络30克。水煎，每日一剂。

（6）山茱萸汤：补肝肾，益气血。治肩凝症。山萸肉40克。水煎，每日一剂代茶饮，好转后减至15克，煎服。

（7）益气温络汤：益气活血，温经通络。治肩周炎。黄芪、党参各30克，当归10克，鸡血藤30克，川乌、防风、桂枝、白芍各10克，生薏苡仁30克，威灵仙、丹参各20克，赤芍15克；延胡索、乳香、没药各10克，木瓜、乌梢蛇各10克，生姜3片，红枣6枚。水煎，每日一剂。16剂愈。

（8）星乌散：温经散寒，活血通络。外敷治肩周炎。天南星、生川乌、生草乌、羌活、苍术、姜黄、生半夏各20克。白附子、白芷、乳香、没药各15克，红花、细辛各10克。上药共研细末，加食醋、蜂蜜、白酒、葱白、鲜生姜同捣烂，白胡椒30克研粉，炒热后用布袋装备用，敷于疼痛处30分钟，每日两次，连用5~7日。

（9）外敷方：温经散寒，通络止痛。治肩周炎。川乌、草乌、樟脑各100克，研末装瓶备用。根据疼痛部位大小取药末适量，用醋调成糊状，均匀敷于患处压痛点，约0.5厘米厚，外敷纱布，用热水袋热敷30分钟，每日两次。七日见效，半月愈。

（10）增损逍遥汤：治肩周炎。柴胡、当归、白芍各20克，桂枝、白芥子、附片、秦艽、云苓各10克，白芍、陈皮各15克。水煎，每日一剂，于饭后两次服。8剂可愈。

（11）五物汤：治肩周炎。黄芪60克，当归、白芍各20克，桂枝、威灵仙，防风、羌活各12克，穿山甲6克，炙甘草16克，红枣、生姜各10克，蜈蚣2条。冷痛加制川乌、制草乌各 10 克；痰湿加法半夏 12 克，胆南星 10 克；病久三角肌萎缩，加制马钱子 0.3 克。局部外敷，配合针灸，坚持治疗可愈。

### 4. 腰腿病

腰痛是指腰部一侧或两侧疼痛，连及腿部。腰为肾之府，腰痛与肾关系最为密切。可见于肾腑疾病、风湿、类风湿、外伤等。治宜滋肾壮腰，理气止痛。

（1）桃仁杜仲汤：滋肾壮腰，理气止痛。主治腰部扭伤，伤其肾气。桃仁、红花、羌活、赤芍、川断、木瓜、小茴香、补骨脂各 10 克，杜仲 15 克。水煎服，每日一剂，分两次饭前服，有效率 99%。革某，女，48 岁，工人。因背麻袋腰扭伤，疼如腰折，不能转侧，夜间加剧，由三人扶持来诊，4 剂即愈。李某，男，43 岁，干部。打乒乓球不慎扭伤腰，痛不敢屈伸，双手撑腰缓慢行走，服 4 剂而获痊愈。

（2）杜仲威灵汤：主治腰脊劳损。杜仲 20 克，威灵仙 15 克。分别研粉拌匀，再取猪腰子两个，破开洗去血液，放入药粉，摊匀后合紧放入碗内，加水少许，用锅置火上久蒸，吃猪腰，饮其汤。每日一剂，孕妇忌用。一般 5 剂即愈，多至 8 剂。

（3）通督活血汤：主治退行性腰椎管狭窄。症见急慢性腰腿疼，间歇性跛行，迁延不愈。当归、泽兰叶、赤芍、杜仲、地龙、苏木各 10 克，黄芪、丹参、鹿角片各 20 克，金毛狗脊 12 克。下肢麻木加川牛膝、木瓜、五加皮各 10 克；口渴不欲食，倦困湿重者，加革薢、苍术、防己各 10 克；口渴欲饮，舌红少苔，脉弦细，面红赤，加炙黄柏、生地各 10 克；疼痛甚者加乌药、玄胡各 10 克、广三七 6 克；兼有风湿，瘀走串痛，痛无定处，顽麻不仁，加威灵仙、防风、秦艽、羌活各 10 克。用法将鹿角片另包先煎 40 分钟，再与诸药共煎，沸后文火煎 60 分钟，共加水六碗。每日一剂，分两次服，饭后两小时温服，停服其他中西药，可配用针灸、按摩。聂某，男，38 岁，驾驶员。患腰腿疼年余，加重半月，行约十步须弯腰下蹲一次，休息一分钟左右，症状可缓解。有慢性劳损史，在多处医院针灸、理疗、推拿、打针输液无效，劝其手术治疗，患者对手术治疗顾虑颇多，经老干部介绍前来诊治。服上方 32 剂愈，患者已能工作，开车多年未复发。

（4）黄芷酒：行气化瘀，通络止痛。治扭挫伤腰痛。大黄、白芷、肉桂各 10 克，樟脑 2 克，好酒 100 毫升。将上药浸入酒中泡 24 小时，每次服 10 毫升，日服两次，一般只需两日见效，4 剂痊愈。孕妇忌服。

（5）二乌液：温经散寒，活血通络。主治受凉腰痛。生川乌、生草乌、生杜仲、忍冬藤、当归、五加皮、海风藤各 35 克，乌梅 5 个，好粮食酒 1500 毫升，冰糖、红糖各 100 克。先将前九味药水煎 2 小时，取药汁加入冰糖、红糖，待溶化后再加入白酒即成，每日早晚各服一次，每次 10～20 毫升。

（6）芪归汤：益气活血，疏风止痛。治腰痛。炙黄芪、当归、川牛膝各 30 克，防风 15 克。水煎，每日一剂，分早晚服。

（7）龙木汤：活血通络，散寒止痛。治腰痛。地龙、苏木、桃仁各 10 克，肉桂、麻黄、黄柏各6克，当归12克，甘草6克。水煎，每日一剂，早晚饭前服。

（8）乌白汤：治腰痛。乌药、白芷、陈皮、川牛膝、干姜、麻黄各10克，白僵蚕、甘草各6克，以生姜、大葱头各10克为引。痛剧加乳香、没药各10克；腰痛重加川断15克，杜仲10克，补骨脂10克；遇冷加剧加肉桂6克；下肢痛兼麻木加桂枝10克，丝瓜络15克；湿重加威灵仙10克，薏苡仁15克。水煎，每日一剂，分三次服。张某，男，38岁。腰扭伤半年多，腰痛突然加重，并沿大腿后侧向下放射痛，活动则加剧，在大医院用强的松龙、普鲁卡因治疗。因局部封闭及口服安乃近、维生素B₁等药物皆无效，且疼痛越来越重，乃至不能起床，针灸也未见效，前来诊治。用上方加薏苡仁25克，威灵仙10克，8剂见效，16剂病痊愈。

（9）仁乌酒：健脾利湿。治风寒腰腿痛。生薏苡仁120克，制首乌180克。将上药浸入粮食酒中，蜡封瓶口15天后可用，每次饮二盅，早晚饭前各一次。

（10）药袋治疗腰痛。滋补肝肾，活血通络。骨碎补1300克，威灵仙、川杜仲、鸡血藤各300克，红花、当归、白芷各150克。将上药烘干研粉，装塑料袋内备用。使用时取药粉250克，加少许水、酒搅拌至潮湿为度，炒热后将好粮食酒150克装进30cm×20cm布袋内入锅蒸，垫在患者腰痛点外敷2小时，每日一次，七次为一疗程，药散不用换，每日加150克好粮食酒即可用，两星期再换药。一般三个疗程即愈。

（11）陆氏壮腰汤：黄芪45克，党参、川断、桑寄生各15克，当归、威灵仙、独活各12克，香附、生白术各18克，升麻6克，甘草5克。右下肢麻木去党参、白术、升麻，加防风、柴胡各10克，苍术15克，全蝎、白僵蚕各10克。刘某，男，36岁。晨起腰腿僵硬，活动后减轻，劳累后加重，下肢麻木，肌肉萎缩。脊椎侧弯呈歪臀、斜腰、倾身姿势，腰部活动受限，跛行，舌体胖，质淡红，苔白滑。服陆氏壮腰汤8剂见效，16剂愈。

### 5. 滑囊炎

滑囊是结缔组织中的滑状间隙，内壁为滑囊，平时囊内有少许滑液，位于关节附近的骨突与肌腱或肌肉、皮肤之间，凡摩擦频繁或压力较大之处有滑囊存在，起缓冲代偿作用。由于长期、持续、反复集中和力量稍大的摩擦与牵拉，使滑囊及其周围组织损伤，而引起滑囊发炎。治宜清热利湿，活血消炎。

（1）通经导滞汤：主治关节囊积水。当归、川牛膝、独活、泽泻、红花、穿山甲、枳壳各10克，川芎6克，茯苓、乌药各15克，陈皮、甘草各4克。水煎，每日一剂，分三次服。陈某，男，20岁。半年前曾不慎跌倒，几天后膝关节肿起，行走不便，活动受限，经医院输液、打针、口服西药、针灸治疗月余无效。用上方8剂见效，16剂愈。

（2）利湿消炎汤：主治滑囊炎。当归、白芍、川芎、紫苏、桔梗、黄芪、枳壳、乌药、陈皮、半夏、茯苓、防风、青皮各8克，大毛榔片、枳壳、泽泻、木香、甘草各4克，川牛膝15克，红花10克，薏苡仁25克，生姜10克，大红枣6枚。水煎，每日一剂。

（3）生薏苡仁汤：治坐骨滑囊炎。生薏苡仁60克，加水300毫升，煮至200毫升备用，每次服100毫升，日服两次。对症8剂愈，配合针刺环跳、环中穴。

（4）四物汤：清热利湿，活血消炎。治膝关节滑囊炎。橘红、白术各15克，生地、赤芍、归尾、川芎、生蒲黄、川牛膝、木瓜、车前子、泽泻各10克，乳香、没药各6克，云苓15克，生薏苡仁30克。水煎，每日一剂，分三次服。

### 6. 关节炎

关节炎共分四种类型：①风湿性关节炎分急性、慢性两种，为风湿病的一种。急性发热、红肿、热痛，多为风寒湿邪所致。中医称痹症。慢性主要以关节疼痛为主，多属风寒湿邪侵袭所致，同时内脏有不同损伤，中医亦称痹症。②类风湿性关节炎，是慢性对称性、多关节炎为主的周身性疾病，是自身免疫反应，导致以滑膜炎为基础的关节病变。常见关节肿痛，晚期引起关节强直、畸形和功能严重受损。③病毒性关节炎是人体内吸收了大量病毒在关节内形成病变，表现为关节发冷、活动受限。④外伤型关节炎是人体关节受到外伤袭击而引起的关节疼痛。治宜选方对症治疗。

（1）抗风湿汤：主治急性风湿热痛。制首乌、桂枝、羌活、防风、炮山甲、蕲蛇、制乳香、制没药各10克，细辛、麻黄各3克，蜈蚣4条。水煎，每日一剂，分三次服。王某，女，29岁，工人。全身关节疼痛，游走不定，局部略肿，呻吟不已，卧床不起已一月余，输液、打针、吃药无效，服上方8剂症状大减。原方去炮山甲、蜈蚣、蕲蛇、麻黄，加当归、黄芪各15克，白芍、秦艽各10克，又尽8剂愈。现代医学认为风湿热与乙型溶血性链球菌感染有关，链球菌分泌物有高度抗原性，刺激体内产生抗体，形成抗体免疫复合物。治宜祛风散寒，活血化瘀，驱散免疫复合物，使其从体内排泄出，因而病人康复。

（2）桑防汤：治急性风湿性关节炎。桑枝50克，川芎15克，丝瓜络、钩藤、白芍、玄参、秦艽各15克，生地25克，防风、川牛膝、黄柏各10克。水煎，每日三次服。尚某，男，26岁，农民。体格魁梧，平时嗜好烟酒辛辣燥热之品，月余因外感发热，治疗七天退热，病退唯两足疼痛，行动难忍，乃至卧床不起，饮食及大小便需人护理，大小腿挛缩，疼痛灼热，不能展伸转动，口干溺黄，便秘，苔黄舌红，脉弦细数。诊为由嗜食辛辣烟酒，络内有热，又遇外感风寒湿邪侵袭，里热外邪，气血失于宣通，加之治疗不当缠绵日久，客邪内热留而不去，化火伤阴耗津，筋脉失于滋养所致。服上方8剂汗出病减，去秦艽，加木瓜12克，五加皮10克，又进8剂愈。

（3）风灵汤：治风湿性关节炎。海风藤、薏苡仁、寻骨风、青风藤各15克，威灵仙、防风、山楂、淮山药各12克。水煎，每日一剂，分三次服。于某，男，15岁，学生。全身关节游走性疼痛已一月，以四肢肘、膝关节为主，局部轻度肿胀，天气变化加剧，伴胃纳差，精神疲乏，舌质淡红，苔薄白，脉细缓。服上方8剂病情大减，胃差转佳。原方去山楂、淮山药，加路路通、七叶莲、椿根、黄精，又进8剂愈。

（4）三痹汤：治风湿性关节炎。防风、羌活、秦艽各10克，薏苡仁30克，当归12克，制川乌、制草乌各5克，甘草5克。水煎，每日一剂，分三次服。于某，女，34岁，教师。搬住新房，墙湿地潮，夜半汗出，凉水擦浴，次日周身沉困，手足笨重，活动不便，关节疼痛，四肢尤甚，时而上肢痛重，伸举不便，时而下肢重，步履艰难，舌苔薄白而腻，脉浮。曾输液、打针、服用激素等无效。服上方4剂见效，8剂病除。

（5）拈痹汤：主治风湿性关节炎。全蝎10克，土鳖虫、姜黄、蜣螂虫、白僵蚕、黄柏、防风、天仙藤、石楠藤、木瓜各12克，秦艽25克，苍术15克，蜈蚣3条，金钱白花蛇1条，鸡血藤35克，忍冬藤30克，甘草6克，薏苡仁30克。水煎，每日一剂，分三次服。佟某，女，34岁，农民。产后十天洗涤衣服用冷水，不几日即恶寒发热，头身重痛，手指关节肿胀不痛不红，肩肘膝关节疼痛，举臂步履困难，卧床一周，舌苔薄白，脉浮无力。服上方4剂见效，8剂病愈。

（6）清化解热汤：主治风湿性关节炎。桂枝、麻黄、防风、附片各10克，白术、苍术、甘草、生姜各15克，白芍、知母、石膏、黄柏各30克，薏苡仁60克。水煎，每日一剂，分三次服。郑某，男，44岁，工人，因淋雨受寒，湿邪停滞，诱发下肢关节红肿疼痛。曾用激素治疗无效，服上方4剂见效，加泽泻25克，防己15克，又进4剂愈。

（7）祛风活络汤：治风湿性手足舞蹈病。地龙、白芍、两头尖、合欢皮各15克，蜈蚣2条，钩藤45克，柴胡30克，白僵蚕5克，毛冬青25克，全蝎3克，九里香10克，浮小麦20克，太子参25克。水煎，每日一剂，分三次服。宋某，女，48岁。感受风寒后髋关节疼痛，行走困难。服用强的松、阿司匹林、维生素C后，出现口眼不自主的抽动，约一小时后自行停止，后又出现上下肢不自主的舞蹈动作。服上方8剂见效，16剂愈。

（8）荆防四物汤：主治风湿性皮下结节。当归、赤芍、生地、川牛膝各12克，荆芥10克，防风、苏木、甘草各6克，苦参15克，蒲公英30克。水煎，每日一剂。李某，女，23岁，工人。患病已年余，双下肢踝部有紫红色硬节，行动感觉胀痛。服上8剂见效。去荆芥，加地丁、连翘各15克，又进8剂愈。

（9）祛风利湿活血汤：主治急性类风湿性关节炎。当归、秦艽、防风、木瓜、川牛膝、威灵仙、萆薢、苍术、茯苓各10克，红花6克，桑寄生12克。水煎，每日一剂。齐某，女，28岁。足踝热肿疼痛不能行走，膝关节亦痛，不思饮食，患病已月余，脉细数，舌质无苔。经查为类风湿关节炎。服上方8剂见效，16剂愈。

（10）温经祛湿汤：主治类风湿关节炎。黄芪、威灵仙、防风、当归、雷公藤各12克，防己15克，制川乌、独活、羌活、白术各10克，桂枝20克，地枫皮20克。水煎，每日一剂，分三次服。杨某，女，48岁，农民。双手指、腕、踝关节疼痛，怕冷，肿胀已年余。服上药8剂见效，24剂愈。

（11）宣络通痹汤，主治类风湿性关节炎。当归、熟地、海桐皮各15克，苍耳子、蜂房、土鳖虫、山甲珠各 10 克，乌蛇、淫羊藿各 20 克，全蝎 3 克，蜈蚣 2 条，山龙 30 克，鸡血藤 25 克，蛴螬 5 个。属行痹者，去熟地，加天麻、威灵仙、清风藤各 15 克；属湿痹者，去熟地、淫羊藿，加防己 15 克，薏苡仁 100 克；属寒痹者加附子 15 克；属湿热者去淫羊藿、熟地，加苍术、白鲜皮、佩兰、黄柏各 15 克，木通、荆芥皮各 10 克；肿胀者，去熟地加白芥子 15 克，木鳖子一个，赤小豆 100 克。水煎，每日一剂。孙某，女，39 岁，营业员。患类风湿关节炎近十年，长期卧床不能工作，服激素等药无效。服上方宣络通痹汤加减，80 剂痊愈。

（12）麻黄温痹汤：主治类风湿性关节炎。麻黄、羌活、独活、制川乌、制草乌、桂枝、制附片、伸筋草、寻骨风、秦艽、桑寄生、炙甘草各 10 克，黄芪、鸡血藤各 20 克，川牛膝、木瓜各 12 克，细辛 3 克。水煎，每日一剂，分三次服。气血亏虚加党参、枸杞、当归、白芍各 15 克，以扶正气。孙某，男，44 岁，工人。患类风湿性关节炎，关节肿大，麻木疼痛，四肢无力，不能行动。服上方 8 剂见效，16 剂愈。

（13）苍术防己汤：治类风湿性关节炎。苍术、防己、通草、地龙、川牛膝、连翘各 12 克，薏苡仁 15 克，苏木 10 克，蒲公英 30 克，金银花 25 克，甘草 5 克。水煎，每日一剂，分三次服。林某，男，20 岁，学生。患病已三月，两腿发重，行走困难，有时发热，不思饮食，面黄，口唇舌质深红，舌质白厚，根部深黄，脉细数而濡。证属湿热流注关节，引起肿痛湿热痹。服上方 4 剂见效，8 剂即愈。

（14）芪己土地汤：治风湿性关节炎。黄芪、防己、防风、当归、白术、钩藤各 15 克，土茯苓、桑枝各 30 克，地骨皮、地枫皮各 20 克，羌活、独活、川牛膝、雷公藤各 10 克。水煎，每日一剂，分三次服。陈某，女，18 岁。患类风湿关节炎已六年，近年加剧。双手腕、指关节肿胀、疼痛、变形，不能行走，生活不能自理，每天服强的松 150 毫克，仍不能控制。服上方 10 剂见效，20 剂病除。

（15）地黄汤：治类风湿性关节炎。生地黄 60 克，熟地 30 克，炒白术 60 克，干姜 12 克，制川乌、生甘草各 6 克，细辛 5 克，蜈蚣 3 条。水煎，每日一剂，分三次服。苏某，女，43 岁，干部。双小指、中指、拇指关节游走性肿胀痛、僵硬，不能屈伸，左髋节肿胀、强直，不能下蹲，不能行走，需人扶持。患者已病二十余年，反复发作，曾到处治疗，吃抗风湿药，时好时坏。服上方 8 剂能下床行走，36 剂病除。用药三天后有点腹泻，要坚持服用。

（16）青藤汤：养血祛风，活血通络。治类风湿性关节炎。青藤 45 克，何首乌 30 克，秦艽、寻骨风 15 克。水煎，每日一剂，分三次服。

（17）鹿蛇酒：治病毒性关节炎。鹿筋、蕲蛇、丹参各 100 克，当归、制乳香、制没药、海桐皮、豨莶草、赤芍、片姜黄、地龙、川牛膝各 60 克，川芎、田七各 40 克。用好粮食白酒 2500 毫升，密封泡 30 天。每日服药酒两次，每次 10～15 毫升。

（18）痹痛灵：健脾利湿，活血通络。治疗痹症。薏苡仁 30 克，川牛膝、苍术、木瓜、香附、防己、当归、乳香、没药、桃仁、红花、地龙、桂枝、苏梗、乌药、秦艽各 10 克，川芎 20 克，甘草 3 克。水煎，每日一剂，分三次服。

（19）中药外敷治寒湿痹症。生川乌、生草乌、附片、当归、丹参、白芥子各30克，生麻黄、干姜各15克，桂枝、木通各12克，白芍20克，细辛、乳香、没药各10克，三七5克，麝香0.5克，马钱子3克，葱白头4根，好粮食酒100毫升。水煎，外敷患处。一般一剂有效，4剂可愈。

（20）忍冬藤汤：治病毒性关节炎。忍冬藤30克，威灵仙15克，桑枝50克，桂枝、赤芍、秦艽、知母各10克。水煎浓，每日一剂，分两次服。

（21）桂草汤：温经通络，活血止痛。治外伤性关节炎。桂枝、透骨草、伸筋草、苏木各30克。水煎40分钟，加醋500克，再煮沸外洗患处，每日三次。

（22）痹痛宁汤：治关节冷痛，关节肿胀变形，屈伸不利，腰膝酸痛，及风湿性关节炎、类风湿性关节炎、坐骨神经痛、肩周炎、老年人腰腿痛。鹿角霜、生甘草各12克，制附子、桂枝、羌活、独活、赤芍、地龙、乌蛇肉各10克，细辛5克，防己15克，生黄芪30克，当归18克，生地、生薏苡仁各30克，蜈蚣3条。水煎，每日一剂，15日为一疗程。一般2~5疗程病愈。

（23）补肾祛寒治痛汤：主治类风湿关节炎，强直性脊柱炎，结核性关节炎，大骨节病，肢体关节痛、变形、骨质损害等疾病。关节喜暖怕冷，腰疲乏力，遇寒痛重，舌苔薄白，脉沉尺弱。淫羊藿、制附片、赤芍、白芍、羌活、独活、威灵仙各12克，炮山甲、松节、防风、地鳖虫、苍术各10克，骨碎补20克。上肢重加片姜黄10克；瘀血明显加红花10克，乳香、没药各6克，皂角刺10克；腰腿痛甚者去松节、苍术，加桑寄生30克，杜仲12克；肢体僵屈者去苍术、防风、松节，加生薏苡仁40克，木瓜12克，茯苓15克，白僵蚕12克；脊柱僵直弯曲变形去苍术、牛膝，加金毛狗脊40克，鹿角胶10克，白僵蚕12克；脘胀纳呆加陈皮10克，麦芽30克，神曲10克。

（24）通络熄风汤：主治慢性风湿、类风湿性关节炎，关节痛不利，日久不愈反复发作。桑枝、忍冬藤、白芍、草薢、当归尾各15克，秦艽、蚕沙各12克，豨莶草、生薏苡仁各20克，甘草3克。恶风寒，无汗，身痛，加苏叶、防风各10克；关节肿大，屈伸不利，加松节、竹节各15克；小指关节肿大僵硬者，加生地、丹皮各15克；心悸短气，自汗恶风者，加丹参、炙远志、黄芪各5克。

（25）痛风汤：主治顽痹，症见手指关节、足趾关节肿胀变形，张口不利，四肢关节肿痛。生麻黄、川桂枝、制苍术、熟附片、防己、威灵仙、制南星、桃仁、红花各10克，鸡血藤、蜂房、雷公藤各15克，全蝎3克。寒邪偏胜怕冷加制川乌、草乌各10克；局部红肿，热邪偏盛，加石膏30克，知母15克，虎杖12克，忍冬藤30克；湿盛漫肿加薏苡仁45克，大腹皮15克；肢体肿胀加枳壳、川朴各10克；久痹气虚加当归、黄芪各20克；上肢重，用桂枝、片姜黄；下肢重，用木瓜、川牛膝、钻地风各15克；周身关节痛，加千年健、伸筋草、络石藤各30克。

（26）益气化湿汤：主治类风湿关节炎、骨关节炎，局限膝关节肿大，日久不愈者。生黄芪120克，薏苡仁60克，桂枝、川牛膝、防风各10克，鸡血藤15克，葱白头 3 寸。鹤膝风初起发热，膝部微肿，步履不便，疼痛，去黄芪、薏苡仁、鸡血藤，加秦艽、羌活、酒黄芩各 10 克；膝关节局部红肿热痛者，去黄芪、薏苡仁，加忍冬藤 30 克，丹皮 10 克。生大黄煮水 10 分钟，待凉湿敷红肿处，一日三次，每次 1 小时，至红肿消止。漫肿者加当归、千年健、钻地风各 10 克，外用鲜艾叶和烧熟葱 10 根，捣泥外敷。水煎，每日一剂，分三次敷。

（27）外洗桂草汤：治疗关节炎。桂枝、透骨草、伸筋草、苏木各 30 克。水煎，加适量醋外洗患处，每日三次，每次 30～60 分钟。

（28）地桂汤：治脚跟痛。熟地 25 克，肉桂 3 克，川牛膝、木瓜、杜仲、枸杞子、当归尾各 10 克，防己、炙甘草各 6 克。水煎，每日一剂，分两次服。

（29）当女汤：补益肝肾，活血通络。治疗足跟痛。当归、女贞子、菟丝子、枸杞子各 12 克，川断、威灵仙、赤芍、川牛膝各 10 克，秦艽、土鳖虫、地龙各 6 克，甘草 3 克。水煎，每日一剂，分三次服。8 剂见效，16 剂愈。

（30）夏皂水洗治足跟痛。夏枯草 50 克，皂角刺 30 克，食醋 1000 毫升。将上药放入醋内浸泡 4 小时，然后煮沸 30 分钟。熏洗患处后浸泡 30 分钟，每日 1～3 次，每剂可用 2 天，一般 8 剂即愈。

（31）补阴汤：滋补肝肾，活血通络。主治腰膝酸痛，肝肾阴虚型足跟痛。熟首乌 60 克，熟地黄 30 克，枸杞子、怀牛膝各 15 克，知母、黄柏各 10 克。水煎，每日一剂，分三次服。

（32）皂发水治疗足跟痛。皂角刺 60 克，头发 15 克。熬水熏洗脚，每日 3 次，8 日即愈。

（33）痛风。属于类风湿阳证热证，湿热下注。

徐某，男，46 岁。患者发病至今已十年之久，开始右足蹈指关节红肿，以后逐渐累及右足踝关节和右膝关节，经常反复发作，发作时剧痛难忍，红肿如脱，全身汗如水洗，尤以足蹈指关节痛甚，日轻夜重。局部注射封闭不缓解，服用秋水仙碱止痛效果显著，但头晕恶心等副作用反应大。以后发病症状逐渐加重，经亲戚介绍求中医治疗。患者痛苦面容，由人扶持架双拐而来，经诊两下肢关节疼痛，右足大趾和右踝关节及右膝关节红肿热痛，小便黄赤，舌苔黄黑厚而湿润，脉细数。证系湿热下注。治宜清热燥湿。拟方针灸配陆氏三妙汤：鸡血藤、生薏苡仁各 45 克，苍术、滑石、当归、赤芍各 20 克，黄柏、牛膝、木瓜、萆薢各 15 克，知母 10 克，青黛 6 克，土茯苓、红藤各 30 克。水煎，每日一剂，分三次服。8 剂症减，16 剂能放拐自如活动。又服 8 剂病除痊愈，后访二年未复发。

忌口与食疗：

（1）忌食酸辣及刺激性食物，如醋、杨梅、杏、浓茶、咖啡、辣椒、胡椒等。因酸性食品不利尿酸的排出，同时还会增加尿酸。

（2）忌烟酒类及酒类饮料，烟含尼古丁，酒含甲醇、乙醇，会增加血液黏稠度，同时麻醉神经，对针灸产生不利影响。

（3）忌食含嘌呤多的食物，如牛、羊、兔、鸡、鸭、鹅、鸽肉类，动物的肝、肾、脑等内脏，和扁豆、花生等。

嘌呤是人体中组成蛋白质的重要成分，主要来源于食物或由体内合成。嘌呤在体内分解后生成尿酸，经由肾脏排出体外。当体内嘌呤累积过多，超过肾脏排泄能力时，尿液充分在体内积蓄，形成结晶，这些结晶沉淀于肾脏，形成肾结石；沉积于关节或其他部分，皮下则形成结节。结石病和关节炎、疼痛症，大多与嘌呤有关，忌口非常重要。患者宜选用有利尿作用的蔬菜，如冬瓜、西瓜、丝瓜、苦瓜、赤小豆、薏苡仁、玉米、水果、马铃薯、卷心菜、芹菜、茄子、白菜、鸡蛋、牛奶等。

关节痛、颈椎病、肩周炎、腰腿痛、滑囊炎、关节炎可参照忌口。

# 第二章　外　科

## （一）痈、疽、疮、疖、浮肿

疖是单个毛囊化脓性感染，常扩展到皮下组织、颈、头、面、背、腹、股沟及会阴和小腿局部，出现红、肿、痛小结节。痈是多个相邻的毛囊及皮下脂腺或汗腺急性化脓感染，是由多个疖融合而成，发生于颈项、背等厚韧皮肤部。中医称痈、疽或疮。治宜温阳利水，清热解毒，活血消炎，清热消痈。

1. 消炎汤：清热解毒，活血消炎。治坐板疮。黄连、甘草各6克，黄芩、丹皮、赤芍、金银花、蚤休、连翘各10克，三颗针15克。水煎，每日分三次服。

2. 解毒汤：清热解毒，燥湿止痒。治脓疱疮。黄连、栀子各3克，黄柏、黄芩、野菊花各6克，白芍5克，甘草2克。水煎，每日两剂，分4次服。将药渣煎水外洗患处，每日两次。

3. 外用清解散：清热解毒，活血消炎。主治痈、疖、疮、疡。症见红肿热痛脓未成或已成未消者。大黄、甘草、防风、白芷、生南星、陈皮、厚朴、樟脑、赤芍、丹皮、姜黄各30克，黄芩、黄柏、蚤休、苍术、桃仁各40克，天花粉50克，乳香、没药、薄荷各20克，山栀3克。共研细粉，拌匀装瓶备用。红肿痛痒甚者，用米醋调药粉敷患处；红肿灼痛而不痒者，浓茶汁调敷红肿；溃破而灼痛者，麻油调敷。尽量暴露患处，每日搽敷4次。

4. 英丁汤：治疗疖疮。蒲公英、金银花各20克，紫花地丁15克，草河车、白芍各12克，连翘10克，黄芩8克，防风6克，马齿苋30克。水煎，每日一剂，分三次服。禁止挤、压、跌、碰患者。不宜吸烟饮酒，忌房事及辛辣、荤腥之物。

5. 白降汤：治疗软组织挫伤。白及、降香、益母草各20克，钩藤30克，五加皮、蛇蜕、川断各12克，何首乌、党参各25克。水煎，每日一剂，分三次服。许某，男，28岁。打篮球被人撞伤左胸乳下方，当即剧痛，语言困难，经多处治疗无效，反而加重。服上方8剂愈。

6. 外用铁打散：治疗软组织挫伤。核桃4克，红花、乳香、没药、栀子、赤芍、白芷、生大黄各15克。共研细粉装瓶备用，用时视损伤部位大小，取药粉适量，用酒精调至糊状补敷患处，2日换药一次，眼睛处及皮肤已破损者忌用。佟某，男，30岁。因劳动不慎撞伤会阴部，局部红肿行动困难十余天，用跌打粉三次愈。

7. 消肿止痛汤：治疗急性软组织炎症。菊花、蒲公英、紫花地丁、穿心莲各15克，芒硝、羌活、独活、细辛各10克，乳香、没药各6克。以水煎沸40分钟，温洗患处，每日洗8次。宋某，男，48岁。因劳动不慎双足跟部摔伤，诊为双侧跟骨骨折，经多处治疗月余，肿胀不消，疼痛难忍，不能行走。用上方洗七日消肿能行走，又洗8日愈。郑某，女，32岁。双乳红肿热痛已七日，西医诊为双侧急性乳腺炎，曾用西药无效，用上方洗8日即愈。

8. 葱蜜膏：治疗后颈部疖肿（对口疮）。大葱白100克，蜂蜜100克。共研捣如泥为软膏，敷于患处，每日两次，外包消毒纱布。于某，男，56岁。4日前后颈部生一疖疮，周身发烧，疼痛，乏力，肿痛逐渐加重，夜不能寐，头向前低，转动受限，恶食，面苍白，脉洪大。用上方七日愈。

9. 清热消痛汤：治疗后颈部脓肿。金银花、蒲公英各30克，连翘12克，野菊花、赤芍、黄芩、白芷、天花粉各10克，木通、陈皮、炮山甲、炒皂角刺各6克，生甘草3克。水煎，每日一剂，分三次服。吴某，女，36岁。8天前后颈部生一疖疮，肿痛，发热怕冷，周身无力，曾在医院用青霉素等无效，体温38.7℃。用上方4剂见效，方中去木通、山甲、皂角刺，加紫花地丁15克，又服4剂体温正常。改方：金银花、蒲公英各20克，连翘12克，桔梗10克，生甘草3克，白芷6克，服8剂愈。

10. 四妙汤：散结托毒，扶阳软坚。治深部肌肉脓肿。金银花、皂角刺、黄芪各30克，甘草10克。病在上肢者加桔梗15克；病在下肢者加川牛膝15克；病甚者加乳香、没药各10克。黄某，男，41岁。右胸漫肿，痛彻背部而不能转侧。用上方4剂见效，8剂愈。许某，男，26岁。左腿肿，表面不红，疼痛，曾用青霉素等药无效。服上方4剂见效，8剂愈。水煎，每日一剂，分三次服。

11. 解毒内托汤：治疗蜂窝组织炎。金银花、蒲公英各15克，连翘12克，赤芍、白芷、炮山甲、炒皂角刺各10克，青皮、陈皮各12克。水煎，每日一剂，分三次服。尹某，男，31岁。臀部有小疮疖痒，逐渐加重，发热怕冷，西医用青霉素等无效，服上方8剂见效。上方去赤芍、白芷、穿山甲、皂角刺，加天花粉12克，地丁、败酱草各15克，当归10克，黄芩12克，再服8剂愈。

12. 陆氏脐疗治痔疮：肉苁蓉、当归、大黄、芒硝、甘遂、冰片、皂角、麻仁、枳实各10克，金银花、蒲公英各20克。共研粉备用，取5克，用蜜调，并放入脐内，外用胶布固牢不漏气，24小时换一次。

13. 浮肿。石某，女，36岁。近年来自觉身体逐渐发胖，乏力，稍事劳作便气喘吁吁，早晨起床后觉脸胀，中午手皮硬紧，下午腿胀，手按指下凹陷性水肿。某院医生曾按肾炎施治半年无效，病情时轻时重，肝肾功能检查未见阳性。今经亲戚介绍前来求中医诊治。经诊脉沉细弦，舌淡苔薄白，月经量少而淡。辨证系肾虚肝郁，诊为水盐代谢紊乱综合征。治宜开郁消胀，温阳利湿消肿。拟方陆氏开郁消胀汤：云苓、土茯苓、金银花各30克，车前子、生黄芪、山药各20克，三棱、莪术、防己、制附片各12克，郁金、泽泻各15克，甘草6克。水煎，每日一剂，分三次服。8剂见效，16剂愈。后访二年未复发。临床配合针灸治疗65例，16剂均愈。

侯某，女，46岁，农民。周身明显浮肿三年余，经常头痛、头晕，心悸，耳鸣，腰膝酸软，失眠多梦，腹胀便干，夜尿多。经诊面色苍白，腹壁膨胀，脂肪向心性增厚，下肢凹陷性水肿，舌质胖润，苔白，脉沉缓。证系脾胃虚衰，治宜温阳利水。拟方针灸配服中药。陆氏消肿汤：猪苓、仙灵脾、巴戟天、车前子、菟丝子各 15 克，厚朴、炒枳实、泽泻、川芎、郁金、苍术、蔻仁各 10 克，红花 8 克，薏苡仁 30 克。水煎，每日一剂，分三次服。治疗 10 天肿消见效，20 天病除康复。后访二年未复发。

14. 陆氏消痔汤：仙鹤草、全瓜蒌各 30 克，蒲公英、金银花各 20 克，黄芩、地榆炭、连翘、槐花炭、当归、椿根皮各 12 克。水煎，每日一剂，分三次服。王某，男，48 岁。大便干燥、便血已 8 年之久，久治不愈。因好烟酒、辛辣之物，近来肛门肿痛，排便剧痛，喷射性便血鲜红。请求中医治疗并保证忌口。经诊，脉弦细，舌苔黄腻，舌质红黯。辨证系大肠燥热，气血郁滞，损伤血络。治宜润燥消肿，凉血止血。服药 8 剂，便通、血止，病人满意。

忌口与食疗（痈、疽、疮、疖、浮肿）：

忌食辛辣燥热的食物，如羊肉、牛肉、狗肉、雀肉、醋、辣椒、花椒、胡椒、葱、姜、蒜、韭菜、桂皮、茴香、芥末、咖啡、可可等。辛辣之物刺激易使痔疮发作。

痈、疽、疮、疖均属火毒阳证，是由于过食辛辣、烟酒、燥热肉类、菜类，内蕴湿热，或皮肤不洁感染所致。所以除忌口外还要注意卫生，多吃清热、凉血、解毒食物，如丝瓜、茄子、香蕉、芹菜、油菜、萝卜、绿豆、紫菜、柿饼、冬瓜、西瓜等。

## （二）丹毒

丹毒是皮肤及网状淋巴管的急性炎症，由 A 组 β - 溶血性链球菌从皮肤、黏膜小伤口处侵袭所致，多发生于下肢和面部，起病急，病人头痛畏寒、发热。局部片状红疹，色鲜红，中间淡边缘清楚，并略隆起，手指按时颜色减退。本病中医认为是火邪侵袭，血分有热，以凉血解毒化瘀为宜。

1. 疏风解毒汤：治丹毒。金银花 12 克，赤芍、连翘、山栀各 10 克，黄芩、竹叶各 6 克，荆芥、薄荷各 3 克，枳实、大黄各 5 克。水煎服，每日一剂，分两次服。李某，女，48 岁。三天前面部瘙痒，如虫行，痒中带痛，发烧，头痛恶呕，胸闷不舒，大便干结三日未行，前额鼻梁三处皮肤嫩红，赤色如丹，形如云片，体温 38.5℃。用上方 8 剂见效后改方：菊花、玄参、桑叶各 10 克，生地 12 克，丹皮、蝉衣各 5 克，炒山栀 6 克，甘草 3 克，又进 4 剂愈。

2. 凉血利湿汤：治丹毒（足背部）。金银花、地丁、大青叶、生石膏各 30 克，蒲公英 25 克，赤芍、黄柏、川牛膝各 10 克，生地 15 克。水煎，每日一剂，分三次服。王某，男，20 岁。右脚面外侧疼痛，起病怕冷，后发热体温 38.5℃，局部开始红肿痛，伴头痛，脚右面鲜红色，边界清楚，中央有红色，边界清楚，中央有少量水泡，明显触疼。用上方 8 剂见效，改方：金银花、地丁、生地各 15 克，黄柏 12 克，赤芍、紫草、茜草、川牛膝各 10 克，又进 4 剂愈。

3. 泻肝解毒汤：治疗缠腰火丹（即带状疱疹），腰胸腹肋一带出现片状的红色斑丘疹，迅速形成绿豆、黄豆大小的水泡，痛如火燎。常发于四肢、躯干等部位。龙胆草、当归、黄柏、木通、泽泻、甘草、丹皮、栀子各10克，赤芍、黄芩各12克，生地、地丁各20克，车前子15克。疮群间出现血点加紫草15克；在下肢重用黄柏、川牛膝各15克。水煎，每日一剂，分三次服。黄某，女，65岁。患下肢丹毒十余年未愈，红肿疼痛，肿胀如象皮腿。服上方8剂见效，16剂愈。

4. 四妙汤：清热解毒，活血消炎。治丹毒。玄参15克，当归10克，金银花20克，甘草6克。水煎，每日一剂，分两次服。局部用马勃、朴硝各90克，冰片5克，捣烂鲜马齿苋30克，香油适量，调成糊外敷患部，效佳。

5. 王不留行外用方：活血通络，解毒消炎。治丹毒。王不留行50克，青黛、雄黄各20克，共研细粉用香油涂患处。

忌口与食疗：

禁忌烟酒及刺激性食物，如辣椒、大蒜、大葱、胡椒、韭菜、牛肉、羊肉、狗肉，鸡肉、雀肉、浓茶、咖啡。

本病多由血分有热，火毒侵犯肌肤，或破伤感染而引起，所以施行上述忌口，以免助毒动火，加重病情。并应卧床休息，多饮白开水，适当增加营养，进食牛奶、蛋汤、藕粉等流质饮食，应选食萝卜、胡萝卜、苋菜、马齿苋、蒲公英、小蓟、黄瓜、丝瓜、苦瓜、菊花等清热解毒的食物。若火毒兼肿胀明显者，可选食冬瓜、西瓜、葫芦、黑豆、赤小豆、绿豆、蚕豆、豆芽、竹笋、薏苡仁、猪肾、鲤鱼、青鱼、鲫鱼、泥鳅等有清热利湿作用的食物。

## （三）脑震荡

脑震荡是指头部受伤后发生的短暂意识丧失，清醒后可有逆行性健忘、头痛头晕、恶心呕吐、嗜睡等症。一般无神经系统阳性体征，伤后3月头部仍胀痛、头昏、眼花、耳鸣、健忘、失眠、多梦等，则为脑震荡后遗症。

根据中医辨证，本病由外伤而致气血瘀阻，脑失其养，清阳阻遏而成。临床分为肝肾阴虚、痰湿中阻两类。

肝肾阴虚：头痛，眩晕，耳鸣，心悸易烦，失眠多梦，腰膝酸软，口干，舌红，舌苔薄黄，脉弦细而数。治宜益补肝肾，健脑。

痰湿中阻：头重而痛，意志消沉，反应迟钝，食欲不振，恶心欲吐，疲乏倦怠，舌淡，舌苔白腻，脉濡或滑。治宜疏肝行气，化痰祛湿，活络通瘀。

1. 芳香开窍汤：治脑震荡。钩藤、大黄各15克，白芷、甘草各6克。头胀痛剧烈而眩晕者加羌活10克；后脑部麻木伴渴者加葛根15克；呕吐加竹茹10克；小便赤涩加滑石20克；有瘀血者加桃仁、红花各10克；药后大便畅通去大黄。水煎，每日一剂，分三次服。4剂见效，8剂愈。

2. 疏肝行气汤：治脑震荡。柴胡、薄荷、川芎各6克，炙细辛、川黄连各3克，姜半夏、归尾、地鳖虫各 10 克，紫丹参 15 克，泽兰叶 10 克。眩晕加牡蛎、龙齿各 25 克；失眠加夜交藤 30 克，朱茯神 10 克。水煎，每日一剂。

3. 益肾健脑汤：治脑震荡后遗症。女贞子、枸杞子、桑椹子、菟丝子各 12 克，党参、杏仁、黄芪各 15 克，当归、蒺藜各 10 克，川芎、远志各 6 克，牡蛎 20 克，甘草 3 克。水煎，每日一剂，分三次服。姜某，男，32 岁。3 个月前与人打架，头部、胸部多处受伤，自此头晕目眩，视物旋转不清，头痛，健忘，心悸怔忡，时有恶心，胸部隐痛，睡眠不佳，四肢乏力，反应迟钝。舌质淡红、苔薄白，脉沉细。服上方 8 剂见效。上方加熟地 20 克，又进 8 剂愈。

4. 益寿药枕：治脑震荡。杭菊花、冬桑叶、野菊花、辛夷各 500 克，薄荷 200 克，红花 100 克。混合粉碎，拌入冰片 50 克，装入布袋作枕头使用。能活血通络，清肝明目。凡高血压、动脉硬化、脑血栓、脑震荡等引起脑部不舒均可使用。偏正头痛不宜使用。

### （四）痄腮

流行性腮腺炎是由病毒引起的急性呼吸道传染病，腮腺肿胀，疼痛发热，儿童易发，成人患病者易并发睾丸炎和卵巢炎。治宜凉血消肿，疏肝清热，散瘀解毒。

1. 消毒汤：板蓝根 12 克，菊花 10 克，金银花、连翘各 15 克，荆芥、夏枯草各 6 克。水煎，每日一剂，分三次服。同时可配合外敷方：将活地龙放置碗内，上面撒白糖盖好，一小时后地龙变成糊状，拌匀敷于患处。三日即愈。

2. 凉血消肿汤：治腮腺炎。连翘、金银花、生石膏各 15 克，板蓝根 20 克，蒲公英 20 克，天花粉、牛蒡子 10 克，生甘草 6 克，黄芩 12 克。水煎，每日一剂，早晚服。本方亦可作预防用。忌辛辣食物。

3. 疏肝清热汤：治痄腮。玄参 15 克，板蓝根 12 克，夏枯草 6 克。水煎，日一剂，分两次服。

4. 散瘀清热汤：治痄腮。柴胡 12 克，葛根、天花粉、黄芩、炒牛蒡子、连翘、桔梗、升麻、甘草各 10 克，生石膏 15 克。水煎，每日一剂，成人两剂。服药期间忌荤腥、辛辣、刺激性食物。

5. 解毒止痛汤：治腮腺炎。蒲公英、板蓝根各 20 克，牛蒡子、黄芩各 12 克，荆芥、菊花各 6 克，玄参 15 克。水煎，每日一剂，分三次服。

### （五）颈淋巴结核（瘰疬）

颈淋巴结核多见于少年、青壮年，结核杆菌大多经扁桃体、龋齿侵入，少数继发肺或支气管结核病变，但只有在人体抗病能力低下时，才能发病。临床上多发于颈前胸锁乳突前。本病因肝气郁结，脾失健运，痰热内生，或肺肾阴亏，痰火凝结，结聚成核而为病。初期宜疏肝养血、健脾化痰为主，中期宜疏肝养血、健脾化痰、托毒透脓为主，后期宜滋肾补肺为主。

1. 加味化结汤：治全身淋巴结肿大。党参、黄药子、海藻各 12 克，焦白术、当归、炒白芍、制半夏各 10 克，陈皮 6 克，白花蛇舌草、蛇六谷、蛇莓各 30 克，夏枯草 15 克。水煎，每日一剂，分三次服。方某，男，21 岁。两月前发现颈部腋下、腹股沟等处淋巴结逐渐增大，背部有数个皮下结节，伴有周期性高热，体温可达 40℃，全身乏力。服上方 8 剂见效。改方为：党参、玄参各 10 克，麦门冬、夏枯草、海藻各 12 克，白花蛇舌草、蛇六谷、土茯苓各 30 克，蛇莓 15 克，又进 8 剂愈。

2. 白头翁汤：治淋巴结核。白头翁 120 克，儿童酌减，脾胃虚弱消化不良加陈皮 6 克。水煎，每日一剂，分三次服。李某，男，30 岁。患淋巴结核已一年，经多方治疗无效。服上方 16 剂愈。张某，女，15 岁。双侧淋巴结肿大，红肿热痛，体温 39℃～40℃，多处治疗无效。服白头翁 100 克，陈皮 5 克，6 剂即愈。

3. 四君子汤：治淋巴瘘管（耳前）。黄芪、金银花、蒲公英各 20 克，白术、茯苓、当归、白芍、党参各 10 克，乳香、没药、穿山甲、皂角刺、浙贝母各 6 克。水煎，每日一剂，分三次服。张某，男，16 岁。耳前有枣核样瘘管已 12 年，肿不太红，瘘管上端有稀脓，舌质淡，胃纳食少，面黄肌瘦，四肢乏力，脉虚弱。服上方 8 剂见效，16 剂愈。

4. 利气消炎汤：治瘰疬。木香、当归、枳实、乌药、青皮、陈皮、桔梗、防风、云苓、法半夏、白芍、槟榔、大腹皮、枳壳、泽泻各 10 克，苏叶 6 克，川芎 10 克，黄芪 15 克，生甘草 3 克，生姜 3 片，大枣 6 枚。水煎，每日一剂，分三次服。

5. 枯草汤：疏肝行气，化痰散结。治瘰疬。夏枯草、生牡蛎各 15 克，土贝母、昆布、海藻、当归各 10 克，蛤蜊、桔梗、陈皮、青皮、半夏各 6 克，川芎 5 克。水煎，每日一剂，分三次服。

## （六）乳腺炎（乳痈）

乳腺炎多见乳房红肿、热痛，发烧。引起本病的主要原因是乳汁瘀积及肝郁胃热等。治疗应疏肝清热通络，如成脓宜清热解毒、托里透脓为主，溃后宜排脓托毒为主。

1. 甘芍汤：治急性乳腺炎。生甘草 50 克，赤芍 100 克。水煎，每日一剂，分两次服。单某，女，32 岁。产后 20 天因情志不舒，左乳房瘀痛，无乳汁分泌，伴恶寒发热，体温 39.8℃。右乳外上缘发红灼热，能触及 8cm×8cm 硬块，触痛明显，无波动感。服上方 4 剂体温正常，痛止，又服 2 剂即愈。

2. 归芎益母汤：治急性乳腺炎。主治乳痈初起，尚未成脓，局部红硬发热。当归、川芎、益母草、泽兰、苍耳子各 12 克。水煎，每日一剂，分两次服。

3. 蒲公英银花汤：清热解毒，利湿消肿。治急性乳腺炎。蒲公英、金银花、甘草各 15 克，连翘 10 克。水煎，每日一剂，分三次服。4 剂见效，6 剂愈。

4. 仙人掌外敷治急性乳腺炎。仙人掌 60 克，去皮刺捣烂，用纱布过滤去渣留汁，加滑石粉 12 克，调成糊状涂于患处。加枯矾 10 克，冰片 15 克，铅粉 30 克。

5. 青陈皮汤：疏肝行气，活血消炎。治急性乳腺炎有奇效。青皮、陈皮、麦芽各12克，蒲公英60克，乳香、没药各10克。水煎，每日一剂，重病每日两剂，分四次服。4剂即愈。

忌口与食疗：

1. 忌食辛辣刺激性食物，如辣椒、胡椒、花椒、姜、葱、蒜、韭菜、桂皮、茴香、芥末、豌豆、南瓜子、丝瓜子、芝麻、花生等。

2. 忌食荤腥，如鱼汤、猪蹄、排骨汤、鸡汤、肉汤、羊肉、牛肉、狗肉、鸡肉、鸭肉、雀肉等，以免乳汁瘀积发炎。

本病中医称为乳痈，是由乳汁瘀积，火毒趁机侵袭引起。应忌口助火助热和催乳食物，选用清凉解毒食物，如绿豆、百合、赤豆、莲藕、马齿苋、西瓜、冬瓜、丝瓜等。

## （七）乳腺增生

乳腺增生是非炎症性疾病。症见乳房肿块，经前肿痛，经后减轻，好发于30岁~40岁妇女，中医称乳癖。本病是由于冲任失调，肝气郁结，气滞痰凝而成。宜调冲任，疏肝解郁，化痰散结为主。

1. 乳癖汤：治乳腺增生病。柴胡、白术各12克，川芎、佩兰各6克，赤芍、两头尖、法半夏各10克，牡蛎、千斤拔、当归各30克，陈皮3克，黄芪15克。水煎，每日一剂，分三次服。胡某，女，32岁。三月前两乳侧起条索状肿块，肿痛，经西医诊断须手术治疗。服上方36剂愈。

2. 加味瓜蒌汤：疏肝理气，活血化瘀，软坚散结。治乳腺增生。当归12克，瓜蒌30克，乳香、没药、甘草各3克，橘核、荔核各15克，昆布、海藻各15克。水煎，每日一剂，分三次服，经期停药。一般16剂，最多40剂愈。

3. 解郁软坚汤：疏肝解郁，活血软坚。治乳腺小叶增生。全当归、赤芍、白蒺藜、昆布、净海藻各10克，川芎、柴胡、郁金、制香附、青皮、山慈菇各6克，蒲公英、鹿角霜各15克。水煎，每日一剂，分三次服。李某，女，28岁。两乳有坚硬肿块，推之不移，其皮色如常，初起如核，现大如杏，用手触及隐隐作痛，月经前肿块大，经后略小。医院劝其手术治疗，本人不同意，前来求治。服上方8剂见效，36剂愈。

4. 乳癖汤：治乳腺小叶增生。苏木、莪术各10克，党参、白术、当归、云苓、白芍、木香、玄参、乌药各12克，甘草6克。水煎，每日一剂，分两次服。杨某，女，40岁。左乳内有蚕豆大肿块，后逐渐增大，又发现右乳也有同类肿块，疼痛牵引腋下痛。经某医院查为乳腺癌，动员手术切除，患者不同意手术，家人带来求中医治疗。服上方25剂病除痊愈。

5. 疏肝消瘰汤：行气活血，化痰散结。治乳腺小叶增生。制香附、山栀各10克，丹参、玄参、牡蛎、黄药子、菟丝子各30克，海藻、昆布、青皮、白芥子各15克，甘草3克。水煎，每日一剂，分两次服。李某，女，34岁。三月前发现左乳有一包块，逐渐长大。经八家医院查，其中三家医院诊为乳腺癌，劝其手术。服上方8剂见效，又进8剂病除愈。此方亦治男子乳腺肿块。

6. 蜂房汤：治乳腺小叶增生。蜂房、山慈菇、郁金、青皮、柴胡、橘叶各10克，贝母、香附各12克，夏枯草25克。水煎，每日一剂，分两次服。陈某，女，37岁。两乳生块已年余，经前痛重，医院劝其手术治疗，患者前来寻中药治疗。服上方8剂见效，16剂愈。

7. 消乳汤：治乳腺囊性增生。柴胡、川芎、红花、三棱、莪术各10克，橘核、当归尾、昆布各12克，丹参、全瓜蒌各30克。水煎，每日一剂，分两次服。李某，女，38岁。三月前乳房两侧有肿块，触及椭圆形硬结，约3cm×2cm。服上方38剂愈。后访三年未复发。

8. 乳消汤：疏肝养血，通络化痰。治男性乳房发育症。丹参、麦芽各20克，白芍、首乌、山药各12克，当归、党参、香附各10克，女贞子15克。水煎，每日一剂，分两次服。刘某，男，30岁。左乳出现一肿块有花生米大，后长大到鸭蛋大，有压痛，肋部隐痛，失眠，多梦。医院劝其手术，病者求中医治疗。服上方8剂见效，16剂愈。

9. 柴香汤：疏肝解郁，活血化瘀。治乳腺增生。柴胡、香附、白芍、丹参、王不留行、白芥子各12克，海藻、当归各12克，白花蛇舌草、黄芪各15克。行气可加延胡索、川楝子、青皮、橘核；有瘀可加三棱、莪术。水煎，每日一剂，分两次服。

10. 丹橘汤：疏肝理气，活血化瘀。治乳腺增生。丹参、橘叶各15克。王不留行、川楝、地龙、皂角刺各10克。水煎，每日一剂，分两次服。

11. 散结消肿汤：疏肝行气，软坚散结。治乳腺增生。柴胡、青皮、陈皮各10克，川楝子、郁金、茯苓、白术、三棱、莪术、仙茅、仙灵脾各12克，生甘草6克。水煎，每日一剂，分三次服。

12. 归芍汤：疏肝行气，活血散结。治乳腺增生。当归、赤芍、川芎、川牛膝、枳壳、郁金各12克，桃仁、柴胡各10克，延胡索15克，鸡血藤20克，丹参25克。水煎，每日一剂，分三次服。

13. 柴香蒲红汤：治乳腺增生。醋柴胡、香附各10克，蒲公英30克（鲜品用60克，效果更佳），赤芍12克，红花5克。若肿块坚硬实加山楂20克；肿痛剧烈加王不留行；痛连胁或有发烧加丹参30克；月经前期加益母草15克；气血虚加党参、黄芪、当归、熟地各15克。薛某，女，34岁。两乳肿痛已6月，乳内有硬结物右大于左，逐渐增大到鸡蛋样大，伴胸胀心烦。连服上方10剂愈。

## （八）肠梗阻

肠内容物不能正常运行，或通过发生障碍时，称为肠梗阻。表现为腹痛，呕吐，腹胀，及肛门停止排气排便。应根据不同情况治疗，必须严格观察，如症状不见减轻反而加重，即应手术治疗。

1. 归芍汤：养血活血，清热消炎。治肠梗阻。当归、白芍各25克，蒲公英、焦三仙各20克，丹皮、阿胶、芒硝各10克，柴胡、厚朴、黄芩、川连、没药、槟榔、枳壳各6克。水煎，每日一剂，分三次服。可用治肠麻痹性梗阻、腹膜炎性梗阻、腹部手术后腹部胀满、肠粘连等。

2. 香朴汤：行气消胀，祛腐通便。治肠梗阻。木香、厚朴、大腹皮、槟榔、大黄各30克，玄明粉50克。上药加水2500毫升，文火煎至250~300毫升，将上药徐徐饮入，白开水送服。此方多至两剂，少至一剂，梗阻解除。

3. 豆油藕粉：养血活血，润肠通便。治疗蛔虫性肠梗塞。豆油、藕粉调成60毫升糊状，一日三次，同时进流质饮食。临床共治12例全部治愈，无并发症，服后8~12小时从肛门排出死蛔虫，服后24小时腹痛好转，48小时腹痛消失，症状减轻后要求多进食。

4. 丁香敷脐治麻痹性肠梗阻。丁香60克，研粉，加75%酒精，对酒精过敏者可用开水调用。将上药敷脐及脐周，直径6cm~9cm，塑料薄膜盖，周围以胶布固定，以减少酒精挥发。对胶布过敏者可用绷带固定。温中降逆，温肾助阳。

## （九）阑尾炎（肠痈）

阑尾炎以右下腹疼痛，伴有恶心、呕吐、便溏、便秘等胃肠功能紊乱症状，分急性、慢性及非特异性三种。中医称为肠痈。是由于饮食不节、寒温不适、暴急奔走、忧思抑郁等原因导致肠功能失调，传化不利，运化失职，糟粕积滞，升温生热，气血不和，败血浊秽而致，治以清热解毒，行气祛瘀，通腑泄热为主。

1. 化瘀解毒汤：治急性阑尾炎。赤芍、丹皮各12克，败酱草、蒲公英、金银花各50克，木香、玄胡、桃仁、大黄各10克，当归20克，紫花地丁30克。热甚者去赤芍、当归，加知母15克，石膏10克；呕吐者加法半夏、竹茹各12克；腹胀者加莱菔子15克；腹痛剧烈去赤芍、木香，加乳香、没药各12克，白芍15克。水煎，每日一剂，分三次服。

2. 阑尾效方：陈皮、青皮、炒枳壳、连翘、甘草各10克，金银花、蒲公英各15克，乳香12克，川楝子20克。水煎，每日一剂，分三次服。王某，女，10岁。上腹疼痛拒按，伴发烧恶心呕吐，后痛移至右下腹，医院劝其手术，家人不同意手术。用上方4剂见效，8剂病除，追访至今未复发。

3. 痈脓内消汤：治阑尾脓肿。白花蛇舌草、败酱草、金银花、连翘、生黄芪各60克，赤芍、白芍、薏苡仁、丹皮各30克，桃仁、炮山甲、玄胡、炒川楝、炙乳香、炙没药各10克。水煎，每日一剂，分三次服。陈某，男，72岁。右下腹突然剧痛，伴恶心呕吐，局部隆起包块鹅卵大，压痛显著，壮热恶寒，大便溏而臭，舌苔黄，脉弦滑数。医院劝其手术治疗，本人不同意。服上方8剂见效，16剂愈。

4. 复方红藤汤：治阑尾周围脓肿。红藤、三颗针、金银花各30克，丹皮、芒硝、薏苡仁各 12 克，大黄、桃仁各 15 克，甘草 3 克。水煎，每日一剂，分 4 次服，药渣局部外敷。唐某，女，13 岁。初起表现为腹痛，恶寒，发烧，呕吐，不欲食，经多处治疗无效。患者表情痛苦，两手按腹，面黄，消瘦，两眼凹陷，反应迟钝，精神萎靡，唇干，皮肤干燥，脉洪数，体温 35.5℃，苔黄少津。经查右下腹肌紧张，且有一条索状包块，有明显跳痛，诊为阑尾周围脓肿。用上方 8 剂见效，16 剂病除，追访三年未见异常情况，康复良好。

5. 清热化瘀汤：清热解毒，活血消肿散结。治急性阑尾炎。大黄、枳实、厚朴、赤芍、桃仁、丹皮各 10 克，金银花、冬瓜仁各 20 克，白花蛇舌草 15 克。水煎，每日一剂，分三次服。禁用西药。

### （十）脱肛（直肠脱垂）

脱肛是直肠黏膜、肛管、直肠或部分乙状结肠向下移位，脱出肛门外的一种疾病。多见于小儿和老年人，病因与气血不足，或妇女分娩用力耗气、气血亏损，及慢性泻痢、习惯便秘、长期咳嗽等因素有关。治疗以补气、升提、固摄为主。

1. 升防汤：活血祛风，升提中气。治脱肛。升麻、肉苁蓉、地龙各 12 克，防风 15 克。水煎，每日一剂，分三次服。

2. 芪防汤：益气升提，祛风通络。治脱肛。黄芪 12 克，防风 3 克。水煎，每日一剂，小儿用量减半。

3. 五倍子水坐浴治脱肛。五倍子、地榆、土黄连各 30 克。水煮 40 分钟，温坐浴 30 分钟。清热解毒，活血消炎。一般坐浴三次即愈。

4. 桃花汤：治脱肛。附子、干姜各 10 克，赤石脂、粳米各 12 克。水煎，每日一剂，分两次服。张某，男，75 岁。脱肛已九年之久，症见腹泻，腹痛下坠，下利清水，日便二十余次，并常有呕吐，食差，脉沉细。服上方 8 剂见效，加党参 15 克，白术 10 克，黄芪 15 克，又进 8 剂愈。

5. 提肛汤：治脱肛。黄芪、党参、赤石脂各 6 克，黄芪、黄连、升麻各 4 克，柴胡、枳壳、白芷、陈皮、甘草各 3 克（此为儿童量，成人加倍）。水煎，每日一剂，分三次服。韩某，男，6 岁，因痢疾脱肛，用上方 4 剂见效，8 剂愈。

### （十一）胆石症、胆囊炎

胆囊炎属消化系统疾病，与胆汁滞留、细菌感染、胆红素或胆固醇的代谢障碍有关，症见右上腹疼痛，黄疸，畏寒发热，口苦等。本病中医认为与情志所伤，寒温不适，饮食不洁，过食油腻，虫积等因素有关。治疗原则以疏肝理气，清利湿热为主。

1. 大柴胡汤：治急慢性胆囊炎、胆石症、急性胰腺炎。柴胡、赤芍、白芍、黄芩、半夏、郁金、炒枳实各 10 克，玄明粉（即芒硝）12 克（冲服），生大黄 5 克（后下），金钱草 30 克。高热加金银花 30 克，连翘、蒲公英各 15 克；慢性体弱者去玄明粉，加当归、川芎；兼有冠心病、高血压，去玄明粉加熟附片、细辛少许，以兼顾心阳。水煎，每日一剂，分三次服。唐某，男，51岁。右肋痛三年余，近日加剧，大便不通，右肋痛引右肩背部，畏寒发热，头晕泛恶，食后作胀，胃纳差，舌苔薄黄，口苦，脉弦数，体温37.8℃。服上方8剂见效，排出沙石如绿豆。上方去玄明粉，加当归、川芎、鸡内金、茯苓。又服8剂愈。

2. 疏肝利胆汤：治胆囊炎、胆石症、急性黄疸肝炎、血吸虫引起的腹水等症。柴胡、炒金铃子、白芍、车前子、炒枳实各10克，黄芩8克，海金沙草15克，赤茯苓15克。黄疸加茵陈；呕吐加川连、法半夏、橘红；腹胀加厚朴、大腹皮；大便秘结加大黄；胁痛甚加青皮、延胡索；小便不利加滑石、猪苓、泽泻。水煎，每日一剂，分三次服。吴某，男，40岁。黄疸指数35～50mg/dl之间，并肋痛，口苦，厌食，脉弦数，舌苔黄。诊为湿热蕴于中焦，纠结不解，致使肝胆疏泄失常，胆汁不下，趋于肠道而发为黄疸。上方加茵陈30克，延胡索10克，8剂见效后又加半枝莲、白花蛇舌草各30克，又进8剂愈。

3. 脘腹汤：治慢性胆囊炎、胆石症、慢性胰腺炎、急慢性胃炎、胃十二指肠溃疡、胃神经官能症、慢性肠炎等脘腹疼痛不舒症。延胡索、川楝子、生甘草、海螵蛸、制香附、沉香曲各10克，白芍12克，乌药6克，蒲公英20克。泛酸呕吐加姜半夏10克，吴茱萸3克；嗳气加越鞠丸30克。罗某，男，35岁。曾患十二指肠溃疡，经常胃痛，空腹为甚，睡眠经常疼醒。服上方8剂见效，16剂愈。

4. 通胆汤：治胆囊炎、胆石症。柴胡、枳实、白芥子各10克，白芍、金银花各15克，黄连、砂仁、木香各6克，吴茱萸、甘遂、大戟各3克，虎杖12克。发烧加连翘、蒲公英；痛甚加延胡索；小便短赤加白茅根、茵陈、金钱草；发黄加茵陈、黄柏；大便秘结加大黄、玄明粉；呕恶加陈皮、白术。水煎，每日一剂，分三服。

5. 新清胆汤：疏肝理气，清化湿热。治胆囊炎。生黄芪、满天星、威灵仙、蒲公英、白花蛇舌草各30克，金钱草62克，柴胡、山药各25克，白芍15克，郁金、延胡索、鸡内金各12克。体弱气虚可加重黄芪至65克；常出汗者加浮小麦60克，麻黄根12克；血虚者加鸡血藤25克；如无气滞腹痛去延胡索；胃纳已恢复，山药、鸡内金可去一味；有胆石者鸡内金不可去；恶心呕吐加法半夏、竹茹；便秘加大黄；腹胀痛加芒硝。水煎，每日一剂，分三次服。王某，女，36岁。一年前患急性胆囊炎，常伴低热，苔黄。服上方20剂，低热及诸证全消，停药30天，再服16剂痊愈，随访10年未复发。孙某，男，50岁。右上腹痛3年，近来加重，脉弦滑，苔薄黄。谷丙转氨酶增高，最高为345U/L。服上方16剂转氨酶正常，上腹痛消失，复查一切正常。

6. 加味火龙汤：治妊娠期胆囊炎。姜某，女，31岁。怀孕5个月，胸脘满痛，有寒热，舌苔厚。炒川楝子、炒小茴香各10克，盐水炒艾叶、黄芩各5克，柴胡3克。水煎服，3剂见效，6剂愈。后生一男孩。

7. 柴胡汤：治急性胆囊炎。柴胡18克，大黄、白芍、枳实、黄芩、半夏、郁金各10克，生姜12克。水煎，每日一剂，分三次服。李某，女，50岁。突发右胆区至胃疼痛，在床上乱滚，大汗淋漓，注射杜冷丁方能止痛，然不久又痛。服上方 4 剂见效，又进 4 剂愈。

8. 虎杖二金汤：治急性胆囊炎。虎杖 30 克，郁金 15 克，金铃子 10 克。虎杖可用川大黄代替，量减半使用。水煎，每日一剂，分三次服。孙某，女，60 岁。右上腹痛，呕吐不纳，大便不下，舌苔厚腻而干，脉弦濡。服上方 16 剂痊愈。

9. 大柴胡汤：治急性胆囊炎。柴胡、白芍各 12 克，黄芩、大黄、枳实、制半夏、郁金、延胡索、广木香各 10 克，蒲公英 30 克，甘草 5 克，生姜 3 片，大枣 5 枚。水煎，每日一剂，分三次服。李某，女，48 岁。右上腹阵发性痛，胃及胸肋前后疼痛，并向肩背放射，口苦咽干，食欲不振，时有恶心呕吐，大便干秘，失眠，舌红嫩苔黄，脉弦数，左关弦有力。服上方 8 剂见效，16 剂愈。

10. 柴胡莪术汤：治慢性胆道感染。莪术、柴胡、白芍各 12 克，青皮 10 克，太子参 30 克。舌苔黄加金钱草、茵陈、大黄。水煎，每日一剂，分三次服。陈某，女，34 岁。10 年前因胆结石切除胆囊，后经常间歇低热，伴上腹不适，目黄尿黄，苔白，脉弦。服上方 8 剂见效，又进 8 剂愈。

11. 宽膈利腑汤：治慢性胆囊炎。苍术、槟榔、茜草、枳壳各 12 克，厚朴、柴胡、乌贼骨各 10 克，陈皮、木香各 6 克，山楂 30 克，川莲、甘草各 3 克，白芍 18 克。肋痛甚加延胡索 10 克，郁金 30 克；纳呆加麦芽 30 克；吐酸加瓦楞子 12 克，刺猬皮 15 克；便秘加莱菔子 12 克。水煎，每日一剂，分三次服。陈某，女，65 岁。平时胃脘痛，面色无华，嗳气连连，胃脘痛已 10 年，食肉后更剧，纳差腹胀满，肠鸣，大便硬结，4～5 天解一次，小便少，舌质红苔厚，脉弦缓。证系肝气郁结，不能疏利脾土，脾虚不运，水湿中阻，腑气不通，久病入络，胃络瘀阻。服上方 30 剂病除。

12. 清胆止痛汤：治胆石症急性发作。柴胡、杭白芍、大黄、枳实、泽兰各 12 克，黄芩、半夏、延胡索、木香各 10 克，生姜 6 克，大枣 3 枚，三七粉 5 克（冲服）。水煎，每日一剂，病重可日服两剂，分四次服。一般 4 剂即可控制症状。见效后改服金铃子散：川楝子（金铃子）30 克，延胡索 30 克，郁金、蒲公英各 60 克，鸡内金 30 克。上药共研细粉，每次服 6 克，每日服 4 次，须服 100 天。服药期间忌荤腥辛辣刺激食品。

13. 清胆化石汤：治胆石症。柴胡、延胡索、郁金各 6 克，鹅不食草、金钱草、茵陈各 15 克，金铃子、黄芪各 10 克，通草 6 克，蒲公英 12 克。水煎，每日一剂，分三次服。阳某，男，54 岁。上腹闷痛年余，时有剧烈。痛多发于中午饭后，开始呈持续性钝痛，后向肩胛处放射，乃至大汗淋漓，难以忍受，常口苦，恶心呕吐，时纳差，苔黄厚，脉左关弦急，腹胀气，小便短赤。服上方 8 剂见效，16 剂愈。

14. 安蛔利胆汤：治胆道蛔虫。使君子、槟榔、大黄各 15 克，苦楝皮、川椒、鹤虱、茵陈、蒲公英、龙胆草各 10 克，乌梅 20 克，白芍 3 克，醋 100 克，水煎后加醋混合服之。每日一剂，分两次服，一般服药后很快痛止，此时再服驱蛔灵或灭虫宁，连服两次即驱虫。张某，女，62 岁。上腹忽然急剧疼痛，呈阵发性钻顶样绞痛，并放射至肩胛、腰部，恶心呕吐，吐出蛔虫2条。服上方一剂痛止，当晚服驱蛔灵10片，次晨又服10片，服后又有胃痛，又服安蛔利胆汤一剂，第三日早晨便下蛔虫四十余条，诸症皆消，康复。

15. 金钱开郁汤：治胆囊炎，亦治胆石症。金钱草36克，柴胡、枳实、白芍、郁金、乌贼骨、浙贝母各10克，炙甘草3克。水煎，每日一剂，分两次服。

16. 行气排石汤：清热利胆，行气排石。治胆结石，亦治胆囊炎、胆道炎。郁金、姜黄、丝瓜络各15克，茵陈30克。水煎，每日一剂，分两次服。

17. 柴芩汤：治慢性胆囊炎。柴胡、黄芩、姜半夏各10克，白芍15克，枳实、大黄各6克，郁金、金钱草各30克，生姜6片，大枣6枚。水煎，每日一剂，分三次服。

18. 清胆泻火汤：清热利湿，疏肝行气。治胆囊炎。败酱草、茵陈各30克，柴胡、黄芩、郁金、大黄（后下）各15克，龙胆草、芒硝（冲服）各12克。水煎，每日一剂，分两次温服。

19. 地斛汤：滋阴益胃，利湿消炎。治胆囊炎。生地、石斛、当归、黄芩各15克，白芍10克，甘草、竹茹、通草各6克，茅根、芦根各20克。水煎，每日一剂，分两次服。

20. 柴黄汤：治胆囊炎。柴胡18克，大黄、白芍、枳实、黄芩、半夏、郁金、陈皮各10克，生姜12克。水煎，每日一剂，分三次服。

21. 银石汤：清热利湿，活血消炎。治胆囊炎。银花、石膏各30克，丹皮、黄柏各8克，栀子、花粉、黄芩、连翘、知母、台乌药各10克，大黄18克，没药6克，粉甘草5克。水煎，每日一剂，分三次服。

忌口与食疗：

1. 忌油煎、油炸食物，及肥肉、猪油、黄油、酥油和含脂肪多的干果、花生仁、炒西瓜子、炒南瓜子、葵花子、核桃、松子、芝麻等。摄入脂肪过多会引起胆囊收缩，产生疼痛和病变。

2. 忌蟹黄、鸡蛋、鸭蛋、鹅蛋、虾米、虾子、鱼子及动物脑、肝、肾等富含胆固醇的食物，以免加重肝脏负担。

3. 忌辛辣燥热及刺激性食品，如烟酒、辣椒、芥末、生葱、浓茶、咖啡、咖喱等，以免引起胆囊强烈收缩，诱发胆病急性发作。

4. 忌食偏酸食物，如醋、葡萄、酸杏、柠檬、西红柿、山楂等。这些食物会刺激胃及十二指肠分泌胆囊收缩素，引发胆囊收缩，引起胆绞痛。

5. 严禁暴饮暴食及过饱饮食，以免胆汁大量分泌而加重病情或诱发急性发作。

6. 肥胖病人要限制糖类摄取量。过于肥胖易使脂肪代谢紊乱使胆汁浓缩，而形成胆结石。急性发作时应暂禁食，或只食流质饮食，如稀饭汤、藕粉汤、豆浆等。

胆囊炎和胆石症，两者常互为因果，在同一患者身上出现。发病年龄多在30岁~50岁之间，女性尤为多见。胆结石形成与胆道不畅、感染及脂肪、胆固醇代谢失调密切相关，因此应注意饮食卫生，禁忌多脂肪、多胆固醇食物，控制饮食，适当多吃绿叶类蔬菜、瘦肉等。限制食用薯类、肥肉、油炸食物，含糖类点心、水果等甜食。管好嘴，不吃零食，限制饮食，适当减肥，预防疾病。

### （十二）泌尿系结石

泌尿系结石包括肾、输尿管、膀胱和尿道的结石，中医称石淋、砂淋，男性发病率高于女性。肾与输尿管结石多见于20岁～40岁青壮年，膀胱和尿道结石多发于10岁以下儿童。临床以突然发生剧烈绞痛，血尿，腰部肿痛，放射至会阴部为主要表现。中医治疗原则是排尿通淋，清热利湿，排石。

1. 降石汤：治泌尿系结石。降香、甘草各3克，石韦、滑石、鱼脑石、海金沙、鸡内金、冬葵子、川牛膝各10克，金钱草30克。水煎，每日一剂，分三次服。

2. 桑金石汤：治泌尿系结石。桑枝、金钱草、海金沙、滑石各30克，鸡内金（研粉分吞服）、王不留行、川牛膝、萆薢各10克，石韦15克。若肾盂积水加炒白芥子、炒莱菔子各15克。水煎，每日一剂，分三次服。孙某，男，32岁。腰痛突发，俯仰脊背如折，痛不可忍，活动受限，尿黄赤，血尿。服药打针不显效，表情痛苦，面白，汗出，腰痛阵发牵扯下腹，疼痛阵阵向腹股沟放射。确诊为右肾结石。服上方8剂，尿出黄豆粒大小结石数枚，病愈。

3. 金母汤：治泌尿系结石。鸡内金、王不留行、丝瓜络、泽泻各12克，珍珠母60克，路路通、海金沙、海浮石各15克，小茴香、麦门冬各10克。水煎，每日一剂，分三次服。王某，男，35岁。腰牵小腹痛。服上方8剂，从小便排出结石12枚（大者如黄豆，小者如绿豆），症状全消而愈。随访一年，病人情况良好。

4. 尿路结石汤：治膀胱结石。海金沙、金钱草、滑石各15克，车前子、云苓、青皮、陈皮各10克，木通6克，琥珀粉3克（冲服）。热重加大黄、山栀、甘草；湿重加猪苓、薏苡仁；痛剧加延胡索、小茴香、赤芍、莪术；气虚加党参、黄芪、山药；血尿加蒲黄、大小蓟；肾虚加桑寄生、川断、菟丝子、肉桂、附片。水煎，每日一剂，分两次服。李某，男，43岁。患病已两年，少腹两侧疼痛，牵连腰部呈针刺样痛，时发时止，排尿中断，尿时茎中痛，尿急，曾有血尿。食纳不香，乏力，口渴不多饮，苔腻，脉缓，左脉微沉。服上方8剂，排石米粒大小11枚，又进8剂愈。

5. 逐石汤：治输尿管结石。金钱草30克，海金沙藤18克，白芍、生地各12克，鸡内金6克，琥珀粉3克（冲服），广木香6克，甘草5克。水煎，每日一剂，分两次服。李某，女，32岁。腰痛，尿频，尿急，尿痛。经查左肾有花生米大小密影，左肾并肾盂积水，劝其手术治疗，患者拒绝，求中医治疗。服上方8剂，排石9枚，又进8剂愈。

6. 三金胡桃汤：治输尿管结石。金钱草60克，鸡内金粉6克（分两次冲服），海金沙、石韦、瞿麦、萹蓄、车前子、滑石各12克，生地15克，天门冬、怀牛膝各10克，木通、甘草各5克，胡桃仁4枚（分两次嚼服）。水煎，每日一剂，早晚服。郭某，女，53 岁。突然腰部疼痛，右肾区刺痛，逐渐呈绞痛，向右大腿内侧放射，并伴有恶心呕吐，但无尿痛、尿急、尿中断症状，疼痛逐渐加剧，为阵发性。服止痛片、打针无效。服上方 8 剂，排石绿豆大小 8 枚后，又进 8 剂，排黑豆大 1 枚和米粒大 5 枚，症状消失，痊愈。后访二年未复发。

7. 通脬汤：治输尿管结石。王不留行、败酱草、红花各 15 克，瞿麦、萹蓄各 6 克，泽泻、漏芦、青皮各 10 克，桔梗 4 克。肾阴虚加生地、女贞子；肾阳虚加胡桃肉、鹿角片；尿血加三七粉、琥珀粉；脾虚加白术、茯苓。水煎，每日两次服。张某，男，21 岁。突然右下腹绞痛，牵连腰痛，诊为左侧输尿管结石。尿赤涩而频，口苦泛恶，脉细弦而数，舌红苔薄糙。服上方 4 剂排出结石，8 剂即愈。此方共治七例，均获良效。

8. 排石汤：治输尿管结石。金钱草、滑石、冬葵子、白茅根各 30 克，生鸡内金、萹蓄、瞿麦、车前子各 15 克，木通 6 克，王不留行 18 克。水煎，每日一剂，分两次服。夏某，男，24 岁。左侧腰痛、尿急、尿血月余，X 光腹部平片查左输尿管中段有黄豆大不透明影，确诊结石。服上方 24 剂，排米粒大小结石 6 枚，后排出一枚 1.1cm ×0.8cm 大小结石，遂痊愈，随访三年未复发。

9. 金海排石汤：治输尿管结石。金钱草 50 克，海金沙、川牛膝各 15 克，薏苡仁、冬葵子各 12 克，甘草、乳香、鸡内金、萆薢各 10 克，木通 5 克，琥珀 2 克（冲服）。水煎，每日一剂，分两次服。胡某，女，30 岁。症见尿频、尿急、尿道刺痛，尿中带血，小腹左痛，排尿时尿道如有沙石感，舌质红，苔黄脉濡弱，腰膝酸软，乏力。服上方 8 剂，排出绿豆大小结石 8 枚，又进 8 剂，排出结石一枚如蚕豆大，诸症顿除。

10. 消石汤：治输尿管结石。木贼草、川牛膝、茯苓、滑石、海金沙、泽泻、车前子、郁金、地龙、鸡内金各 10 克，冬葵子 15 克，芒硝、甘草各 6 克，琥珀粉 2 克（冲服），沉香 2 克。水煎，饭前服，每日一剂，分两次服。

11. 尿路排石汤：治输尿管结石。金钱草 50 克，石韦 30 克，车前子、萹蓄各 25 克，木通、甘草、枳实各 10 克，瞿麦、滑石、川牛膝各 15 克，栀子 20 克，大黄 12 克。水煎，每日一剂，分两次服，服药后多活动多饮水。

12. 芍药甘草汤：治输尿管结石。白芍、珍珠母各 30 克，甘草、檀香（沉香或降香）、莪术、延胡索、茴香各 10 克，条参 15 克，麦门冬、云苓各 15 克。水煎，每日一剂，分两次服。黄某，男，40 岁。腰痛，时引少腹，汗出心悸，面色苍白，纳呆，失眠，四肢冷，脉细弦，苔薄白。服上方 8 剂见效。改方：附子、白芍各 30 克，甘草、檀香、延胡索、降香各 10 克。又服 8 剂愈。

13. 草石汤：清热利湿，活血通淋。治结石症。金钱草、穿破石各 50 克，滑石、川牛膝、车前子、瞿麦各 15 克，黄柏 12 克，海金沙 10 克，甘草 6 克。水煎，每日一剂。

14. 石留汤：清热利湿，活血消石。治结石症。石韦 25 克，王不留行 50 克，滑石30克，泽泻、车前子、沉香各15克，丹参、海金沙、川牛膝各20克（无沉香可用木香代替）。水煎，每日一剂，分两次服。

15. 榆草汤：清热利湿，活血排石。治输尿管结石。生地榆20克，金钱草30克，滑石、海金沙、生首乌、鸡血藤、猪苓、干芦根各15克，生大黄、桑寄生、制乳香、没药、南沙参各10克。水煎，每日一剂，分三次服。王某，男，37岁。左侧腰剧痛，拍片诊为输尿管结石，服上方4剂后，排出绿豆大小结石十数粒，又进4剂告愈，后访三年未复发。

16. 麦地汤：益肾活血，清热利湿。用治肾及输尿管结石。瞿麦、生地、萆薢、鱼脑石、黄芪、菟丝子各15克，石韦、金钱草、泽泻、炒杜仲、川牛膝、山萸肉、川断各12克，桑寄生、赤小豆、冬葵子各30克，当归10克。水煎，每日一剂，分三次服。王某，男，42岁。腰疼乏力，小腹痛，舌苔薄白，脉沉弦。诊为输尿管结石。服上方16剂痊愈。

17. 陆氏二子排石汤：治肾结石及肾盂积水。冬葵子、熟附子各15克，泽泻12克，熟地黄25克，金钱草35克，肉桂3克。水煎，每日一剂，分三次服。马某，男，42岁，农民。右肾结石年余，反复服排石药未见效，因有轻度积水，动员手术治疗，病人不同意，故求中医针灸配服中药治疗。经诊头晕、眼花，面部虚浮，右眼重坠，小腹及双下肢冷感，小便混浊，夜尿多，唇舌淡白，脉浮虚而迟。证系肾气虚损，积石积水。治宜温肾行水，排石。连服16剂，排石0.8cm×1.2cm结石2块，诸症皆除。临床治疗28例，针灸配服中药，20日内均排石治愈。

忌口与食疗：

1. 钙盐结石患者忌食高钙食物，如牛奶、干酪、虾皮、芝麻酱、肉骨头汤、豆制品、海带、龙须菜、发菜、蛋壳粉、鱼粉、骨粉等。由于钙盐易溶于酸性物质中，故可吃些低钙的食物，或吃些酸性食物，如肉、蛋、鱼等。

2. 草酸盐结石患者忌食富含草酸的食物，如苋菜、草莓、土豆、胡椒、辣椒、菠菜、竹笋、甜菜、红茶、果仁、可可等，其中菠菜含草酸最多。另外由于维生素C的代谢物是草酸盐，所以还要少食含维生素C的食物，如豌豆、白萝卜、芥菜头、藕、油菜、白菜、雪里蕻、空心菜、苦瓜、荠菜、菜花、青椒、柚子、大枣等。应多吃些能促进草酸从体内排出的食物，如芹菜、苹果、李子等。

3. 尿酸盐结石患者忌食含嘌呤较多的食物，如动物的心、脑、肾等。猪肉、羊肉、牛肉、鹅肉、鸭肉、沙丁鱼、比目鱼、梭鱼、蟹、贝壳及各种肉汤含嘌呤也较多，应限制食用。忌食多蛋白食物，如虾米、虾皮、鹌鹑肉、蛤蜊肉、鲤鱼、鲨鱼、野鸡肉、兔肉、鸡肉等，因为动物性蛋白质在体内分解后可生成尿酸。尿酸在碱性环境中易溶解，故应多吃些碱性食物，如卷心菜、梅子、芋头、萝卜、白菜、黄瓜、南瓜、桃、李、杏、香蕉等。

4. 磷酸盐结石患者要限食富含钙的食物（具体见第一条所述），也要限制含镁的食物，如豆类、豆制品、粉丝、紫菜、海带、芝麻酱、青豆芽、鲢鱼等，及富含磷的食物，如蚌、乌贼、绿豆、花生、竹笋、毛豆、蚕豆等。

本病包括肾结石、输尿管结石和膀胱结石。引起结石的原因很多，如水质、气候、劳动条件、精神状态、年龄、性别、遗传因素、饮食、营养等，其中饮食营养与结石形成最为密切，因此结石患者在饮食上要格外注意。但不管哪种原因，结石均应大量饮水，以降低尿内盐类的浓度，有利排石。

### （十三）骨结核、骨髓炎、骨质增生

骨结核是一种继发性病变，95%继发于肺结核，当全身免疫力降低，会有利于病灶的形成和发展。骨关节结核好发于儿童和青少年，30 岁以下病人的发病率占 80%以上，好发部位脊椎为最多，占 50%以上。化脓性骨髓炎是化脓性细菌侵入骨组织包括骨髓、骨和骨膜所引起的一种骨感染性疾病。治宜健骨解毒，育阴潜阳，活血驱邪。

1. 独角莲膏汤：治急慢性骨髓炎。鲜独角莲（又名羞天花、马目毒公、鬼臼、八角盘、害母草等）100 克，樟丹 50 克，香油 100 克。先将独角莲切成片，将香油熬开后下独角莲炸成黄褐色，取出弃之。炼含独角莲药的香油待滴水成珠时，将樟丹倒入搅拌，待成黑色后，倒入冷水中，膏药即成。朱某，男，16 岁。左足踇趾刺痛感染，行动受限。医院决定刮骨去死骨，病人和家人拒绝。用独角莲膏药治三月痊愈。张某，男，26 岁。上肢肿痛，桡侧腕端有 1 寸半长溃烂疮口，经诊为骨髓炎，当时医生要截肢治疗，患者拒绝。经用独角莲膏药贴敷半月后脓尽减轻，连贴 100 日痊愈，三年后访未复发。

2. 健骨解毒汤：育阴潜阳，活血驱邪。治慢性骨髓炎。知母、锁阳、枸杞、龟板、黄芪、骨碎补各 20 克，黄柏、巴戟、当归、白芍各 15 克，肉桂、全蝎各 3 克，苏木、桔梗、甘草各 10 克。水煎，每日一剂，分三次服。任某，男，14 岁。右上肢肘关节疼痛，经治消炎，后在下臂尺骨上端皮肤生一小疖肿痛，肘关节活动异常。经查白细胞 15000/mm$^3$，体温 39℃持续一周后，降为 38℃上下，下臂隐痛，局部红肿，半月后穿溃，脓液清稀，疡面狭长，X 光检查示骨密度增深，中段有死骨一块，10cm×4cm，周围骨膜阴影，确诊为化脓性骨膜炎。曾多处治疗无效，后服中药健骨解毒汤。服 8 剂肿胀减轻，体温下降，继服 8 剂肿胀消炎，脓液转稠。上方加山药 20 克，莪术 12 克，又进 8 剂。上方加黄连，去肉桂，又服 16 剂痊愈。

3. 黄升丹：治慢性化脓性骨髓炎。水银 30 克，白矾 25 克，火硝 20 克。将上药用升华法制成，色黄者为黄升丹，色红为红升丹。药用以久存效佳。用时以 75%酒精将窦道口毒腐肉脓去净。初用药可稍多，后逐次减少，以防伤害局部血管及神经。对此药过敏者禁用。李某，男，11 岁。左肱骨慢性化脓性骨髓炎，先后经八次刮骨治疗未愈，后用黄升丹 16 剂痊愈。

4. 阳和汤：治结核性关节炎。熟地黄 30 克，鹿角胶 10 克，肉桂、甘草各 3 克，炮姜、麻黄各 2 克，白芥子 6 克。水煎，每日一剂，分两次服。体虚者，肉桂、炮姜

可倍量使用或加入附片。郑某，男，18 岁。右膝关节肿，屈伸困难，体消瘦，面苍白。诊为骨关节结核，曾用链霉素等西药治疗无效，后用上方，服 8 剂关节肿消，继服至 30 剂病愈。追访十年未复发。

5. 蜈硝散：治胸椎结核。蜈蚣 12 克，全蝎 50 个，火硝 6 克，甘草 7 克。共研为细粉，分为 28 包。每日早晚各一包，用凉开水送下。赵某，女，46 岁。经诊胸第 2～5 椎骨结核并发脓肿，脉沉弦，体温正常，脊背痛夜甚，伏卧难转。用上方二料 28 天背痛减轻，食欲增加。又进二料 28 天，脊背痛消失。又服二料，症状消失，痊愈。共服 6 料 84 天。

6. 三黄煎剂浸泡治指骨骨髓炎：生大黄 20 克，黄连 8 克，黄芪 15 克。上药加水 500 毫升，浸泡 15 分钟后煎煮。煮沸后再煮 20 分钟，过滤即成。患指清创后，浸泡在药液中，每次 30 分钟，每日三次，浸泡时每隔 10 分钟，用纱布包裹患指轻轻挤压，使脓性分泌物排出，并使药液进入病灶。浸泡毕，敷料包扎。

7. 七花蚣散：治慢性骨髓炎。三七 45 克，金银花 60 克，蜈蚣 100 条。上药研为细粉拌匀，分袋装 60 包，每日两次，每次用温开水服一包。

8. 增髓汤：滋补肝肾，益气升清。治疗脊髓空洞症。黄芪 30 克，柴胡、地鳖虫、桔梗各 10 克，熟地、仙灵脾、菟丝子各 15 克，金毛狗脊、太子参各 20 克，甘草 8 克，升麻 5 克。阳虚加苁蓉、桂枝；阴虚加枸杞子，知母；瘀血内阻加丹参、桃仁；大便溏加炒白术等。水煎，每日一剂，分两次服。

9. 神功内托汤：益气活血，消炎，解毒。治骨髓炎。党参、黄芪、当归、制乳香、制没药、炮山甲、木香、陈皮各 12 克，川芎、炙甘草、大枣各 6 克，白芍、焦白术、茯苓各 10 克，金银花、地丁各 10 克，蒲公英 30 克。水煎，每日一剂，分三次服。

10. 象牙抗增丸：治骨质增生，足跟痛。象牙（以水牛角代）100 克，砂仁 15 克，独活、肉苁蓉各 20 克，赤芍、怀牛膝、归尾、淫羊藿、鸡血藤、莱菔子各 30 克，熟地 70 克，骨碎补 50 克，白蒺藜 60 克。上药共研成细粉，炼蜜为丸，每丸 10 克，早晚各服一丸，每服一丸后吃蒸熟鹅蛋一个。孙某，男，48 岁。脚跟痛已半年，服上方一料痊愈，三年未复发。

11. 白木汤：治骨质增生症。白芍 30 克，木瓜、甘草各 12 克，鸡血藤、威灵仙各 15 克。颈椎增生加葛根 12 克；胸椎增生加狗脊 12 克；腰椎及以下部位增生加杜仲、怀牛膝各 12 克。此方重用白芍，故效果如不显著者，可逐渐增至 60 克。有腹泻者加炒白术、茯苓各 15 克。一般对症服药 16 剂即见效或痊愈。

12. 千斤拔合剂：治增生性脊柱炎。千斤拔 30 克，杜仲、熟地、白芍、木瓜、川牛膝、阿胶、薏苡仁、大力王各 12 克，益母草、鹿衔草、丢了棒各 30 克，茯苓、钩藤各 15 克，首乌 18 克，防己 10 克，党参 25 克。水煎，每日一剂，分三次服。

13. 肾着灵汤：治增生性脊柱炎。白术 15 克，茯苓 24 克，甘草、土鳖虫、杜仲、木瓜、桃仁、红花各 10 克，制乳香、制没药各 3 克，丹参、当归、骨碎补、怀牛膝、续断各 12 克，三七粉 5 克，金钱白花蛇 1 条，蜈蚣 3 条。水煎，每日一剂服。卢某，男，54 岁。腰腿痛两年，加剧一月，腰痛不能久立坐，弓腰蹲下时剧痛，不能转身。服上方 8 剂见效，又进 8 剂愈。

14. 乌桂回物汤：治腰椎骨质增生。当归、丹参各 15 克，川芎、桂枝、乌蛇、没药各 10 克，赤芍、熟地各 12 克，乳香、甘草、苏木各 6 克。水煎，每日一剂，分三次服。赵某，男，40 岁。腰痛不能屈伸，口唇紫，舌质深红，苔白，形体消瘦，脉沉缓尺涩。诊为腰椎骨质增生，服上方 8 剂见效，16 剂愈。

15. 消肥汤：治风湿性腰椎肥大。杜仲、续断、赤芍、归尾、金毛狗脊、摇竹肖、鳖甲、枳壳各 10 克，土鳖虫、秦艽各 6 克，蜈蚣 3 条，三七 3 克，青竹根（青楠竹根）3 寸。水煎，每日一剂，分三次服。汪某，男，46 岁。腰痛不能屈伸。服上方 10 剂见效，又服 10 剂愈。

## （十四）跌打损伤

跌打损伤是指人体受到外界不同因素所引起的皮肉、筋骨、脏腑等组织的破坏，及其带来的局部和全身的损伤，轻则妨碍日常工作和生活，重则危及生命。治疗应根据不同的情况选方用药。

1. 消肿通络汤：治急性创伤性关节炎。金银花、赤小豆、鸡血藤、车前子各 30 克，连翘、当归、赤芍、川牛膝各 10 克，防己 15 克。水煎，每日一剂，分三次服，可兑服云南白药一瓶。顾某，男，8 岁。20 天前摔倒在台阶上，右侧膝部着地，关节肿胀，运动障碍。曾服中西药，症状未减反而加重。服上方 8 剂，关节明显消肿，继服 8 剂愈。

2. 活络汤：治外伤两肋血瘀作痛。当归、丹参、生乳香、没药各 15 克，柴胡、大黄各 3 克，三棱、莪术、党参各 10 克。水煎，每日一剂，分三次服。李某，男。由高处跌下，两肋作痛，转侧艰难，大便数日未通，脉弱，针灸未见效。服上方 4 剂愈。

3. 夏陈汤：治外伤性气胸。法半夏、桔梗、苏梗、柴胡各 10 克，陈皮、枳壳各 6 克，茯苓 12 克，甘草 3 克。水煎，每日一剂，分两次服。王某，女，40 岁。因针背部阿是穴即觉得胸膛极闷，要求拔针，医者不以为然，又捻数下，胸闷更甚，不能支持，出针后症状逐渐加重，半日许胸闷气促呼吸困难，打针、输液服药无效。这是由于扎针引起的外伤气胸。服上方 4 剂愈。

4. 陆氏通脉散：镇静安神，强心止痛。治外伤，内瘀肿疼。李某，男，26 岁，建筑工人。因楼上砖块掉下来击中左胸，而致剧痛，内服云南白药疼痛未减，故求中医针灸治疗。经查痛苦面容，呻吟，胸部外观无畸形，但胸第 3～5 肋间肿胀拒按。脉弦涩，舌尖红，边有紫斑，苔薄白。证系外损内伤。治宜祛瘀通窍，镇痛安神，强心止痛。针刺合谷、阳陵泉、足三里，止痛镇静；服陆氏通脉散，至夜安静入睡，连治三天病除康复。陆氏通脉散处方：琥珀、血竭、田三七各 20 克，沉香、朱砂、土鳖各 15 克，牛黄、珍珠、麝香、龙脑各 2 克，熊胆 3 克，红花 5 克。上药研粉混合备用。成人用量为每次 0.8 克，4 小时一次；儿童每次 0.2～0.3 克，每 6 小时一次。白开水送服。孕妇、月经期禁服。

5. 陆氏消瘀汤：治损伤所致血瘀及颅内血肿。土鳖虫、香附、莪术、三棱、没药、乳香、红花、桃仁、赤芍各 10 克，丹参 15 克，血竭、川芎各 6 克，麝香 0.06 克。麝香、血竭二药另包冲服，余药一并煎服。每日一剂，分四次服，或用鼻饲。此方是祖辈传下，专治硬脑膜外血肿、硬胸膜外血肿、脑内血肿、外伤性颅内血肿，无不良反应。

6. 陆氏存命汤：治破伤风（初期）。羌活、防风、川芎、大黄、法半夏、川乌、草乌、全蝎、白僵蚕、蜈蚣、蝉衣、天南星、天麻、白芷、香附子、甘草各 10 克，琥珀粉、朱砂各 3 克。水煎，每日一剂，分三次服。

7. 陆氏留命汤：治破伤风（后期）。蝉衣 15 克，天竹黄、白僵蚕各 10 克，天麻、川芎、羌活、白芷、南星、全蝎、防风、酒大黄、白附子各 6 克。水煎，每日一剂，分三次服。冯某，男，43 岁。足开放性外伤 10 天，烦躁不安，张口困难，苦笑面容，腹硬如板，拘急抽搐，大汗淋漓，呼吸、说话、吞咽困难，面青紫，脉紧，苔腻。配合西医输液、打针、鼻饲维生素等抢救治疗。同时煎药，日夜分三次鼻饲，用完一剂，大汗淋漓。第二剂加黄芩 10 克，服 5 剂后抽搐减少，口开大，遂改用留命汤三剂，抽搐停止，再改用中药调理全身状况。20 天后治愈。

# 第三章　妇　产　科

妇产科是研究妇女经、带、胎、产等病症的一门临床学科。

## （一）月经不调

凡是月经周期、经量、经色、经质等方面有了异常，并出现病态，称月经不调。如经行先期、后期、先后不定期，月经过多，月经过少等。治宜清肝利湿，养阴凉血，益气清营固冲。

1. 调经汤：治瘀血停滞，月经不调。茜草、丹参、赤芍各 12 克，桃仁、土鳖虫、川大黄、当归、红花、干姜各 6 克。共研细粉，每晚睡前服 5 克，白开水冲服。

2. 养阴凉血清经汤：治月经不调，中期出血。生地炭 25 克，地骨皮、炒白芍、旱莲草、女贞子各 12 克，槐米炭、仙鹤草、鹿衔草、荠菜各 30 克。水煎，于中期出血前两天开始服用，每日一剂，连用 8 剂。江某，女，38 岁。月经中期出血数天干净，平时口苦咽干，烦躁，烘热，腰疼，脉弦数，舌质红，苔薄。服上方 8 剂见效，后去荠菜、鹿衔草、仙鹤草，加丹皮 10 克，菟丝子 12 克，又服 8 剂愈。

3. 清肝利湿汤：治排卵期出血。瞿麦、萆薢各 12 克，萹蓄、车前子、川楝子各 10 克，木通、赤芍、白芍、柴胡各 3 克，延胡索、黄芩各 6 克，荆芥 5 克。水煎，每日一剂，分两次服。李某，女，25 岁。患者正值月经中期，阴道少量流血，外阴明显瘙痒，口干渴，脉弦滑，舌质红，苔薄黄。服上方 4 剂愈。

4. 四物汤：治无排卵性月经。当归、炒白芍、巴戟天、荔枝核各 10 克，川芎 3 克，熟地、覆盆子、菟丝子各 12 克，山药 15 克。水煎，每日一剂，分两次服。李某，女，26 岁。每次月经错后 8～9 天，色黑紫有血块，经行少腹痛，下肢疼软。结婚一年多未孕，测体温为单相型，妇科查子宫前倾前屈。服上方 24 剂愈，第二月怀孕。

5. 益气清营固冲汤：主治月经过多，经间期出血、崩漏、胎漏，及人流、产后恶露不绝等气阴两虚，营热扰冲者。症见面色少华，头昏乏力，腰脊疼软，心烦口干，舌偏红，苔薄脉细数。太子参、生地、贯众炭、乌贼骨各 15 克，炙黄芪、重楼各 30 克，黄芩 12 克。水煎，每日一剂，早晚空腹温服。夹瘀者加煅花蕊石 15 克，参三七粉 5 克；气虚用党参替太子参，加焦白术、炙升麻；胎漏者加苎麻根、桑寄生、菟丝子。

6. 凉血清海汤：治疗月经先期，月经过多，经期延长，血分实热之证。桑叶 30 克，地骨皮、槐米、玄参各 12 克，丹皮、紫草根、生白芍、生地、竹茹各 10 克，生荷叶 1 克，旱莲草 15 克，炒玉竹 20 克。肝阳上逆头痛加钩藤；鼻出血加白茅根、川牛膝；不寐加川连、合欢皮；经量多如崩者加仙鹤草、藕节；夹瘀腹痛血块多，加制大黄、三七；病久气虚两伤，气虚血热，加太子参、黄芪。水煎，每日一剂，分三次服。陈某，女，26 岁。月经超前量多，每次 15～20 天，潮量多，色深有块，7～10 天方净，喉干唇燥，大便干结，结婚二年未孕。服上方加紫草、藕节各 15 克，仙鹤草 30 克，8 剂见效，16 剂愈。后怀孕生一男孩。

7. 调经汤：主治月经不调。熟地、党参、炒白术、陈皮、菟丝子、续断、香附各 10 克，当归 8 克，金银花 3 克。因血热先期者，熟地易生地，加地骨皮、丹皮；阴虚血热迫经先行者，加麦门冬、女贞、白芍；因寒客胞络，月经后期，加肉桂、艾叶；血虚加枸杞子、制首乌；兼瘀滞腹痛者加延胡索、乌药；因肝郁月经先后无定期加柴胡、炒白芍；因郁致瘀者加蒲黄、鸡血藤；肾虚加山茱萸、山药、五味子；因气虚不能摄血致月经过多者，加黄芪、仙鹤草；因热致月经过多者，加炒黄柏、炒地榆、旱莲草；因瘀滞夹血块者加炒蒲黄、益母草、炒茜草；因瘀致月经过多者加桃仁、红花；因痰湿加陈皮、半夏。水煎，每日一剂，分两次服。

8. 温涩固宫汤：主治月经过多，妊娠下血，胎动不安，或产后下血淋漓不断。当归、白芍、熟地、阿胶、茜草根各 10 克，川芎、艾叶、血余炭各 6 克，乌贼骨 12 克。腹痛甚加砂仁、香附、延胡索；腹不痛去川芎；血下多者当归应减量，加地榆炭；气虚小腹下坠加党参、黄芪；心悸加茯神、炒柏子仁；腰痛加杜仲、续断、桑寄生；腹冷加炮姜、炙甘草。水煎，每日一剂。

9. 归芎汤：主治月经先期。当归、黄柏各 8 克，川芎 3 克，白芍、地骨皮、生牡蛎各 15 克，生地 12 克，丹皮 10 克。水煎，每日一剂，分两次服。

10. 疏肝逍遥汤：主治月经过多、先期，乳胀。当归、茯苓各 12 克，白芍、柴胡、白术、丹皮各 10 克，薄荷、栀子、甘草各 6 克。水煎，每日一剂，分两次服。

11. 归芎汤：主治月经量少。当归、何首乌、柏子仁各 15 克，赤芍、党参、北沙参、香附各 10 克，生枣仁 12 克，川芎、红花各 6 克。水煎，每日一剂，分两次服。

12. 胶兰汤：主治月经先后不定期。熟地、鹿角霜各 20 克，白芍、当归、杜仲、阿胶各 12 克，菟蔚子、泽兰各 10 克。水煎，每日一剂，分两次服。

13. 先期汤：主治月经先期。黄芩、栀子各 10 克，酒大黄、升麻各 1.5 克，麦门冬、白芍各 12 克，茯苓 15 克，泽泻 10 克。水煎，每日一剂，分两次服。于月经干净后第 5 天开始服用，连服 16 剂。

14. 温经汤：温通经脉，祛瘀养血。主治月经后期。当归、麦门冬、党参各 15 克，白芍、川芎、姜半夏、丹皮、阿胶各 12 克，桂枝、吴茱萸各 10 克，炙甘草 6 克，生姜 3 克，红糖 30 克。水煎，每日一剂，分两次服。

15. 清经汤：清热凉血。主治月经先期。丹皮、白芍、青蒿、黄柏、茯苓各 10 克，地骨皮 12 克，熟地 6 克。水煎，每日一剂，分两次服。

忌口与食疗：

1. 经期超前，经量多，属血热者，忌食辣椒、胡椒、姜、韭菜、葱、蒜、牛肉、羊肉、狗肉等。选用有助清热凉血的食品，如百合、藕、荸荠、金针菜、花生内衣、黑木耳等。偏虚者可加用清补的食物，如龟、蟹、鸭、鹅、桑椹、莲子等。

2. 经期延后，经量少，属寒凉气滞血瘀者，忌食生冷、油腻、性寒凉食物，如鸭、鹅、蟹、鳖、河蚌、田螺、黄瓜、菠菜、苋菜、柿子、萝卜等。宜进有助于温经理气活血食物，如羊肉、山楂、姜、葱、胡椒、茴香、桂枝。偏虚者可进有温补功效的食物，如牛肉、鳝鱼、炖肉、桂圆、红糖、荔枝等。

3. 月经紊乱，先后无定期者，忌食郁滞肝气的食物，如酸味、辛辣动火及刺激性食物等。宜选用舒肝养肝之品，如小麦、香橼、豆芽、猪肝等。

月经期、量、色、质中任何一种的改变均称月经不调，常见的月经不调有月经先期、后期、无定期，月经过多、过少等。月经不调忌口应视虚实寒热情况而定，不可一概而论。凡有热当清，有寒当温，有瘀当逐，有虚当补，肝郁者宜疏。食物皆有药性，要慎于选择，不可不知。

## （二）痛经

妇女经期或经期前后腰疼、小腹疼痛、全身不适，称痛经。分原发性痛经、继发性痛经、膜性痛经。中医认为有气滞、血瘀、寒湿凝滞、气血虚弱、肝肾亏虚、冲任损伤、血滞气瘀，壅塞胞宫等不同证型。治宜活血理气，祛寒湿，补肝肾，宣通经络。

1. 痛经一号：主治气滞血瘀痛经。丹参 30 克，乌药、枳壳、桃仁、红花各 10 克，香附 12 克。水煎，每日一剂，每次月经前服。有热者丹参改丹皮 10 克。李某，女，20 岁。经期小腹胀痛已 4 年，近来加重。15 岁初潮，周期 28 天左右，经期 4～5 天，月经第一天腹痛下坠，面苍白，冷汗淋漓，恶心，肢冷，用止痛针也不见效。每次月经前服上方 3 剂，连服三月愈。

2. 活血理气止痛汤：治膜性痛经。蜀羊泉 12 克，蒲公英 25 克，赤芍 15 克，丹参、红花、当归、延胡索、五灵脂、桂枝、皂角刺各 10 克。水煎，月经前连服 4 剂，每日一剂。刘某，26 岁。17 岁月经来潮正常，20 岁患伤寒症，月经适来，次日感小腹痛经，量亦少，腰酸，寒热往来，腹痛加剧，呈绞痛、坠痛，腰酸乳胀，经少色紫，且夹有白色薄膜物，此后每腹痛一阵，则见流出白膜少许，至白膜流尽疼痛方止。如此之苦持续六年，注射杜冷丁亦不能控制，用雌激素无效。患者面色欠华，额汗津津，四肢冷，小腹拒按，脉弦细，舌质红，舌两边有紫斑，舌中心微黄。证为气滞血凝。每经前三天服用上方 4 剂，连服三个周期愈。

3. 柴夏汤：主治经期发冷发热。柴胡、半夏、黄芩、当归、赤芍各 10 克，甘草 5 克，大枣 6 枚，生姜 3 克。口干加生地、麦门冬；痛经加山楂、玄胡；呕逆加竹茹；腹痛加川楝子、郁金；热重加青蒿、丹皮、地骨皮等。水煎，每日一剂，分两次服。高某，女，34 岁。每次月经均在经前一天开始先冷后热，体温 38℃～39.5℃，入夜发作，深夜热退，如此连续 6～7 天，至经净为罢，经期发热时口苦，欲呕纳少，脉弦，舌黯苔黄。诊为热入血室，用上方加入丹皮、竹茹、青蒿各10克，郁金12克，陈皮5克，进8剂效，下月原方又进8剂愈。继续服药观察一年未发。

4. 月经期感染汤：柴胡、党参、秦艽、鳖甲、知母、青蒿各10克，条芩、地骨皮各6克，玉竹15克，甘草3克。水煎，每日一剂，分两次服。李某，女，28岁。已婚。月经第二天入浴洗澡，浴后突然寒战壮热，口苦渴，头昏身痛，脉弦数，月经中断，体温41℃，时而低至正常，小腹痛，心烦不安，神志时清时乱。服上方4剂基本正常，又进4剂愈。

5. 香楝散：疏肝行气止痛。治气滞痛经。香附30克，川楝15克。上药共研粉，每服6克，白开水冲服。经前三天服，经后停药。

6. 桃红散：治血瘀内停痛经。醋香附、益母草各120克，桃仁、红花各30克，四药共研细粉，每服6克，每日早晚白开水冲服。

7. 四香汤：行气活血，温通经络。主治痛经。香白芷、制香附、广木香、九香虫各10克。水煎，每日一剂，分两次服。

8. 茴姜汤：行气活血，散寒止痛。治痛经，小腹冷，有瘀血块。小茴香、香附各6克，炮姜5克，延胡索、灵脂、没药、川芎、当归、赤芍各10克，肉桂、甘草各3克。水煎，每日一剂，早晚服。

9. 归参汤：治血瘀内停，经来行而不畅所致痛经。当归、丹参、乳香、没药各15克，炒桃仁、灵脂各10克。水煎，每日一剂，分两次服。

10. 暖宫调经汤：暖宫散寒，活血止痛。治痛经。熟附子、桂枝各10克，益母草30克，川牛膝、茯苓、炒五灵脂各15克。水煎，每日一剂，于经前2~3天服药，3个月为一疗程。

11. 芷芎益母汤：行气活血。治瘀血内停痛经。香白芷、川芎、炙甘草各6克，制香附、延胡索、益母草各15克，广木香、当归、炒五灵脂各10克，白芍12克。寒虚者加生姜5克。水煎，每日一剂，分两次服。

12. 枸杞血藤汤：健脾益肾，活血止痛。治痛经。枸杞子、鸡血藤、炒杜仲、薏苡仁、白茯苓、山药各15克，补骨脂、菟丝子、女贞子、淫羊藿、桑寄生各10克，旱莲草12克。水煎，每日一剂，分三次服。

13. 艾附汤：温经散寒，活血止痛。治宫寒痛经。当归10克，附子、艾叶各6克。水煎，每日一剂，分两次服。

14. 川芎汤：治痛经。当归、川芎、金铃子各10克，赤芍、大生地、炒五灵脂各12克，红藤30克，败酱草20克，制乳香、没药各5克。水煎，每日一剂。经行腹痛，早晚各服一次。膜性痛经，腰痛剧烈，见呕吐者，加服辅助方：川连5克，川贝粉10克，公丁香5克，肉桂3克，共研粉，分成5包，每日一包，分两次服，吐止即停药。

15. 桃红香汤：活血化瘀，行气止痛。治痛经。适用于经前或经行时小腹胀痛或刺痛，乳房胀痛，经来不畅，经色紫黯，夹有血块，属气血瘀滞型。桃仁、红花、香附各 10 克。水煎，每日一剂，分两次服。

忌口与食疗：

1. 经期前后忌食生冷、寒凉食品，如冰冻、饮料、豆腐、油菜、荠菜、苋菜、慈姑、海带、黄瓜、丝瓜、冬瓜、茄子、竹笋、莲藕等均性偏寒凉，尤其不可生食。

2. 酸涩收敛之品，易郁气滞期，经前亦宜避忌食橘、柚子、梨、柿子、菱角、西瓜、荸荠、酸梅等。

3. 忌食肥腻肉类食品。

4. 田螺、蛤蜊、蟹、鳖等偏寒凉，应少用慎用。

本病多由气滞血瘀、经血排泄不畅所致，无论属虚、属实总与寒有关，经血遇寒则凝，所以饮食应立足于温热，行经前后要进食热汤、热菜，忌一切寒凉及生冷食物。

## （三）闭经、倒经

发育正常的女子，一般 14 岁左右月经便按时来潮，若超过 18 岁仍未来潮，或月经周期已相当规律后有三个月未来潮，而非妊娠、哺乳期者，均称闭经。

有精神紧张、恐惧、忧伤、过劳、环境变更，或有全身疾病如贫血、结核病、糖尿病、营养不良等病史，可伴有全身乏力、厌食、呕吐、性欲减退、不育、多毛、肥胖等症。双侧卵巢增大，外阴、阴道发育不良者，多为内分泌失调性闭经。妇科内分泌检查、血尿内分泌测定及 X 线检查、细胞学检查等，可确定下丘脑性闭经、垂体闭经、卵巢性闭经、甲状腺性闭经、子宫性闭经。有因处女膜阴道，宫颈先天性缺陷或后天性损伤，造成闭锁，使经血不能外流者，为假性闭经。治宜疏肝通络，补脾调经，化瘀通经，健脾益肾，温通经络。

1. 倒经汤：治代偿性闭经。鲜生地 30 克，丹皮炭 12 克，焦山栀、荆芥炭、炒黄芩各 10 克，牛膝炭 15 克，珍珠母 30 克，生甘草 3 克。水煎，每日一剂。于周期性吐衄前煎服完 5 剂，如未收效，于下个月周期吐衄前再服 5 剂。

2. 益气倒经汤：治代偿性闭经。炒荆芥炭、炒子芩、当归、石膏、党参各 10 克，紫丹参、橘络、怀牛膝、丹皮、白芍、山栀、茅花各 6 克。水煎，每日一剂，分两次服。唐某，女，20 岁。大量鼻出血两天未止，从 15 岁开始常每月周期性鼻出血，月经开始后鼻出血停止。服上方 4 剂，月经正常。

3. 疏肝通络汤：治闭经属忧忿伤肝，肝气横郁，脾失健运，不能化精微以输冲任，而致经闭不行。酒炒黄芪、党参、茯苓、当归各 10 克，白术、制香附各 5 克，酒炒白芍 8 克，川续断 7 克，柴胡、木香、油桂、炙甘草各 3 克。水煎，每日一剂，分两次服。陈某，女，22 岁。半年前忧郁伤中，月经不至，午后小腹剧痛，腰屈不伸，双手搂腹，阵痛发作，下流白物，唇色淡，食纳差，形瘦，脉沉弦，舌上光剥。服上方 8 剂见效，又进 8 剂愈。

4. 补脾调经汤：治脾虚精血不足所致闭经。生山药、炒白术各 30 克，生鸡内金

15克，当归、白芍各12克。水煎，每日一剂，分两次服。气虚加党参、黄芪；血虚加首乌、熟地；肾虚加菟丝子、巴戟天、枸杞；阴虚加鳖甲、龟板；虚寒兼少腹、冷痛，四肢不温，加附子、肉桂、吴茱萸；痰湿加云苓、半夏；气郁两肋胀满加柴胡、香附；血瘀，少加桃仁、红花。李某，女，24岁。体弱，月经每月一行，量少，色淡，近半年多闭经。病人乏力，心悸，失眠，纳差，肤不润，舌质淡红，脉沉细涩无力。证属心脾两虚，用上方8剂见效，又进8剂，月经来潮，经量正常，色鲜红，后逐月正常。

5. 化瘀通经急性子汤：急性子60克，莪术15克，红花、蒲黄各10克，香附12克，益母草30克，怀牛膝15克。水煎，每日一剂，分两次服。于某，女，闭经已四月，下腹坠胀，疼痛时发时止，带下少黄，量中等，身热烦躁，舌质黯红，苔薄黄，脉弦滞。服上方4剂月经来潮，经期5天。亦治人工流产后闭经。

6. 归芍芎汤：治苯中毒后继发闭经。当归、仙茅、仙灵脾、菟丝子、枸杞子、覆盆子、五味子、怀牛膝各10克，炒白芍20克，川芎5克，熟地12克，车前子6克。水煎服，每日一剂，分两次服。尚某，女，30岁。一年前因苯中毒昏迷两天半，抢救脱险，其后发生闭经，腰痛，性欲减退，并见头晕，头痛，失眠多梦，心悸气短，视物不清，记忆减退，全身无力，检查示白细胞偏低，脉缓弱，舌质淡，舌体肥大，舌边有齿痕。辨证属肾虚精亏。服上方20剂大大好转，继服下方：当归、北沙参各16克，女贞子、旱莲草、泽兰、益母草各10克，炒白芍、麦门冬、覆盆子各10克，菟丝子、枸杞子、龟板各15克，红花6克。又进8剂月经复潮，又进8剂后正常。

7. 归灵脾汤：益气养血，补肾通络。治闭经。当归、炙黄芪、菟丝子各30克，仙灵脾15克，生姜3克，大红枣10枚。水煎，每日一剂，分两次服。

8. 干姜附子汤：健脾益肾，温通经络。治闭经。干姜、附子、白芍、茯苓、肉苁蓉、桃仁各10克。水煎，每日一剂，分两次服。

9. 地芍汤：健脾益肾，补血止血。治倒经。熟地、白芍、茯苓各15克，当归、女贞子、荆芥炭、丹皮、地榆炭、五味子各10克，甘草6克。水煎，每日一剂，分两次服。宋某，女，23岁，未婚。半年来每次月经来潮鼻口出血。服上方8剂愈。

10. 顺经汤：治疗倒经。龙胆草、黄芩、山栀、青蒿各10克，丹皮22克，白芍、生地各15克，藕节30克，白茅根35克，怀牛膝12克，大黄2克。水煎，每日一剂，分两次服，于经前服4剂。经后10天服下方4剂：当归、熟地、白芍、丹皮、白茯苓各15克，生山药30克，玄参、北沙参、黑芥穗各10克，茜草、怀牛膝各6克。

11. 硝草汤：治倒经。芒硝、甘草各10克。文火煎一小时，早晚两次服。杨某，女，22岁。月经初潮后即出现口鼻出血，4年后病情加重，经期烦躁，平时头晕心悸，失眠多梦，多方求治无效。经用上方3剂病愈，孕。

忌口与食疗：

1. 本病不论属虚属实均忌生冷、油腻、寒凉、黏滞食物，如冷饮、生菜、肥肉、蟹、螺、海鱼、海带、豆酱、腌腊制品。

2. 少吃山楂、梅子、杏、石榴、枣等酸涩、收敛之品，恐其涩气滞血。

3. 闭经热象明显者忌服温热之品，如牛、羊、狗、雀肉及辛辣动火食物。

闭经有虚实之分，但以虚者为多，所以除了上述忌口外，应从补冲任、益气血入手。补益之中又须配用疏利之品，如新鲜蔬菜和水果之类。

### （四）功能性子宫出血（崩漏）

崩漏又称崩中、漏下，指不在经期忽然阴道大量出血或淋漓不断出血。来势急血量多者为崩，来势缓而淋漓不断出血为漏，因两者常互相转化故统称为崩漏。多发生于青春期及更年期妇女。治宜清肝止血，凉血止血，补肾固经，止血。

1. 龟鹿汤：治无排卵性子宫出血。鹿角片、龟板、当归、白芍各10克。肾阳虚加仙茅、仙灵脾各10克；肾阴虚加知母、丹皮各10克。水煎，每日一剂。无排卵性子宫出血是由促卵泡成熟激素和黄体生成激素的平衡失调所致，卵巢内有不同成熟程度的卵泡，但不能发生排卵，本病发生于卵巢功能渐趋成熟或衰退时期，故多见于青春期和更年期。

2. 圣愈汤：治功能性子宫出血。党参、生地各30克，炙黄芪50克，炒白术、阿胶珠各15克，当归、白芍各12克，丹皮、生蒲黄、炒五灵脂各10克，煅牡蛎30克，砂仁6克，陈皮10克。水煎，每日一剂，分三次服。尚某，女，30岁。孀居二年心情忧郁，渐至月经失调，痛经，经期超前，量多如注，面色无华，乏力少气，口干欲饮，经色鲜红，加有紫块，小腹痛拒按，舌质红，苔白薄，脉弦细数，宫颈轻度糜烂。服上方4剂见效，8剂愈。

3. 参芪阿胶汤：治功能性子宫出血。参须、当归、乌贼骨、茯神、阿胶各10克，地榆炭、黄芪各15克，炙甘草6克，艾叶炭3克，仙鹤草15克，田七3克。肢冷脉迟加附片6克；口渴脉数加黄芩、生地各10克。水煎，每日一剂，分三次服。项某，女，36岁。怀孕六次，曾多次流产，去年冬流产后血流点滴，虽经治疗但持续二十日未止，后血如潮涌，头晕目眩，耳鸣心悸，出冷汗，面色苍白，舌质白，脉微欲绝。证系原气衰亏，冲任不固，服上方8剂见效，连服8剂愈。

4. 参地汤：治功能性子宫出血。党参、熟地各30克，生杜仲、川断各10克，炮姜炭3克，鹿角霜20克；十药炭3克另加冲服。上药水煎，每日一剂，分两次服，再加食醋数滴同服。十药炭：大蓟、小蓟、荷叶、侧柏叶、茅根、茜草、大黄、山栀、棕榈皮、牡丹皮各10克，炒炭存性使用。杜某，女，47岁。月经来45天未净，量多，色红，夹有血块，且伴有轻度浮肿。曾有肾炎、心血管病病史。舌苔薄白，脉沉细涩无力。服上方8剂愈。

5. 清肝止血汤：治功能性子宫出血。柴胡、桑叶、香附、生地、黄芩、当归各6克，白芍、赤芍各5克，丹皮、血余炭、生地榆各10克，钩藤12克。肝阴不足，脉细弦数，舌红少津，去柴胡、香附，加女贞子、旱莲草各12克。水煎，每日一剂，分三次服。尹某，女，27岁。突然阴道出血，量多鲜红，烦闷易怒，头晕，心悸，体倦，口苦渴，舌淡红，苔黄，脉弦数无力。证属肝火旺盛，迫血妄行，血出过多，气随血泄。服上方8剂愈。

6. 断红汤：治功能性子宫出血。鹿茸、三七参各3克，川大黄6克，荷叶30克，棕榈炭、阿胶各10克。水煎，每日一剂，分两次服。蒋某，女，38岁。少量流血已年半，时多时少，有时有小血块，时而色黯，时而色淡，小腹胀痛，流血后胀减，心悸，失眠头弦，食欠佳，舌质淡红，边尖有瘀点，苔薄白，脉沉涩，面色苍白。服上方4剂见效，加琥珀3克（冲服），心悸、失眠愈；又加桑椹30克，去制川大黄，又服8剂，病获痊愈。

7. 丹栀逍遥汤：治功能性子宫出血。证属气郁血虚，郁而化热，伤其冲任。柴胡、丹皮、焦栀子、蒲黄炭各10克，香附、当归、白术、茜草各12克，茯苓、白芍、海螵蛸各15克，生牡蛎30克，甘草6克。水煎，每日一剂，分三次服。偏阴血虚加生地20克，阿胶12克；气郁小腹疼痛，脉沉，加苏梗12克。李某，女，28岁。月经淋漓不断40余天未完，血色黯红有块，腹胀心悸，面色苍白，脉沉弦略数，舌红苔微黄。用上方4剂见效，又服4剂愈。

8. 功血汤：治血热血瘀，脾肾虚损所致功能性子宫出血。金樱子、制首乌、生地、荔枝壳、仙鹤草各15克。水煎服，每日一剂，分三次服。血热加生地、麦门冬、地骨皮、沙参、黑山栀；血瘀加丹参、土牛膝；脾虚加党参、黄芪、白术；肾阳虚加仙茅、淫羊藿、炮姜；肾阴虚加女贞子、旱莲草、黄精。陈某，女，48岁。已闭经三年，突然大出血，经多处治疗仍淋漓少量出血。面色苍白，乏力，气短，眩晕，食少，舌淡苔薄，脉大而虚。服上方4剂血止，加党参、黄芪各15克，白术10克，又进4剂愈。后访一年未复发。

9. 地药汤：治阴虚阳搏型功能性子宫出血。熟地、龙骨各25克，山药、山萸肉、阿胶、麦门冬、石斛、女贞子、旱莲草各12克，丹皮、白术、桑叶各10克，白芍15克，北沙参18克。水煎，每日一剂，分三次服。何某，女，20岁。未婚。月经淋漓不断，曾用三合激素、安络血、仙鹤草、维生素K等药物，血止但数日后又出血。脉细弱而数，左脉沉弦，舌黯红不华而干，面色苍白，肌肤干涩不泽，眩晕，目花，耳鸣，心悸气短，腰疼，膝软，一派大虚之象。服上方4剂见效。加藕节30克，去白术，又服8剂血止。去桑叶、丹皮、藕节、龙骨，加龟板、鳖甲、牡蛎、人参、黄芪、当归、杞果，又进8剂愈。追访三年健康良好，后结婚生一男孩。

10. 功血汤：治气虚型功能性子宫出血。生地20克，白芍、女贞子、旱莲草、炒槐花、焦地榆各15克，大蓟炭、小蓟炭、茜草炭各10克。水煎，每日一剂，分两次服。李某，女，17岁。因学习考试紧张，经血过多，淋漓月余不止，曾住院治疗血止，出院4天后无任何诱因又突然出血不止，时多时少，色淡红，质稀清，头晕，心悸，气短，少寐，纳少，乏力，自汗，脉细弱，舌红苔薄白。诊为气虚而不摄血。用上方4剂见效，又服8剂愈，追访一年未复发。

11. 补肾固经汤：治肝肾亏损型功能性子宫出血。菟丝子、益母草各15克，续断、归身、焦蒲黄、侧柏叶各 12 克，生地、熟地、白芍、焦艾叶各 10 克，川芎 6 克，贯众 18 克。气虚加党参、黄芪；肢浮纳呆加茯苓、陈皮、砂仁；出血不止有瘀块加三七、阿胶、香附、五灵脂；血分有热加大蓟、小蓟、焦栀、仙鹤草。水煎，每日一剂，分两次服。王某，女，43 岁。刮宫后阴道流血四十余天，用催产素等略有好转，以后月经一月二潮，经量多淋漓不断，延长 10 余日方止。诊断为因刮宫引起子宫内膜囊状增生。患者头晕乏力，腰疼，白带多，左脉沉弱无力，舌质淡紫，苔白，面色微黄，微浮肿。服上方加桑寄生、茯苓、丹参各 12 克，白术、五灵脂各 10 克。共服 36 剂愈。

12. 参芪汤：治气随血脱功能性子宫出血。高丽参 6 克，炙黄芪 20 克，当归、地榆炭、阿胶各 12 克，炒白芍、鹿角霜各 10 克，血余炭、炮姜炭、炙甘草各 6 克。水煎，每日一剂，分两次服。葛某，女，43 岁。献血之后，阴道下血不止，量多色淡有块，头晕目眩，气短，乏力，自汗，心悸，食呆，唇干口渴，脉芤，舌淡苔白，面无华。服上方 4 剂见效，继服 8 剂愈。

13. 清宫汤：治肝旺血热功能性子宫出血。炒白芍、槐米炭、丹皮炭各二十克，桑叶、旱莲草、玄参炭各 15 克，藕节炭 30 克，竹茹 10 克，菊花 5 克，川连 6 克，子芩 10 克。月经净后可加杞果、玉竹、合欢皮、麦门冬、阿胶等养阴柔肝之药以固基本。宋某，女，48 岁。刮宫后血流不止，淋漓不断三月。服上方 8 剂见效，后又加枸杞子、知母、地骨皮，服 8 剂愈。

14. 白地汤：治青春期功能性子宫出血。白头翁 90 克，地榆炭 60 克，生地炭 30 克，白糖 60 克。前三味药水煎熬成后加入白糖，于月经来潮的第一天开始服用，每日一剂，血止后再服 4 剂巩固疗效。李某，女，18 岁。流血不止二十余天，血红量多，面唇苍白，乏力。服上药 4 剂见效，8 剂愈。后随访月经正常，身体健康。

15. 温经汤：治停服避孕药引起的功能性子宫出血。吴茱萸、桂枝、生地炭、甘草各 6 克，当归、白芍、党参各 12 克，丹皮 10 克，阿胶 15 克（烊化冲服），鲜生姜 3 克。水煎，每日一剂。张某，女，24 岁。结婚后服避孕药一年，停药后阴道出血淋漓不止，持续三个月，血色黯褐，量少有块，下腹冷痛，乏力，腰膝疼软。曾用雌激素、睾丸素、黄体酮等药无效。脉弦细，舌质淡，苔薄白，面黄无华。乃由冲任虚寒，瘀阻胞宫而致阴道下血淋漓不尽，服上方 10 剂愈。

16. 益肾止血汤：凉血止血。治青春期崩漏。炒栀子 15 克，鸡血藤、益母草、白茅根各 30 克，红花炭 10 克，川楝子炭、生甘草、鹿角霜各 12 克。水煎，每日一剂。

17. 补益冲任汤：治崩漏久治不愈，或人流出血量多如崩或淋漓不净。炒当归、苁蓉、沙苑蒺藜、枸杞子、旱莲草各 10 克，小茴香 3 克，女贞子、紫石英、补骨脂各 12 克，党参、竹茹各 15 克，鹿角霜 6 克。时有少量见红，赤带者，加阿胶 10 克；胃纳欠佳加炒谷芽 30 克，或砂仁 3 克。水煎，每日一剂，分三次服。

18. 茯地汤：治脾虚湿困崩漏。茯苓、地榆炭各 15 克，泽泻、法半夏、防风、炒苍术、葛根各 10 克，羌活 9 克，益智仁、炒艾叶、升麻、柴胡各 5 克。水煎，每日一剂，分两次服。王某，女，36 岁。月经量多如崩，两天后漏下不止，迁延五十余日，色淡质稀，脘腹胀闷，头晕如蒙，便溏胶黏。用本方 4 剂见效，加荆芥炭又进 4 剂愈。

19. 寒凉止崩汤：治血热崩漏。黄芩、白芍、乌贼骨各 10 克，生地、旱莲草、白茅根各 15 克，血余炭、丹皮、茜草根各 6 克。水煎，每日一剂，分三次服。病重者可日服两剂，分 4 次服。宋某，女，30 岁。月经来而不止，血注如崩，全身出现斑点多处，身发热，心烦，口干，脉数，舌红。服上方 8 剂愈，后未再发。

20. 乌莲汤：滋阴清热，养血止血。治血热崩漏。乌贼骨、白芍、牡蛎、甘草各 20 克，莲房炭、生地炭各 50 克，当归、胡黄连、升麻、木香各 10 克，知母 15 克，大枣 10 枚。水煎，每日一剂，早晚两次服。王某，女，30 岁。月经来潮 10 天，仍淋漓不断，乏力，头晕耳鸣，烦热，月经量少、红色，舌红少苔，脉细无力。服上方 4 剂血止，后月经正常而愈。

21. 芪术汤：益气健脾，凉血止血。治崩漏。黄芪、川断、生地、海螵蛸各 20 克，白术 15 克，茜草 10 克，煅龙骨、煅牡蛎各 25 克。水煎，每日一剂，分三次服。血止后再服 3 剂巩固。

22. 归地散：健脾益气，补血止血。治妇女崩漏。当归、熟地、白术、党参、川断、杏仁衣各 10 克，云苓、白芍、栀子炭、杜仲炭、甘草各 6 克。上药炒炭研粉装瓶备用。白开水冲服，每日三次，每次 6 克。

23. 二草汤：滋阴清热，养血止血。治功能性子宫出血。仙鹤草 30 克，益母草、当归、生地、白芍、阿胶（烊化）、荆芥炭各 12 克，茜草、艾叶炭各 10 克，广三七粉 2 克（冲服）。水煎，每日一剂，分两次服。

24. 芪参汤：益气健脾，暴崩不止。治暴崩。黄芪 15 克，党参、黑荆芥各 12 克，白术、柴胡、陈皮、升麻各 10 克，当归、炙甘草各 6 克，侧柏叶 12 克，三七粉 5 克（冲服）。水煎，每日一剂，分三次服。宋某，女，30 岁。月经后暴崩。服上方 4 剂血止。上方加枸杞子 12 克，熟地 15 克，黄精 10 克，鸡血藤 30 克，大枣 8 枚，继服 4 剂愈。

25. 桃仁四物汤：活血去瘀，凉血止血。治崩漏。桃仁、红花、丹皮、丹参、当归、赤芍、生地、益母草、炒蒲黄各 10 克，川芎、血余炭各 5 克。淋漓久不止者加蚤休 10 克。水煎，每日一剂，分三次服。

26. 乌茜汤：凉血止血。治崩漏。煅乌贼骨、茜草炭、地榆炭、苏木各 15 克，蒲黄炭 10 克，槐米炭、荠菜、马齿苋各 30 克，生甘草 5 克。水煎，每日一剂。血量多者可日服两剂，分 4 次服。有效率 86%。

27. 固冲汤：益肾脾，益气固冲。治崩漏。熟地、山萸肉、白术、仙鹤草、侧柏叶各 30 克，黄芪、龙骨、牡蛎、乌贼骨各 45 克，白芍、五倍子、茜草各 25 克。水煎，每日一剂，分三次服。经治 50 例，治愈 43 例，有效 7 例。

28. 止血汤：清热凉血，止血。治崩漏。马齿苋、益母草、地榆各 40 克，生蒲黄、升麻各 10 克，茜草 12 克，仙鹤草 20 克。水煎，每日一剂，分三次服。

29. 椿皮汤：清热凉血，健脾止血。治崩漏。椿皮 40 克，白术、炒山栀、棕榈炭、地榆炭各 25 克，侧柏叶 20 克。水煎，每日一剂，分三次服。

30. 子鸡汤：清热利湿，活血止血。治崩漏。炒栀子、鸡血藤、益母草、白茅根各 30 克，红花炭、鹿角霜各 10 克，川楝子、生甘草各 12 克。水煎，每日一剂，分三次服。治青春期崩漏。

31. 赤血汤：滋补阴血，活血止血。治崩漏。赤石脂 60 克，血余炭 15 克，棕榈炭、乌梅炭、焦白术各 30 克，地榆炭 40 克，大黄炭 2 克，仙鹤草 30～60 克，阿胶 15～60 克（烊冲服），云南白药 4 克（分三次冲服）。水煎，每日一剂，分三次服。治疗 40 例，痊愈 37 例，有效 3 例。

32. 益气固冲汤：益气健脾，调冲止血。治崩漏。黄芪 35 克，白术、柴胡、陈皮炭、仙鹤草、甘草各 10 克，党参、荆芥穗炭、当归、炒续断各 15 克，升麻 4 克。水煎，每日一剂，分两次服。治崩漏 130 例，痊愈 128 例，有效 2 例。

33. 止崩汤：滋阴清热，活血止血。治经漏不止。赤芍、丹皮、刘寄奴、阿胶（烊化）各 10 克，紫花地丁 25 克，木贼草 12 克，炒蒲黄、生蒲黄各 15 克，鹿角霜 30 克，荆芥炭 5 克。水煎，每日一剂，分两次服。

34. 宫血灵：益肾活血，祛瘀止血。治崩漏。益母草、旱莲草、生地榆、藕节各 30 克，贯众炭、生山楂各 15 克，茜草 12 克，炒红花 10 克，三七粉 3 克（冲服）。水煎，每日一剂，分三次服。有效率 91%。

35. 乌莲汤：滋阴敛血，和胃益气。治经漏。乌贼骨、白芍、牡蛎、甘草各 20 克，莲房炭 50 克，生地炭 40 克，当归、胡黄连、升麻、木香各 10 克，知母 15 克，大枣 10 克。水煎，每日一剂，分两次服。

36. 参胶汤：补气摄血，益肾调冲。治子宫增生性崩漏。红参 10 克，鹿角胶（烊化）、血余炭各 20 克，龟胶（烊化）、枸杞、黄芪各 15 克，当归、棕榈炭各 12 克。水煎，每日一剂，分两次服。

忌口与食疗：

1. 忌食辛辣动火食物，如各种酒类、辣椒、胡椒、花椒、姜等。

2. 体质偏热者忌食羊、狗、雀肉等温热之品，可选食赤小豆、绿豆、藕、白菜、菠菜、竹笋、黄瓜、丝瓜、荸荠、菱角等清热之品。亦可选用具有凉血止血作用的马齿苋、小蓟、马兰、荠菜、银耳、柿饼等。

3. 体质虚弱偏寒者，只需注意在补养饮食中加食性偏温一点的食物，如粳米、扁豆、薯、干果、红糖等。忌食大温大热之物，如辣椒、姜、桂皮、芥末等。

中医称本病为崩漏，属热属实者多，属寒者较少。因此辛辣、温热的食物为主要忌口，当然还应以寒热虚实的不同情况为依据区别对待，凡谷、豆、薯、干果之类一般皆可食用。禽畜之类补益力强，虚证者宜，实证亦不忌，水牛肉补血止崩尤为适宜。鱼肚、牡蛎、海蜇、鱼肉、甲鱼、乌贼具有凉血止血功能，可多食用，蔬菜、甘蔗、苹果、樱桃、无花果、香蕉、葡萄、柿子、棱角、桑椹补脾益肾均属可取。若淋漓日久的可以用酸梅、山楂等，用其酸收之性以收止血之功。

### （五）诸带

白带是指女性从阴道流出的一种黏液体。至于妇女生理发育成熟，在经期前后或妊娠初期，阴道亦可排除少量无色透明分泌物，常感湿润，无病状态出现，不做病诊。带下病的病因是由于脾虚肝郁，湿热下注，或肾气不足，下元亏损所致，亦有感受湿毒而引起者。因带的颜色不同，分白带、赤带、青带、黑带、赤白带、五色带等，临床上以白带、黄带、赤白带为多见。治宜利湿杀虫，利湿健脾，清热止带，健脾益气，益肾润燥。

1. 利湿杀虫汤：补肾利湿，止痒杀虫。治滴虫性白带。川椒6克，补骨脂、云苓各15克，肉桂、白矾各10克，五味子、杞果、炒白芷各12克，熟地50克。水煎，每日一剂，分两次饭后服。

2. 翁皮汤：清热利湿，解毒止带。治湿热白带。白头翁、白茯苓各12克，秦皮、黄柏、丹皮、制半夏各10克，黄连、甘草各3克，生地15克，椿根皮6克。水煎，每日一剂，分两次服。

3. 术花汤：利湿健脾，清热止带。治妇女带下。炒白术10克，黑鱼骨、白鸡冠花各15克。水煎，每日一剂，分两次服。

4. 术苓汤：健脾利湿止带。治白带。白术、鸡冠花各30克，茯苓、车前子各20克，贯众（醋泡）5克。水煎，每日一剂，分两次服。

5. 妇芪丸：健脾益气，清热止带。当归、香附各15克，川芎、白术、杜仲炭、党参各10克，青黛5克，补骨脂、山药各12克，椿根白皮30克。上药用酒炒黄，共研细粉，每日一次，每次6克，米汤送下。

6. 鱼车汤：治带下。凡脾失健运，湿热下注，带下色白、微黄，量多质黏稠，味腥者适用。鲜鱼腥草根50克，车前草30克，白糖30克。上药洗净捣烂取汁，加白糖30克，每日一剂，分两次服。

7. 益肾润燥汤：治疗带下过少症。女贞子、旱莲草、何首乌各30克，枸杞子、巴戟天各15克，麦门冬、山萸肉各12克，陈皮3克。水煎，每日一剂，分两次服。一般需16剂，最多24剂即愈。

忌口与食疗：

1. 脾虚带下忌食生冷、瓜果、寒凉、滑腻之品，如生菜、黄瓜、冬瓜、萝卜、丝瓜、肥肉冷饮等，要选食米仁、山药、扁豆、莲子、茯苓粉、白果仁等健脾除湿的食物。

2. 肾虚带下病者，忌食咸寒、腌制食品，如海鲜、藻类、酱制瓜果、腌腊制品、咸菜、咸肉、咸蛋等，宜选用猪肾、猪肚、猪肠、母鸡、甲鱼、淡菜、山药、白果、莲肉、芡实、韭菜等补肾止带的食物。

3. 湿热下注所致带下病者忌酒类、醋类、酸类及辛辣类刺激性食物，如辣椒、胡椒、葱、姜、韭菜、羊肉、牛肉、狗肉、公鸡、黄鳝等。可选食米仁、赤豆、绿豆、马齿苋、藕、冬瓜、黑木耳、扁豆等清热除湿食品。

正常妇女阴道内有少量白色无臭味分泌物，以润滑阴道，常在月经期、排卵期、妊娠期增多，这是正常生理现象。但若分泌过多，或颜色、质地、气味异常，并引起腰酸腿软，头晕乏力，则为本病。无论虚实寒热，本病总与湿聚有关，所以治疗应化湿，凡助湿生热或有损脾胃肾运化功能的食物均应慎食或不食。

### （六）外阴瘙痒

外阴瘙痒多因外阴不洁，虫蚀感染，或湿热下注，也有因阴虚血燥而致者，症见外阴部或阴道内瘙痒，甚至奇痒难忍，坐立不安。治宜清热解毒，杀虫止痒，清热利湿，解毒止痒。

1. 止痒白斑汤：治阴部奇痒。生地、当归、白芍、桑白皮、地骨皮、荆芥、防风、浮萍、钩藤各10克，川芎3克，川牛膝5克，磁石30克。水煎，每日一剂，分两次服。阴部皮肤发白、增生、粗糙、发硬，中医称肌肤甲错，是局部血瘀的表现。一般服药8剂见效，16剂愈。

2. 双蜕散：治外阴白斑痒。蛇蜕、蝉蜕各250克，蜈蚣25克，共研为细粉，每服10克，日服两次，早晚用白开水送下。于某，女，30岁。外阴特别瘙痒，皮肤变白，大小阴唇萎缩，并有裂纹、渗血，已十多年，日趋加重。患者从13岁开始外阴皮肤变白，轻微痒，27岁结婚，症状仍是如此，28岁生育女孩后，外阴瘙痒加重，前阴周围变白，大小阴唇出现裂纹，终日瘙痒，医治无效，痛苦万分。去天津就医，用激光照射不仅无效反而加重，局部肿胀，奇痒难忍，无法工作。服上方10日止痒，继服百日愈。

3. 清肝化斑止痒汤：阴痒外洗汤方，治阴痒。苦参、蒺藜各15克，蛇床子、龙胆草、山栀子、当归、白鲜皮各10克，赤芍12克，生姜皮、生甘草各3克。水煎，每日一剂，分两次服。

4. 阴痒化湿外洗汤：苦参60克，白鲜皮、蛇床子、艾叶各30克，九里光120克，生白矾15克（后下）。先将上药煮开，后下白矾，煮成3000毫升药液，去渣趁热外洗阴痒部，每日早晚各洗一次，每剂可用二日。杨某，女，33岁。阴痒已年余，并见阴道有白液流出，近月来阴部红肿，奇痒难忍，尤以外阴右侧为甚，曾用中西药治疗无效。内服上方8剂，同时用外用方4剂，外阴局部红肿消退，痒痛亦大减。内服方加入黄连6克，又进8剂愈。

5. 床参汤：清热解毒，杀虫止痒。治阴痒。蛇床子、苦参各60克。水煎，每日一剂，先取半碗内服，剩余加温熏洗。

6. 外洗方：清热利湿，解毒止痒。治阴痒。花椒、蛇床子、狼毒、白矾各30克，猪胆1个。煎水熏洗，严禁内服。日洗两次，每日一剂。

7. 熏洗方：主治带下阴痒。苦参、蛇床子、白头翁、土茯苓各 30 克，百部、川椒各 15 克。上药加水 3000 毫升，煎沸 10 分钟去渣（渣留两次用）。先熏后洗，已婚妇女可用小块纱布包好，以右手指伸入阴道口内洗，每日 2～3 次，洗后换内裤。

8. 外洗止痒方：清热利湿，解毒止痒。治阴痒。苦参、龙胆草、蒺藜、蛇床子、白鲜皮各 30 克，黄柏、地骨皮、石韦、荆芥、土茯苓、萆薢、白芷、白矾、百部、金银花、苍术各 20 克，薄荷 15 克。水煎熏洗，每两日一剂，日洗 2～3 次。

9. 蛇白汤：清热解毒，利湿止痒。治阴痒。蛇床子、白鲜皮、黄柏各 50 克，荆芥、防风、苦参、龙胆草各 15 克，薄荷 10 克。水煎熏洗，每日两次，两日一剂，15天愈。

10. 蓄仁汤：健脾利湿，消炎止痒。治阴痒。萹蓄 30 克，生薏苡仁 20 克，川牛膝、瞿麦各 10 克，滑石 15 克，通草、厚朴各 6 克。水煎，每日一剂，分两次服。

11. 清热外洗方：清热利湿，杀虫止痒。治滴虫性阴瘙、霉菌性阴痒、阴道炎。苦参 30 克，黄柏 20 克，土茯苓 50 克，当归 20 克，枯矾 10 克，冰片 9 克。滴虫性阴痒加蛇床子 15 克，生姜皮 30 克，花椒 10 克；霉菌性阴痒加木槿皮、白鲜皮各 30 克。先煎上药，过滤后加入冰片、枯矾溶化，后兑入药汁即可。可用阴道冲洗器清洗或注入阴道内，用后换内衣。日用 2～3 次，连用一周即愈。

### （七）宫颈炎、子宫内膜病症

宫颈炎是子宫颈的急性或慢性炎症病变，急性炎症表现为宫颈局部充血、水肿，上皮脱落、坏死，形成溃疡，带下量多，呈脓样。慢性宫颈炎症包括宫颈糜烂、息肉、肥大和潴留囊肿等，带下量多呈脓样或血性，常伴有腰痛腹痛、下腹坠痛等症状。治宜清热解毒，活血化瘀，滋补肝肾。

子宫内膜炎系外邪侵袭，高热伤津，胃失濡养，气失和降所致。治宜滋养胃阴，佐以降逆止呕。

1. 清宫解毒汤：治宫颈炎。土茯苓 30 克，鸡血藤、忍冬藤、薏苡仁各 20 克，丹参 15 克，车前草、益母草各 10 克。带下量多，色黄如脓者，加马鞭草 15 克，鱼腥草、黄柏各 10 克；发热口渴加野菊花 15 克，连翘 10 克；阴道肿胀辣痛加紫花地丁 15 克，败酱草 20 克；带下夹血丝者加海螵蛸、茜草、大蓟各 10 克；阴道瘙痒者加白鲜皮 12 克，苍耳子、苦参各 10 克；带下量多无臭秽，阴痒者，加蛇床子、槟榔各 10 克；带下色白，质稀如水者，减去忍冬藤、车前草，加补骨脂、桑螵蛸、白术、扁豆花各 10 克；性交阴道胀痛出血加赤芍 12 克，地骨皮、丹皮各 10 克，田三七 6 克；腰肌疼痛，小腹坠胀而痛者，加桑寄生 15 克，杜仲、川续断各 10 克，骨碎补 15 克。水煎，每日一剂，分两次服，轻症 16 剂，重症 24 剂即愈。

2. 红藤六妙汤：活血燥湿，清热止带。治急慢性宫颈炎、附件炎、子宫内膜炎、盆腔炎、炎性包块等。苍术、黄柏各 15 克，红藤、败酱草各 30 克，生薏苡仁 40 克，甘草 8 克。腰骶痛加川牛膝、防己各 12 克；小腹胀痛加白芍 30 克，台乌药 10 克；阴灼尿坠加土茯苓30克，草薢15克；炎性包块加莪术15克，丹皮12克；盆腔瘀血症加桂枝12克，茯苓30克。水煎，每日一剂，分三次服。刘某，女，30岁。带下黄浊，气味垢秽，小腹坠痛，平卧则缓，阴痒，尿灼，腰痛，入暮低热，延长年余，舌质扁红，苔黄，脉细数。诊为湿热下注胞宫。服用40剂愈。

3. 子宫内膜汤：滋养胃阴，降逆止呕。北沙参12克，麦门冬、天花粉、石斛、竹茹、旋覆花各10克，柿蒂子8个，法半夏6克。水煎，每日一剂，分两次服。史某，女，58岁。知饥而不能进食，食后即吐，已有数日，面色苍白，咽干口渴，白带颇多，色稀清。进上方4剂见效，8剂愈。

4. 血竭生新汤：治子宫内膜增生。血竭5克，大黄炭、延胡索、槐米花、血余炭、赤芍、白芍、失笑散各10克，丹参15克，当归炭25克，藕节30克。水煎，每日一剂，分三次服。朱某，女，38岁。人流后经来量多，腹痛拒按。曾用丙酸睾丸素、维生素K、安络血，及凉血、止血、益气摄血等中药治疗均不见疗效，每月经行延长十余日不止，有时净后带下夹血，内膜切片诊为子宫内膜增生。用上方4剂见效，8剂愈。

5. 当归补血汤：治子宫内膜增生症。熟地、丹参各20克，当归、杭白芍、续断、茜草、地榆炭、槐米炭、党参、丹皮、阿胶（烊化）各12克，川芎3克，枸杞子、荆芥、艾叶、炙甘草各10克。水煎，每日一剂，分三次服。张某，女，41岁。月经来潮量多，经期前后错乱，经行头晕腰痛，面色苍白，有时延期月余不净，有时数月不净。开始经行量多，有一周左右，以后则淋漓不断，经后白带多，乏力，睡眠差，食欲不振，脉弦细，舌苔薄黄。服上方8剂见效，16剂愈。

6. 子宫内膜移位痛经汤：海狗肾粉1克（冲服），当归、桃仁、红花、巴戟天各15克，川芎、香附、三棱各12克，广木香、莪术、白芍、刘寄奴、制乳香、制没药、延胡索各10克，益母草30克，丹皮30克。水煎，每日一剂，分三次服。经期加丹参30克，怀牛膝15克；食纳差加神曲、炒麦芽各15克，焦山楂15克，草豆蔻12克；经后可加白芍15克。牛某，女，43岁。月经提前，经期延长10天多，有时40天来两次月经，伴胸肋胀满，月经来潮量多，腹痛逐渐加重，甚至痛至休克，用杜冷丁止痛也只能缓解，曾用丙酸睾丸素、避孕药及各种止血药都未好转。后经上海某医院诊查，子宫与直肠、肠系膜相粘连，盆腔有不规则肿块，病理切片诊为子宫内膜移位。服上方48剂愈。停药后三个月访月经正常、身体康复。

7. 柏矾散：清热解毒，收敛生肌。治宫颈糜烂。黄柏、枯矾、五倍子各60克，雄黄15克，冰片、乳香各3克，共研细粉。待月经干净后，用1∶5000高锰酸钾溶液灌洗阴道，然后用窥阴器打开阴道，将带线棉球放入溶液内浸湿，蘸上药面贴敷于宫颈上。次日换药，如上法。

忌口与食疗：

1. 忌食辛辣刺激性食物，如辣椒、胡椒、花椒、生姜、大蒜、芥末、咖喱、酒类、浓茶、咖啡等。

2. 忌燥热动火食物，如韭菜、榨菜、雪里蕻、芫荽、羊肉、狗肉等。

本病是因相火妄动与房事不节所致，故应忌燥热动火和辛辣刺激性食物。宜选食有清热解毒，活血化瘀，清凉之功效的食品，以助排除体内病毒。

## （八）盆腔炎

盆腔炎指子宫、输卵管、卵巢、子宫旁组织及盆腔腹膜部位炎症的总称。有急、慢之分，主要症状有发热，恶寒，小腹疼痛，带下多，月经不调等。主要病理变化为慢性输卵管炎，输卵管积水，输卵管卵巢炎及囊肿，或慢性盆腔结缔组织炎。慢性盆腔炎多是由于患者体质较差，病程迁延所致，病情较顽固，身体抵抗力差时有急性发作。治宜扶正祛邪，活血清带，清热燥湿，活血消炎。

1. 柴芩汤：治盆腔炎。柴胡、黄芩炭、赤芍、玄胡、丹皮、泽兰、五灵脂各10克，当归15克，大黄6克。水煎，经前两天开始服用，每日一剂，月经干净三天止。刘某，女，28岁。有慢性盆腔炎病史，结婚六年先后流产三次，末次流产于三年前，后再不孕，加剧年余，月经每月2～3次，量中等，色黯夹块，持续10天方净，腰及小腹坠胀痛，经后黄带颇多，尿黄，大便结，口苦，舌质红，苔黄，脉弦滑。服上方4剂，月经干净后去泽兰、五灵脂、丹皮，加紫花地丁20克，蒲公英15克，川牛膝10克。连续服药4周期，月经正常怀孕，50天时又有流产征兆。投方：当归身6克，杜仲30克，续断、桑寄生、黄芩各10克，炙甘草3克，服10剂，顺产一男婴。此方治疗患者百例，均取得满意的效果。

2. 理冲汤：治慢性盆腔炎。生黄芪、党参、白术、生山药、三棱各15克，知母、天花粉、莪术各20克，生鸡内金15克。腹痛畏寒加干姜、桂枝各10克；胸闷，小腹胀，加延胡索15克，郁金20克；腹泻减知母，加白术20克；发热，带多黄臭，加白蔹50克，败酱草50克；病程长有包块坚硬者加土鳖虫、水蛭各3克（为粉冲服）；口干加生地25克，天门冬20克。水煎，每日一剂，分三次服。孙某，女，28岁。三年前生一男孩，产后20天发热，腹痛，诊为急性盆腔炎，用抗生素后好转出院，其后腰胁小腹常痛，月经周期缩短，量多色红有块，经前和经期腰腹痛，平时带下量多黄臭，纳差，口干苦，渴不多饮，烦怒，小便色黄，产后三年未孕，体弱面色黄，舌黄淡红，边尖有瘀斑点，脉弦滑数。宫颈充血，带下黄色量多，子宫后位变硬，活动不良，左附件可扪及鹅卵大硬物，软硬不匀，压痛明显，活动不良。诊为慢性盆腔炎并有炎性肿块，继发痛经、不孕。服上方32剂病获痊愈，后顺生一女婴。

3. 八妙汤：治盆腔炎。黄柏、苍术、香附各12克，生薏苡仁、红藤、败酱草、白芍各30克，甘草8克。水煎，每日一剂，分三次服。姚某，女，42岁。患者做绝育手术已三年，带下痛经一年余，黄白带下有恶臭味，腰腹坠痛，月经25天左右，色淡黯浓，经前感到会阴部和腹部胀痛，状如临盆，苦楚不堪，舌质苔黄，脉细弦而数。妇科检查见阴道充血，宫颈下唇中度糜烂，附件右侧增厚压痛。服上方16剂痊愈。

4. 棱莪汤：治盆腔炎。三棱、莪术、知母各 15 克，山药 30 克，天花粉 20 克，鸡血藤 50 克，鸡内金 5 克（捣粉冲服）。水煎，每日一剂，分两次服。

5. 蚤地汤：疏肝行气，活血消炎。治盆腔炎。蚤休、地丁草、虎杖各 15 克，当归、川楝子、玄胡索各 10 克，川芎 5 克。水煎，每日一剂，分两次服。

6. 夏薏汤：清热利湿，活血消炎。败酱草、夏枯草、薏苡仁各 30 克，丹参 20 克，赤芍、延胡索各 12 克，木香 10 克。水煎，每日一剂。

7. 皂角刺粥：活血消肿，化痰排脓。治盆腔炎。皂角刺 30 克，大枣 10 枚，粳米 50 克。将皂角刺、大枣加水煮一小时后滤汁，再加入粳米煮成粥，每日两次服。

8. 三黄虎杖汤：治盆腔炎。黄芩、黄连、黄柏各 15 克，虎杖、丹参各 30 克。水煎至 100 毫升，待温度至 38℃左右，保留灌肠，每日两次，经期停止。治疗期停用抗菌消炎药物。

## （九）子宫脱垂

子宫脱垂指子宫从正常位置下降，子宫颈外口达坐骨棘水平以下，甚至脱出阴道口外，常并发阴道前后膨出。本病属中医阴挺、阴茄、阴疝等范围。多因气虚下陷，带脉失约，冲任虚损，或多产、难产，产时用力过度伤及胞络，及肾气虚而使胞宫失于维系所致。治宜健脾益气，固脱。

1. 升麻蛋：健脾益气，固脱。治子宫下垂。升麻 4 克，鸡蛋一个，先将鸡蛋顶端钻一个黄豆大圆孔，将升麻药粉放入蛋内搅匀，用白纸封口，口向上放于蒸笼蒸熟，早晚各服一个，10 天为一疗程。周某，女，36 岁。子宫脱垂已八年，行走不便，久治无效，用本方服 10 天愈，一年后随访未复发。

2. 补中益气汤：治肾气亏损型子宫脱垂。黄芪 30 克，人参、炙甘草、升麻、柴胡各 6 克，白术、当归、熟地各 15 克，金樱子、菟丝子各 20 克，葛根、五味子各 10 克。阳虚、气虚重用黄芪、党参；阴虚、血虚加女贞子、旱莲草、白芍、阿胶；脾虚倍用白术，加淮山药；腰痛尿频加续断、杜仲、益智仁；脱出子宫肿痛，伴有白带多，小便赤涩，加黄柏、龙胆草、枳壳。水煎，每日一剂，分三次服，治疗期间严禁房事，忌过累、食生冷浊腻之物。王某，子宫脱出阴道已 9 年。服 8 剂并外用方：枳壳 120 克，升麻 15 克，煎水坐浴；原方加入益智仁、川断、枳壳，又进 8 剂愈，诸症消失。

3. 补益升宫汤：治子宫重度脱垂。黄芪、党参、升麻各 15 克，生甘草 6 克，苍术、白术、萆薢、椿树皮、陈皮、柴胡各 10 克，全当归 12 克，红枣 6 枚。水煎，每日一剂，分三次服。外用方：鸡内金、五味子各 6 克，赤石脂 10 克，冰片 1 克，共研极细粉，用粉末适量外敷宫体，后将宫体纳入阴道。王某，女，40 岁。产第二胎后休息营养不佳，不久便子宫下垂，未经调治，时好时脱，至今已十年之久。近年加重，子宫整体脱出。服上方 8 剂加外用药见效，16 剂愈。

4. 大补元气汤：治年老体虚中气不足所致重度子宫下垂。人参、升麻、鹿角胶各

10克，山药、熟地、杜仲、当归、山萸肉、枸杞各15克。水煎，每日一剂，分三次服。李某，女，66岁。子宫脱垂二十余年，屡经治疗均无显效，子宫脱出阴道口外，痛苦甚，两脉浮而虚。此为产后劳累过度所致，服上方，加针灸中极、大赫、气海、三阴交、足三里等，用补法，治疗40日子宫复位痊愈。

5. 益气升阳汤：治胃、大肠、子宫下垂。黄芪20克，党参、当归各12克，白术、陈皮、柴胡、云苓、五味子各10克，升麻、炙甘草各8克。水煎，每日一剂，分两次服。食少加焦三仙、鸡内金；腹胀加砂仁、莱菔子；治重症肌肉无力重用黄芪、党参；治乳糜尿去升麻、柴胡，加熟地、草薢；尿血加仙鹤草；腰疼去升麻、柴胡，加杜仲、狗脊；治子宫脱垂加枳壳、益母草；若见垂肿去升麻、柴胡、甘草，重用云苓，加车前子、黄芩。

忌口与食疗：

1. 禁食滑腻、生冷、破气的食物，如萝卜、茄子、柿子、香瓜、兔肉、蟹、蚌、田螺、海鱼、海带等。

2. 有感染发热或宫颈炎者，忌食辛辣、温热、刺激食物，如牛肉、羊肉、狗肉、辣椒、胡椒、花椒、葱、蒜、韭菜、茴香、醋、酒、烟等。

本病由于产育过多，体弱胞络松弛，气虚下陷引起，应忌滑腻破血之品，而进补益气的食物。如鸡、鸭、鹅、肉类、大枣、山药、莲子、豆制品、猪腰、猪大肠、荔枝、黑芝麻等食品，对本病有显著良效，可以长食。

## （十）子宫肌瘤

子宫肌瘤是子宫壁的肌肉和纤维组织所形成的良性瘤。多见于30～50岁妇女。向子宫腔内生长者称黏膜下肌瘤，生长于肌壁内者称肌壁间肌瘤。这两类常引起月经过多，不规则出血，不孕或流产等。治宜行气活血，消瘀散结。

1. 归甲汤：活血化瘀，软坚散结。治子宫肌瘤。当归、炮山甲、桃仁、莪术、香附、续断、夏枯草、怀牛膝各12克，王不留行、三棱各10克，昆布15克，薏苡仁30克。水煎，每日一剂，分两次服。

2. 参仁汤：行气活血，消瘀散结。治子宫肌瘤。丹参15克，桃仁、赤芍、橘核、山豆根、吴茱萸各10克，三棱各8克，山慈菇、莪术各8克，香附、桂枝各6克，荔枝核15克。水煎，每日一剂，分三次服。月经期停服。

3. 附归汤：活血消瘀。治子宫肌瘤。香附、川芎、丹皮、三棱、莪术各6克，当归12克，白芍、生地、丹参、桃仁各10克，红花、苏木、甘草各3克。水煎，每日一剂，分两次服。

4. 甲棱汤：活血消瘀。治子宫肌瘤。炮山甲15克，三棱、莪术各12克，丹皮、桃仁、茯苓、赤芍各10克。水煎，每日一剂，分两次服。

5. 枝苓仁丸：消积化瘀消炎，调经止血止痛。治子宫肌瘤。桂枝、茯苓、桃仁、丹皮、赤芍、鳖甲、卷柏、艾叶、青皮、川断、黄芪各10克，生牡蛎30克，黄柏6

克。上药共研细粉，每服 10 克，一日三次。

### （十一）女子不孕症

女子婚后，夫妻同居二年以上而未怀孕，或曾怀孕过后又间隔二年以上不怀孕，称不孕症。除男性有病致不孕排除以外，有六种不孕原因，应对症选方治疗。

①月经不调不孕；

②宫颈炎、盆腔炎，赤白带下引起不孕；

③宫冷不孕；

④子宫发育不良不孕；

⑤输卵管不通、炎症引起不孕；

⑥卵巢病引起不孕。

1. 归芎汤：治子宫发育不良性不孕症。当归、川芎、生蒲黄、灵脂、仙灵脾、巴戟天各 15 克，茺蔚子 20 克。经前乳胀痛、乳头发痒，加川楝子 15 克，香附 20 克，路路通 15 克；小腹寒凉胀痛加炮姜 15 克，肉桂 10 克，小茴香 15 克。水煎，每日一剂，分三次服。李某，女，28 岁。月经两月来一次，量少，色紫红有小血块，5～6 天月经结束，经前乳胀痛，腰腹痛，带下少，结婚五年未孕。服上方加川楝子 15 克，香附 20 克，狗脊 15 克，路路通 15 克。服药 48 剂怀孕，后生一男孩。

2. 温经汤：治子宫发育不良性不孕。吴茱萸、川芎、炙甘草各 6 克，全当归、桂枝、丹皮、法半夏各 10 克，酒白芍、西党参、阿胶、麦门冬各 12 克，生姜 3 克。水煎，每日一剂，分两次服。余某，女，24 岁。结婚 4 年未孕，小腹冷痛，乏力，经量少，经期正常。服上方 16 剂后怀孕，顺产一女婴。

3. 调经种子汤：治月经不调，气血不和所致不孕症。党参、当归、生地、白术、香附、杭白芍、茯苓各 15 克，川芎、台乌药、陈皮、枳壳、车前子各 12 克，甘草 8 克，广木香 10 克。水煎，月经来潮一日一剂，连服 4 剂，从月经来潮算起到 15 天，再连服 4 剂。如血虚有热，月经提前 5 天以上，加黄芩、黄柏各 12 克；若月经过期，血色淡，有寒者，加吴茱萸 12 克，肉桂 10 克；如有腹痛加延胡索 15 克；若属肥胖加半夏 12 克，山楂 15 克；白带量多加芡实、苍术各 15 克。余某，女，26 岁。月经量少，腹痛有白带。服上方 16 剂，后孕生一男孩。

4. 调经助孕汤：治经少闭经肾虚不孕。并可用于崩漏经血不止后的调理，及性欲减退，习惯性流产的预防治疗。当归、熟地、香附各 10 克，川芎 5 克，白芍，山萸肉各 12 克，巴戟天、菟丝子、肉苁蓉、丹参各 15 克。若虚寒子宫发育不良加紫石英、鹿角胶、肉桂、附片等；经少、闭经，加桃仁、红花、益母草；大便不实者，加白术、木香以助运化，有利于药物吸收。水煎，每日一剂，分三次服，在经行后 3～5 天服用，连服 8 剂。于某，女，33 岁。经量少，色淡。婚后 5 年不孕。连服 3 个月经周期，8 剂后怀孕，后生一男婴。

5. 清宫汤：治不孕症。益母草 30 克，赤芍、当归、桃仁、香附、川牛膝各 12

克，木香、沉香各 10 克，紫河车 1 具。水煎，每日一剂，分两次服，紫河车烘干研粉冲服，每服 3 克。每月月经开始第一天服用 4 剂或 8 剂即可。一周期一疗程。

6. 调肝汤：治肝郁不孕。白芍 25 克，怀牛膝、王不留行各 20 克，当归、通草、瓜蒌、川楝子、枳壳各 15 克，青皮、皂角刺、生甘草各 5 克。水煎，每日一剂，分两次服。于每次月经来时服 8 剂，每月 8 剂为一疗程，怀孕即停。

7. 二乌散：温宫散寒，祛风通络，活血化瘀，促排卵怀孕。治宫寒不孕。制川乌、制草乌各 10 克，细辛 3 克，丹参、益母草各 15 克。上药除细辛外均需用火焙焦，然后与细辛共研粉。共分三包，日服一次，每次一包，白酒为引，连服二料为一疗程，如未奏效，可于下次月经后如法再服一料。

8. 鹿衔草汤：活血通络，促进子宫发育。治不孕。鹿衔草 60 克，菟丝子、白蒺藜、槟榔各 15 克，细辛 6 克，辛夷、高良姜、香附、当归各 10 克。水煎，每日一剂，分三次服。

9. 归附汤：养血补肾，促排卵受孕。治久婚不孕。当归、香附、菟丝子各 15 克，益母草、丹参、葛根各 30 克，丹皮 12 克，红花、川牛膝、沉香（冲服）各 10 克，杜仲、川断各 25 克。水煎，每日一剂，分两次服。于月经前七日连服 8 剂，如已孕即停服，可配合注射胎盘组织液。

10. 益肾调经汤：治不孕。枸杞子、何首乌、当归、泽兰、香附各 10 克，丹参 15 克。水煎，每日一剂，分两次服。于经行第 4 日开始，连服 8 剂。

11. 地肉丸：补益肾中阴阳，调经促孕。治久婚不孕。熟地 125 克，山萸肉、山药各 60 克，云苓、炒丹皮、泽泻各 45 克，肉桂、制附子、川牛膝、鹿茸各 10 克，海狗肾 1 具焙干。上药共研粉，早晚各服一次，每次 10 克。

12. 芪归汤：益气养血，温通经络，促进排卵受孕。治不孕。黄芪 30 克，当归、赤芍、泽兰、红花、茺蔚子各 10 克，仙灵脾、丹参、香附各 12 克。水煎，于经行第 5 天开始服用，每日一剂，连服 8 剂。

13. 通经下乳汤：疏肝行气，活血通络，通乳受孕。治不孕。当归、通草、瓜蒌、枳壳、川楝子各 15 克，白芍 25 克，川牛膝 20 克，王不留行 22 克，青皮 10 克，皂角刺、甘草各 5 克。水煎，每日一剂，分两次服。

## （十二）妊娠诸疾

妊娠诸疾包括妊娠呕吐、妊娠腹痛、胎痛、子宫外孕、胎位不正、娠后中毒、羊水过多等，宜对症选方治疗。

1. 温中和胃汤：治妊娠反应。苍术、砂仁、陈皮、木香、各 6 克，厚朴、藿香、桔梗、小茴香、益智仁各 5 克，炙甘草 2 克，生姜 3 克。有热者加黄芪；寒虚者加吴茱萸；胎动不安加苎麻根；子宫少量出血加苎麻根炒炭用；腹痛加酒炒杭白芍。水煎少饮频服，以不吐为度。李某，30 岁。怀孕两月开始呕吐，不思饮食，食后片刻即吐，阴部少量出血，体弱卧床不起，脉细滑，舌有齿痕，苔薄白。上方加藕节 10 克，苎麻根炭 25 克，水煎频饮强饮，一剂即能饮稀汤，两剂呕吐止，共服 8 剂，一切正常。后顺产一男婴。

2. 当归芍药汤：治妊娠坐骨神经痛。当归、炒芍药、白术、茯苓各 10 克，川芎 3 克，泽泻 6 克。腰疼痛加川断、杜仲、桑寄生各 12 克；小腿抽筋加鸡血藤 15 克，木瓜 10 克。刘某，女，28 岁。怀孕 5 个月后右臀痛，下肢伸展不利，坐卧不安，脉细滑，舌红苔薄，口干。此为胎迫经络，服上方 4 剂愈。

3. 驱虫安胎汤：治妊娠后胆道蛔虫病。白芍、桑寄生各 15 克，黄芪、使君子、川楝子、杜仲、续断各 10 克，甘草 4 克，木香 6 克。水煎，每日一剂，分三次服。汪某，女，34 岁。妊娠七个月呕吐出一条蛔虫，后突然上腹痛剧，呈阵发性钻痛，无呕吐，伴头晕，腰疼，阴道无出血，白带量多色白无臭味，面色无华，食饮不振，失眠，脉沉弦滑，舌苔薄白。服上方 8 剂，上腹痛止，又服止带汤：党参、白术、茯苓、甘草各 10 克，山药 20 克，鸡冠花、金樱子、芡实、续断、车前子各 12 克。又服 8 剂白带止，体力强健，后顺产一男婴。

4. 先兆流产汤：补气益血，养肝肾，固冲任。治先兆流产。红参 6 克，当归、熟地、白芍、阿胶（烊化冲服）各 12 克，杜仲、桑寄生、黄芪各 15 克，川断、白术、炒艾叶各 10 克。水煎，每日一剂，分三次服。刘某，女，28 岁。怀孕三个月，恶阻月余，七日前阴道不时出血，淋漓不止，腰疼腹胀，头重目眩，纳呆，面色苍白，乏力，舌淡红，苔薄白，脉沉弱。服上方 8 剂，愈后顺产。

5. 陈艾鸡蛋饮：治先兆流产。陈艾叶 6 克，新鲜草鸡蛋 2 个，以两碗水煎陈艾叶沸后，入荷包鸡蛋两个，待蛋熟吃蛋喝汤。宋某，女，30 岁。曾三次流产，此次怀孕三个月，晨起突然腰胀腹痛，阴道出血，稍时见血多，恐其胎难保，心情十分紧张，故求医。服上方傍晚出血渐止，次日又服上方，腰痛亦愈，后顺产一男婴，母子均安。生艾理气止痛，熟艾止漏安胎，暖宫止血，熟艾亦陈艾也。

6. 当归补血汤：预防习惯性流产。黄芪 18 克，当归、炒白芍、白术、炙甘草各 10 克，党参 12 克。水煎，每日一剂，连服 2 个月。李某，女，35 岁。以前曾两次怀孕，至 2~4 个月时均胎萎不长，虽经多方中西药治疗而未保住。此次又孕两月余，脉象细弱，舌胖苔少，面色无华，乏力，仍为气血不足之象。服上方 60 剂，后顺产一男婴，母子均健康。

7. 保产汤：治习惯性流产。姜厚朴、醋艾叶、黄芪、荆芥穗各 4 克，酒白芍、川芎各 8 克，菟丝子 5 克，羌活、甘草、枳壳各 3 克，当归 10 克，生姜 3 片。水煎，每 10 日一剂，服至临产。有先兆流产症状连服 8 剂，则症状消失。每 10 天服一剂，服至临产。于某，女，36 岁。曾流产 5 次，均发生在妊娠 4 月~7 月之间，曾服用多种中西药均无效。现又怀孕三个多月，服上方 4 剂后每 10 日一剂，至临产为止，后顺产一女婴，乃是足月产。于某，女，34 岁。曾流产 4 次，每次均在 2 个月左右，此次怀孕 50 天，又有小腹下坠，尿频，腰腹痛，阴道流血。上方加入阿胶 20 克，杜仲 25 克，川断 20 克，砂仁 15 克，菟丝子、白芍增至 25 克，生黄芪 40 克。连服 8 剂，症状消失，改为每 10 天服一剂，至临产为止，足月生一男婴，随访母子健康无恙。

8. 保胎固肾汤：治流产。当归、黄芪、白术各 10 克，甘草、杜仲、菟丝子各 6 克，黄芪、续断、砂仁各 3 克。水煎，每日一剂。刘某，女，28 岁。曾连续流产三胎，均在五个月左右，现已怀孕 4 月，腰痛，小腹胀痛坠下，胸闷不舒，厌食，恶心，脉浮滑，舌苔白。此乃胎气上逆之兆。服上方 8 剂孕情转佳，改为每月连服 3 剂，连用 4 月后足月顺产一男婴，母子均安然无恙。堕胎多因气血虚弱，肾气不足，或因房事过度，跌仆损伤，急性传染病，或慢性营养不良损伤胎气，营养不足等引起。

9. 盘石汤：治习惯性流产。炙黄芪 15 克，党参、白术、当归、熟地、续断各 12 克，白芍 10 克，砂仁、川芎各 5 克，炒糯米 50 克。水煎，每日一剂，连服 8 剂，后每月分服 4 剂，至临产为止。李某，女，29 岁。曾 5 次堕胎，均于 3 个月 ~5 个月之间，现又怀孕三月，服上方 8 剂后，每月服 3 剂，直到临产，足月顺产一男婴，母子均健康。

10. 怀孕羊水过多症。党参、茯苓、猪苓、泽泻、萹蓄、桑白皮各 12 克，白术 15 克，桂枝、木香、砂仁各 6 克，陈皮 10 克。水煎，每日一剂，分两次服。刘某，女，29 岁。妊娠 5 个月腹大如临产，小便不利，呼吸不畅，下肢浮肿。服上方 8 剂，小便通利，腹胀减轻，下肢浮肿消失。后每四天服一剂，服 15 剂后未见水肿再发，后足月顺产一男婴，母子均健康。

11. 郁结消散汤：治陈旧性宫外孕。红花、丹参、赤芍、木香、川芎、桃仁、延胡索、失笑散各 10 克，生桂枝 5 克。水煎，每日一剂，分两次服。于某，女，37 岁。月经正常，忽然阴道出血，淋漓不止，量时多时少，色紫黯有血块，右小腹坠痛，面色不华，舌质苔薄白，脉弦缓。证乃气滞血瘀。服上方 8 剂腹痛消失，仍有少量出血，又进 8 剂血止，包块全消病愈。

12. 当归祛瘀汤：治产后阴道出血不止。当归、杭白芍、泽兰、丹参、续断各 12 克，川芎、炮干姜、荆芥、艾叶、炙甘草各 10 克。水煎，每日一剂，分两次服。王某，女，32 岁。产后两周阴道恶露不止，血量少，腰酸痛。西医曾用刮宫术仍不净，头昏乏力，小腹胀冷，脉沉细，舌苔薄白有齿痕。服上方 8 剂，病获痊愈。

13. 黄归汤：治流产后月经过多症。炙黄芪 15 克，当归身、炒白芍、川断各 10 克，炙龟甲 25 克，鹿角霜 15 克，川桂枝 5 克，熟军炭 6 克。水煎，每日一剂，分三次服。余某，女，32 岁。人流后做绝育手术，经来如崩，色红块多，小腹胀痛，腰痛如折，两腿痛，带多如糊状，形体瘦，舌质红，苔白，脉细小。服上方 8 剂见效，继服 8 剂愈。

14. 藿夏汤：清热理气，和胃止呕。治怀孕呕吐。藿香、清半夏、茯苓、川连各 6 克，杭菊 10 克。水煎，每日一剂，分三次服或频频少服。

15. 参术汤：益气健脾，和胃止呕。治妊娠恶阻。党参 30 克，白术、茯苓、神曲各 6 克。水煎，每日一剂，分四次服。

16. 半夏山药粥：健脾和胃止呕吐。治妊娠呕吐恶阻。半夏 30 克，山药末 30 克，姜半夏可用清水淘洗数遍至无味为度，置于清洁无味砂锅内文火煮45分钟，去渣取清汤，调入山药末30克，煎3至4沸成粥状，加入白糖10克，每次量由小渐增，每日一剂。

17. 安胃汤：健脾和胃，理气止呕。治妊娠恶阻。藿香、竹茹、半夏、陈皮各10克，苏梗、厚朴各6克，生姜4克。水煎，每日一剂。

18. 芦根汤：清热止津，和胃止呕。治妊娠恶阻。芦根30克，生姜25克。水煎，每日一剂，分三次服，连续服七日。一般服药24小时止呕，食欲增。

19. 连苏汤：治妊娠恶阻。黄连0.3克，苏叶1克。水煎频饮。

20. 鲤鱼小豆汤：两益心脾，利水消肿。治妊娠浮肿。鲤鱼1条，去肠胆洗净，赤小豆250克，加水共煮至鱼、豆熟，吃鱼喝汤。

21. 木瓜腹皮汤：健脾利湿，行气消肿。治妊娠浮肿。木瓜30克，大腹皮25克，陈皮15克，茯苓皮12克，生姜皮3克，大红枣6枚。水煎，每日一剂。

22. 益气补血汤：益气生血，增液行舟。治羊水过少。党参、归身、熟地、枸杞、首乌、麦门冬、山萸肉各15克，白术、炙甘草各10克，黄芪、生山药各20克，仙灵脾、巴戟天各12克。水煎，每日一剂，分三次服。

23. 转胎汤：益气活血，健脾益肾。治胎位不正。当归、白芍、熟地、党参、白术、黄芪、续断各10克，川芎、炙甘草、枳壳各6克。水煎，每日一剂，分两次服。经治50例，矫正成功48例。

24. 补中汤：益气血，升中气。治胎位不正。党参15克，当归、白术、云苓、条苓各12克，黄芪20克，升麻、柴胡各10克，陈皮、炙甘草各6克。水煎，每日一剂，分两次服。经治51例，矫正47例。

25. 艾灸治胎位不正。取穴：隐白、大敦、涌泉。妊妇取半仰卧位，自然屈膝，膝部低于髋关节，另伸膝并低于髋关节30度左右自然斜放。点燃艾条，灸伸直膝之足以上三穴30分钟，每日一次，左右调换再灸，以妊妇感觉舒服为度。一般8次即成功，成功率99%。

26. 参术汤：健脾益肾，行气止痛。治妊娠腹痛。党参15克，土茯苓30克，熟地30克，杜仲炭15克，枸杞15克，山萸肉12克，山药15克，白扁豆12克，苏梗、炙甘草各6克。水煎，每日一剂，分三次服。

27. 鲤鱼汤：温运脾阳，化气利水。治妊娠羊水过多症。一斤以上鲤鱼1条，白术15克，生姜6克，白芍、当归各10克，茯苓30克，陈皮6克，肉桂2克。将鱼去鳞及内脏，将药塞入鱼腹内加水煮沸后文火煮60分钟，饭前服汤吃肉。徐某，女，28岁。妊娠浮肿，两次分娩均产死胎。现又妊娠七月，面及全身浮肿，羊水色淡黄，胸腹胀满，皮肤光亮，时上喘逆，食纳不振，气短乏力，小便短少，大便溏，舌质淡苔白滑，脉象缓滑。此为脾阳虚，气化不利，泛溢为肿。服上方10剂，尿量增多，浮肿渐消。足月生一男婴，母子安康。

28. 安胎汤：健脾益肾，补血安胎。治流产。党参、淮山药各15克，白术、续断、桑寄生各 10 克，熟地、菟丝子各 12 克，甘草 6 克。水煎，每日一剂。

29. 菟续汤：益气养血，补肾安胎。治流产。菟丝子、续断、阿胶（烊化冲服）党参、炒白术、淮山药、白芍、黄芩各 10 克，桑寄生 25 克。水煎，每日一剂，连服 8 剂后，每 5 日服一剂，直至临产。有效率达 99%。

30. 芍生汤：平肝养血，固肾安胎。治流产。白芍、桑寄生各 15 克，甘草 6 克，续断 12 克，生龙骨 30 克，生牡蛎 30 克。水煎，每日一剂。

31. 鹿巴汤：温阳补肾，养血安胎。治习惯性流产。鹿角片、巴戟天、仙灵脾、山萸肉、杜仲各 10 克，党参、熟地各 12 克，炙黄芪、淮山药各 15 克。水煎，每二日一剂，后每日一剂服至临产。

32. 参归汤：益气养血，清热止血。治先兆性流产。党参、熟地各 15 克，当归、白芍、白术、黄芩、丹皮各 10 克，仙灵脾、续断各 12 克，炙甘草 6 克。水煎，每日一剂。连服 8 剂后。每七日一剂，服至临产。治愈率 98%。

33. 白菟汤：健脾开胃，益肾安胎。治流产。白术、菟丝子各 15 克，砂仁、炙甘草各 6 克，桑寄生、杜仲各 10 克。水煎，每日一剂。连服 10 剂后，每五日一剂，直至临产。有效率 98%。

34. 桑菟汤：治先兆流产和习惯性流产。桑寄生、菟丝子、芡实各 12 克，续断、炒杜仲、太子参、山萸肉、石莲肉、熟地、苎麻根、椿根皮各 10 克，山药 15 克，升麻 6 克。水煎，每日一剂，分三次服。肾阳虚加补骨脂、鹿角胶；肾阴虚加女贞子、旱莲草、枸杞、桑椹、生地；血虚加当归、首乌、阿胶；阴虚血热去熟地，加地骨皮、黄芩、生地；气虚加生黄芪、党参、白术、炙甘草。

35. 陆氏双仁汤：治习惯性流产。太子参、菟丝子、麦门冬、姜竹茹各 10 克，远志、乌梅肉、砂仁各 3 克，酸枣仁、山萸肉各 6 克，炒杜仲 12 克。水煎，每日一剂，分三次服。赵某，女，24 岁。怀孕两月呕吐甚，食欲难进，吐酸水或苦水，体弱，面色无华。服上方 8 剂，一切均好。

忌口与食疗：

1. 绝对禁忌酒类及刺激性饮料，如咖啡、可可、浓茶等会伤及胎儿。

2. 怀孕 1~3 月时，妊娠反应明显，有挑食、厌食、恶心、呕吐现象，并嗜食酸物，多因基础代谢旺盛，肾中有热引起，故应忌食腥膻异味，油腻、辛辣、热性食物。宜选用清凉滋润的食物，如大麦、粟米、冰糖、豆腐、冬瓜、西瓜、藕、荸荠、梨、菠菜、苋菜、竹笋、鹅、鸭、蟹、蚌、田螺等。

3. 怀孕 4~7 月，孕妇饮食旺盛，食量增加，胎儿体积增大，有时出现便秘、尿频。此时除上述 1~2 条禁忌外，没有特别的忌口。应增加热量，增加蛋白质、糖类、脂肪的摄入，并多食新鲜蔬菜、水果。

4. 怀孕 8~9 月时，胎儿生长更快，营养要求更高，宜多吃动物蛋白、富含卵磷脂和锌的食物，如瘦猪肉、鸡肉、鸭肉、鹅肉、海鱼、蛋黄等，以助胎儿大脑发育。但对脂肪和糖类应适当限制，以免胎儿生长过胖，分娩困难。

5. 妊娠忌口：食兔肉令子无声、缺唇。食山羊肉，令子多疾。食鸡子、干鱼，令子多疮。食桑椹、鸭子，令子倒生。食雀肉，饮酒，令子心淫情乱，不顾羞耻。食鸡肉、糯米，令子生怕虫。食雀肉、豆酱，令子面生黑干黯。食鳖肉，令子短寿夭折。食驴肉，令子延月难产。食冰浆绝产。食骡肉令子难产。这些祖辈经验仅供参考。

6. 妊娠期间禁用祛痰通经药。辛烈药、峻泻攻利药以及影响胚胎发育或引起子宫出血的药物均应禁用，如水银、砒霜、巴豆、牵牛、乌头、益母草、瞿麦、牛膝、红花、水蛭、虻虫、斑蝥、大戟、商陆、肉桂、麝香、桂枝、半夏、枳实、大黄、山楂、冬葵子、车前子。西药忌用抗生素、抗结核药、解热镇痛药，如水杨酸类、奎宁、安眠药。

妊娠期食物选择不当、营养不足或营养过剩均会导致胎儿畸形，甚至造成死胎或新生儿难育等情况。为了优生优育，必须充分认识重视妊娠期忌口。

## （十三）催乳回乳

母乳喂养孩子有很多好处，孩子智力发达，聪明又少得病。乳汁不足或全无，大多由于产妇身体虚弱，情志不畅、缺乏营养等原因造成，中医自古就有催乳回乳功效的草药，治宜补气养血，疏通乳腺经络。

1. 投乳方：补气养血，疏通经络，下乳汁。治缺乳。生黄芪、川芎、穿山甲、白芷、天花粉、通草、炙甘草、漏芦、王不留行各10克。水煎，每日一剂，分三次服。

2. 参芪汤治缺乳。党参、黄芪、当归各12克，白芷、炮山甲、桔梗各10克，草母鸡1只。将鸡去毛剖腹去除内脏洗净，和上药煮2~3小时，一日三次温服。

3. 通乳灵：治缺乳。黄芪40克，党参30克，当归、生地、麦门冬各15克，桔梗、木通、炒王不留行各10克，炮山甲、通草、皂角刺、天花粉各6克。水煎服。

4. 苓膝汤：治缺乳。茯苓、牛膝各30克，苍术、白术、滑石各20克，泽泻、瞿麦、萹蓄、车前草各15克。水煎，每日一剂，分三次服。于某，女，29岁。产后乳房肿胀，胸闷。用上方4剂后，小便次数明显增多，乳房胀痛消失，乳汁下。

忌口与食疗：

1. 忌食麦芽糖及麦芽制品，寒凉生冷之物，如生西红柿、黄瓜等。

2. 忌食刺激性的食物，如辣椒、大蒜、芥末、酒、烟等。

缺乳的主要原因是由于产后气血虚弱或气虚瘀阻而引起，治疗除忌口外，可将食物做成汤、粥、羹之类，以利消化吸收，增加乳汁分泌。此外可以进补瘦肉、牛肉汤、羊肉汤、鸡汤、骨汤、鱼汤、猪蹄汤、蛋类、豆浆、牛奶、河蚌、虾、动物肝脏、花生、芝麻、南瓜子、桂圆、大枣、核桃等食物。气血瘀阻者宜进食理气通络食物，如豆子、佛手、香橼、桂花、鸡血、萝卜、桂饼、韭白、大头菜等。

## （十四）产后诸疾

产妇在新产后、产褥期分娩或产褥有关疾病称为产后诸疾。病因疾机可分：亡血伤津、瘀血内阻、外感六淫、饮食房劳所伤四个方面。据其多瘀多虚特点，治疗应注意补气无过耗散，消导必兼扶脾，寒症不宜过用温燥，热症不宜过多寒凉之剂等。

1. 芪草汤：治产后尿潴留。黄芪60克，甘草10克，肉桂、黄柏、知母各6克。水煎，每日一剂，分三次服。于某，女，23岁。产后不能自主排尿，多次导尿。曾用多种抗生素，一直不能自主排尿，服上方8剂恢复正常。

2. 芪参汤：治产后尿潴留。黄芪20克，党参15克，白术、枸杞各12克，炙升麻6克，茯苓、猪苓、泽泻、车前草、柴胡、桂枝各10克，甘草3克。大便干燥加炒杏仁10克；腰酸痛加菟丝子15克。水煎，每日一剂，分三次服。胡某，女，26岁。初次妊娠产后小便不通已五天。服上方4剂，小便畅通。

3. 柴芪生化汤：治产后高热。柴胡、黄芪、当归、桃仁、益母草各10克，川芎、甘草各6克，炮姜3克。伴有呕吐加半夏、竹茹；鼻塞咳嗽加杏仁、桔梗、橘红；热重加青蒿、知母、石膏、竹叶；腹痛加山楂、蒲黄。水煎，每日一剂。毛某，女，29岁。产后第6天，高热40℃，胸透正常，恶露，乳房无异常。曾用抗生素，高热控制后还发热，头昏，心悸，口干苦。服上方4剂，体温正常。

4. 活络去痹汤：治产后神经炎。防己、重楼、千年健、威灵仙各10克，黄芪12克，赤芍、当归、羌活、秦艽各5克。水煎，每日一剂，分三次服。徐某，女，26岁。第二胎足月顺产，产后三日感右腰骶部疼痛，以后逐渐发展到右腿皆痛，卧不能转身，夜痛难以入睡。服上方4剂，配合针灸环跳、次髎、风市、足三里，每日针一次，二日明显痛减，五日一切皆愈。

5. 参苓白术汤：治产后肠炎。炒扁豆、莲肉各15克，炒山药20克，猪苓、泽泻各10克，茯苓、土炒白术、五味子、神曲各12克，砂仁、陈皮各6克，甘草3克。气虚加党参10克；腹痛加香附10克；大便水样，日泻无度，加萹蓄6克，瞿麦10克。水煎，每日一剂。马某，女，25岁。产后第6天，由于饮食不节，感凉，开始腹泻，每日10次，大便水样，食物不化，腹脘胀满痛，不欲食，小便量少，舌苔白，脉沉无力。服上方8剂腹泻止，遂痊愈。

6. 补益通乳汤：治产后缺乳。党参、炒白术、当归、炮山甲、王不留行各10克，炙黄芪12克，川芎、通草、陈皮各6克，柴胡、青皮各5克。水煎，每日一剂，分三次服。临床应用已五十余年，均收到良好效果，一般服用6~8剂乳汁即可畅通。王某，女，32岁。足月顺产第二胎四天，乳汁甚少，服药4剂乳汁明显增多，又服4剂乳汁畅通量多。

7. 荆柴汤：疏肝清热，益气活血。主治产后败血症，产褥感染。荆芥30克，柴胡、黄芪各15克，防风、薄荷各10克，党参12克，当归、白芍、陈皮各10克。瘀血发热者加益母草15克，桃仁、红花、丹参各10克；湿热发热加石膏30克，知母12克，厚朴、半夏、黄芩各10克。水煎，每日一剂，分三次服。

8. 去暑汤：清热解暑，健脾利湿。治产褥期中暑。金银花、连翘、生石膏各30克，白扁豆、藿香、佩兰各10克。若高热石膏加至60克；大汗口渴加白芍10克；恶心呕吐加枳壳、竹茹各 10 克；皮疹加丹皮、赤芍各 10 克，便秘加大黄 6 克。水煎，每日两剂，分四次服，待体温正常改为日服一剂，分两次服。

9. 石母汤：疏肝行气，滋阴清热。主治产后高热。生石膏 40 克，知母、柴胡、太子参、黄芩、半夏、熟大黄各 10 克，山药 20 克，青蒿 15 克，丹皮 18 克，甘草 6 克。水煎，每日一剂，分三次服。

10. 双黄汤：清热凉血，祛瘀止血。治产后恶露不绝。金银花炭、益母草各 15 克，炒黄芩、炒丹皮、炒蒲黄、茜草、焦楂曲各 10 克，党参 12 克，贯众炭 30 克，大黄炭 6 克。水煎，每日一剂，分三次服，一般 8 剂即愈。

11. 丹参汤：活血祛瘀。治产后恶露不绝。丹参 60 克，桃仁、红花各 3 克，制乳香、没药各 10 克，茺蔚子 15 克。水煎，每日一剂，分三次服。一般五剂即愈。

12. 归芎汤：活血通络，祛瘀止血。治产后腹痛出血。当归 30 克，川芎 12 克，红藤、生地各 30 克，川连、蜈蚣、炮姜、生甘草各 6 克。水煎，每日一剂。

13. 当川汤：治产后出血。当归 20 克，川芎、桂枝、丹皮、桃仁、酒白芍、茯苓各 10 克，红花、炙甘草各 6 克，党参 15 克，干姜炭 3 克。水煎，每日一剂，分两次服。

14. 通腑润肠汤：益气健脾润肠。治产后大便秘结。生黄芪 18 克，炒白术 12 克，车前子、冬葵子、茯苓各 15 克，台乌药、当归各 10 克，火麻仁（打碎）、益母草各 30 克，通草 6 克。小便淋沥涩痛加黄柏 10 克、薏苡仁 30 克。水煎，每日一剂。

15. 独圣汤：治产后腹痛。焦山楂 50 克，红糖 30 克。焦山楂煎汤后加入红糖服。佟某，女，31 岁，怀孕 6 月用雷佛奴尔引产，产后小腹剧痛，曾服用中西药无效，服上方半天腹痛痊愈，后未复发。

16. 养胎汤：党参、熟地、鹿角霜各 15 克，白术、当归、补骨脂、山萸肉、川续断各 8 克，茯苓、炒杜仲、肉苁蓉、枸杞子各 10 克，炙甘草、川芎各 6 克，白芍 12 克。水煎，每日一剂，从怀孕第一个月起，每逢月满服 3 剂，至妊娠 5 个月，诸药量加倍，连服两剂，妊娠第六个月连服三剂。七月后不必再服。

## （十五）妇女更年期综合征

更年期综合征是妇女绝经前后，卵巢功能逐渐衰退，出现垂体功能暂时性亢进，促性腺激素、促甲状腺激素、促肾上腺皮质激素等分泌增多引起的内分泌系统功能失调、新陈代谢障碍、自主神经系统紊乱，以及心血管系统功能紊乱等错综复杂的症候群。症见月经不调，颜面潮红，汗多怕冷，情绪易激动，烦躁不安，心悸失眠，记忆力减退，皮肤麻木或有蚁行感，眩晕耳鸣，水肿等。

1. 养血汤：治更年期头晕头痛，高血压。杭白芍、钩藤、续断、益母草各 15 克，生地 20 克，川芎、仙灵脾各 10 克，菊花 12 克，生赭石 18 克。水煎，每日一剂，分两次服。易怒者加夏枯草、石决明；心悸失眠加合欢皮、炒枣仁；手足热加枸杞子、何首乌；手颤肢麻易汗者可重用天麻、白芍、生黄芪、鸡血藤；如腰痛加桑寄生、杜仲。

2. 益肾汤：治妇女更年期综合征。症见月经异常（经期量不规则），乏力，头晕耳鸣，健忘失眠，烦躁不安，心悸多梦，面部浮肿，手足心热，汗多口干，尿频，便溏等。北沙参、熟地、山药、枸杞、菟丝子、茺蔚子、夜交藤各20克，五味子、女贞子、桑椹子各15克，当归10克，柏子仁12克。肾偏阴虚去当归，加麦门冬、知母各15克，龟板20克；偏阳虚去茺蔚子、柏子仁，加山萸肉、附子各10克，肉桂5克；心肾不交加远志、朱砂各10克；肝肾阴虚去当归、五味子、菟丝子，加石决明、旱莲草、夏枯草、珍珠母各15克。孙某，女，47岁。头晕耳鸣，心烦心悸，面部潮热，易怒，四肢麻木，经期紊乱，量少色紫有块，苔白脉弦数。服上方8剂后，去当归，加金银花、石决明各15克，百合30克，麦门冬20克，又进8剂愈。水煎，每日一剂，分三次服。

3. 八味降压汤：治更年期高血压头痛头晕，乏力，耳鸣，心悸，原发性高血压，肾性高血压，更年期综合征，心脏神经官能症。何首乌15克，白芍12克，当归10克，川芎5克，炒杜仲18克，黄芪、钩藤各30克，黄柏6克。失眠烦躁加炒枣仁、夜交藤各30克，栀子10克；便稀，手足肿胀，加半夏10克，白术12克，泽泻30克；大便干燥加生地30克，仙灵脾18克；上热下寒，舌红口干，面热足冷，加黄连、肉桂各5克。水煎，每日一剂，分三次服。

4. 更年汤：治妇女更年期综合征。症见头晕头痛，忧郁，失眠，多梦，乏力，心悸，健忘，多汗，舌质红苔少，脉弦细。玄参、丹参、党参、柏子仁、炒枣仁、茯苓、白芍、浮小麦各10克，天门冬、麦门冬、远志、五味子、桔梗各5克，生地、熟地各12克，当归3克，延胡索6克，龙骨、牡蛎各15克。自汗不已加麻黄根、牡蛎；面颊潮红加丹皮、地骨皮；带下多加芡实、海螵蛸；头晕眩加天麻。水煎，每日一剂，分两次服。于某，女，48岁。月经周期紊乱无定期，消瘦，烦热，失眠恶梦，心悸。诊为更年期综合征。服上方8剂见效，续服8剂愈。精神焕发，判若两人。

5. 安老汤：益气健脾，补血止血。治更年期综合征。党参、生黄芪、熟地各20克，土炒白术、当归、山萸萸、香附各15克，阿胶、荆芥、甘草、木耳炭、贯众炭各3克。水煎，每日一剂，分两次服。

6. 杨梅汤：健脾益肾，补气摄血。主治老年妇女行经不止。水杨梅根、水牛角、旱莲草各40克，女贞子30克，党参45克，仙鹤草35克，龙骨、牡蛎各36克，鹿衔草15克，象牙屑（以水牛角代）10克，生白术、功劳叶各15克，生地、茯苓各20克，红枣30克，炙甘草3克。水煎，每日一剂，分三次服。

7. 枣木汤：益气补血止血。治绝经后又来潮如崩。枣皮、木耳炭、焦白术各15克，熟地、黄芪、党参各25克，当归、香附、焦荆芥、阿胶各10克，炙甘草6克。水煎，每日一剂，分两次温服。

8. 柴菊汤：滋阴平肝，凉血清热。治更年期综合征。柴胡12克，白芍、炒枳壳、知母、生地、青蒿梗、地骨皮、炙白薇、郁金各10克，甘草6克，浮小麦30克，忍冬藤30克。水煎，每日一剂，分两次温服。适用于阴阳不足肝经郁热型。

忌口与食疗：

1. 忌多盐饮食。每日食盐摄取量不宜超过8克，不吃或少吃咸菜、咸肉、火腿、香肠、酱等，以防水钠潴留出现或加重水肿。

2. 忌高糖、多脂肪食物，少食糖类、点心及含糖饮料，以免引起肥胖症、糖尿病。不吃肥肉、动物内脏及动物油脂、蛋黄、蟹黄等，以防止血管硬化导致冠心病。体胖者要多选用具有降压作用的食物，如玉米、绿豆、芹菜、莲子、百合，以及有降血脂作用的食物，如粗粮、糙米、粗面、高粱面、玉米面，多纤维蔬菜、水果、豆类及豆制品等。

3. 忌烟酒类及刺激性食物，如可可、咖啡、浓茶、辣椒、胡椒、花椒、芥末等。

本病与冲任失养，冲任不调有关。妇女冲任衰退过渡阶段，一方面要供给营养，如牛奶、瘦肉、鸡蛋、鱼、虾及富含维生素的食物；另一方面也要防止营养过剩引起经后发胖，继发其他疾病。

## （十六）习惯性流产

流产是指妊娠到28周而中止者。发生于12周以前为早期流产，发生于12周以后称晚期流产，一般以早期流产发生率为高。本病的主要症状是阴道流血和腹痛。先兆流产主要表现为停经后阴道少量流血，色鲜红、粉红或棕色，轻微腹痛、腰酸，早孕反应仍存在，属于中医"胎漏""胎动不安"范畴；习惯性流产是指流产连续发生三次或三次以上者，属于中医"数堕胎""滑胎"的范畴。治宜补中益气，养血保胎。

1. 陆氏益气补血汤：主治气血不足，难以养胎。黄芪20克，当归、炒白芍、白术、炙甘草各10克，党参15克。水煎，每日一剂，分三次服，连服两月。

2. 陆氏保产汤：调气血，安胎。主治气血失调，冲任不固。姜厚朴、醋艾叶各5克，酒白芍、川芎各9克，生黄芪、芥穗各6克，菟丝子8克，羌活、甘草各4克，枳壳5克，当归12克，生姜3片。水煎，每日一剂，分三次服。有先兆流产症状连服8剂，则症状消失。每10日服一剂，服至临产。

3. 陆氏固肾安胎汤：固肾安胎。主治脾肾虚亏，胎气上逆。当归、黄芪、白术各12克，甘草、杜仲、菟丝子各8克，黄芩、续断、砂仁各5克。水煎，每日一剂，分三次服。服药8剂，孕情转佳，诸症皆除，以后每月服三剂，连服4个月至顺产。

4. 陆氏盘石汤：补益气血，固胎。主治气血两虚，冲任不固，胎气下滑。炙黄芪18克，党参、白术、当归、熟地、续断各15克，白芍12克，川芎、砂仁各6克，炒糯米50克。水煎，每日一剂，分三次服。连服10剂，至胎得固后，每月服4剂至临产。

忌口与食疗：

1. 忌食生冷、油腻、辣椒、破气食物，如海带、海藻类及萝卜、辣椒之类食品。

2. 忌食桃仁、山楂、香橼等破血、寒凉、滑胎之品。

本病主要由于肾气不固，气血不足引起，要多食健脾、固肾、补气的食物，如山药、芡实、木耳、红枣、桂圆、蜂蜜、鸡肉、牛肉、鸽肉、鱼肉、芝麻、桑椹、枸杞子、蘑菇、南瓜、花生、豆及豆制品、蛋类及新鲜蔬菜和水果等。

# 第四章　男 性 病 科

男性病科主要研究男性生殖系统生理与病理；男性生育障碍和节制生育；阳痿、遗精、早泄、不射精、阳强、血精等生殖器官的有关疾病的病因、病机与辨证治疗。中医药治疗男性疾病有其独到的特色和优势。

## （一）早泄

早泄是性交时间极短（一分钟以内）即行排精，甚至性交前即泄精，以致不能进行正常性交的一种疾病。早泄是性机能障碍常见症候，多与阳痿、遗精相伴出现，临床以肝经湿热、阴虚阳亢、肾气不固、心脾虚损为常见原因。治宜滋阴清热，固涩止泄，温肾壮阳，益阴填精。

1. 固精汤：治早泄。煅龙骨、煅牡蛎各 15 克，桑螵蛸、白蒺藜、韭菜子各 6 克，茯苓、菟丝子、金樱子、芡实各 10 克。水煎，每日一剂，分两次服。益心补肾，止泄。适用于心肾两亏所致早泄。

2. 龙牡汤：滋阴清热，固涩止泄。治早泄。生龙骨、生牡蛎、生莲子、生芡实各 30 克，知母 15 克，麦门冬 18 克，五味子 10 克。水煎，每日一剂，分三次服。

3. 五子散：治早泄。韭菜子、覆盆子、生山药各 15 克，蛇床子、五味子、车前子各 12 克，菟丝子、桑螵蛸各 30 克，补骨脂、盐知母、全当归各 10 克，海狗肾 1 具。上药共研细粉，早晚各服一次，每次 10 克。温肾壮阳，益阴填精，适用于肾虚早泄，临床表现为腰膝酸痛，周身乏力等。

4. 辛香治早泄。细辛、丁香各 20 克，95% 酒精 100 毫升。将上药放入酒精内泡半个月即可。在性交前取药液涂擦阴茎龟头部位，约 1～3 分钟后可行房事。行气通络，活血止泄。对酒精过敏者禁用。

5. 五倍煎治早泄。五倍子 20 克，加水煎 30 分钟洗龟头，10 分钟后房事。能温通经络，固涩止泄。

## （二）遗精

遗精是指不在性交时精液自行泄出，有梦遗和滑精之分，多属心肾之病。多由于烦劳过度，多思妄想，以致心火亢盛，心肾不交而泄；或因房事不节，肾虚亏损，精关不固而泄；亦因下焦湿热郁热、痰湿下注，或病后虚弱。成年未婚或已婚者，偶有睡中遗精不属病态。治宜益肾泻火，利湿止遗，温经散寒，健脾益肾，益肾养血，泻火固精。

1. 泽泻汤：益肾泻火，利湿止遗。治遗精。泽泻 12 克。水煎，早晚各服一次。

2. 全荷散：治遗精。荷梗、荷叶、莲房、莲子、莲心（或须）各 20 克，晒干研粉，早晚空腹温开水送服 5 克，5 天 1 疗程即有效，可连服 4 疗程。

3. 桂白汤：气阴双补，固精止遗。适用于虚寒型梦遗。桂枝、白芍各 10 克，莲须、红参须、炙甘草各 15 克，炙黄芪 25 克，煅龙骨、牡蛎、龟鹿胶各 30 克，生姜 5 片，大枣 10 枚。水煎，每日一剂，分两次服。

4. 附百汤：温经散寒，健脾益肾。治遗精。附子、生姜、乌药、益智仁、百合各 10 克，白术、白芍、山药各 12 克，茯苓 15 克。水煎，每日一剂，分两次服。

5. 五鸡散：健脾益肾，固涩止遗。治遗精。五味子、鸡内金各 50 克。共研细粉，每日三次，每次 3 克。开水冲服。

6. 金萹汤：清热利湿，固涩止遗。治遗精。金樱子、萹蓄各 30 克。水煎，分两次温服，每日一剂。

7. 苍韭散：健脾益肾，利湿止遗。治遗精。生苍术、生韭菜籽各 120 克，山药、芡实各 60 克，金樱子、菟丝子各 30 克。将上药研为细粉，日服两次，每次 2 克，温开水送下。

8. 韭核汤：滋补肝肾，固涩止遗。治遗精。韭菜子、核桃仁各 30 克，煅龙骨 10 克，桑螵蛸 15 克。水煎，每日一剂，分两次服，吃核桃仁喝汤。

9. 砂仁菖蒲汤：宁心定志，固涩止遗。治遗精。砂仁、炙甘草各 6 克，人参 3 克，石菖蒲、远志、巴戟天各 10 克，熟地、肉苁蓉、茯苓各 12 克，黄柏、麦门冬、山萸肉、山药、枸杞子各 15 克。水煎，每日一剂，分两次温服。

10. 地肉汤：益肾养血，泻火固精。治遗精。生熟地各 20 克，山萸肉、菟丝子、莲子心、肉桂、穿心莲各 3 克，煅龙骨、煅牡蛎各 30 克（先煎）。水煎，每日一剂。

11. 益肾固精汤：益肾固精。治遗精。黄芪 20 克，山药 25 克，盐水炒生杜仲至焦黄 20 克，生蒺藜炒至焦黄 15 克，附子 15 克（先煎一小时），巴戟天盐水炒微黑 15 克，黄精 10 克，归身 10 克，制首乌 50 克，续断淡盐水炒焦 20 克，白术炒黄 10 克，炙甘草 60 克，肉桂 10 克，黄柏 10 克，制龟板 16 克。水煎，每日一剂，分两次服。

12. 五倍茯苓散：健脾宁心，固涩止遗。治遗精。五倍子 30 克，茯苓 60 克。上药研粉，每次 6 克，每日两次。

13. 二参汤：滋阴生精，健脾益肾。治遗精。玄参、北沙参各 30 克，莲子 15 克，锁阳 1 克。水煎，每日一剂，分两次服。

## （三）不射精

不射精是指男子在性交过程中不能射出精液，轻者少量排精，重者则全无。其病因由于肝火、心脾两虚、肾阳不足或血瘀等引起。治疗时应辨证施治。治宜益气健脾利湿，活血通络、通窍。

1. 萹瞿汤：活血通窍。治不射精。萹蓄 15 克，瞿麦、木通、滑石粉、山栀子、大黄、川牛膝各 10 克，金钱草 20 克，路路通 12 克。水煎，每日一剂，分两次温服。

2. 黄滑汤：益气健脾利湿。治不射精。黄芪 20 克，滑石、茯苓、车前子、菟丝子、肉苁蓉、扁豆花、王不留行各 10 克，甘草 6 克。水煎，每日一剂，分两次服。

3. 急枣汤：健脾益气，活血通络。治不射精。急性子 10 克，大红枣 250 克。水煎，每日一剂，分三次服，喝汤吃枣。

4. 龙栀汤：泻相火，通精窍，益肾阴。治不射精。龙胆草、栀子、木通各 10 克，茵陈、旱莲草、女贞子各 12 克，川牛膝 15 克，滑石 30 克，甘草 3 克。水煎，每日一剂，分两次服。治疗期间节制房事，清淡饮食。

5. 通精散：活血通窍。治不射精。蜈蚣 15 克，威灵仙、生白芍各 60 克，急性子、当归各 50 克，甘草 30 克。共研细粉，每日早晚两次，每次服 4 克。

6. 柴淫汤：疏肝解郁，活血通络。治不射精。柴胡、当归、石菖蒲、郁金、枳实、穿山甲、王不留行各 15 克，淫羊藿、蛇床子各 20 克，炙鳖甲 40 克，麻黄 8 克，蜈蚣 3 克。水煎，每日一剂，分两次服。

### （四）血精

性交或遗精射出血精液为红色，常因下焦湿热，阴虚火旺，灼伤精室所致。治疗应清利湿热，滋阴降火，凉血止血。

1. 母柏汤：滋补肾气，利湿热，凉血固精。治血精。知母、黄柏、丹皮各 6 克，生地、山药、生黄芪各 12 克，党参、丹参各 10 克，地榆、金樱子、水牛角、地锦草、旱莲草各 15 克，甘草 5 克。水煎，每日一剂，分两次服。

2. 蓟榆汤：凉血止血，清热利湿。治血精。小蓟炭、地榆炭、茯苓、仙鹤草各 15 克，生地、滑石各 30 克，蒲黄炭、黑栀子、竹叶各 10 克，当归、木通、甘草各 5 克，丹皮 3 克。水煎，每日一剂，分两次服。

3. 连胶汤：滋阴清热，凉血止血。治血精。黄连、阿胶、当归各 10 克，白芍、生地、山栀子各 12 克，大蓟、小蓟各 15 克，小茴香 20 克，鸡蛋黄 2 枚。水煎，每日一剂，小茴香后下，阿胶烊化服，鸡蛋黄早晚各冲服一个。

4. 蒲石散：化瘀利窍，清热通淋，凉血止血。治血精。生蒲黄 70 克，滑石 30 克，炒山栀、赤芍、当归、生地、木通、赤茯苓、生甘草各 30 克。共研细粉，每次 15 克，水煎连渣服之，每日三次。

### （五）阳痿

阳痿是男性性功能障碍，是指阴茎不能勃起，虽勃起举而不坚，不能完成性交的疾病。多因房劳过度，命门火衰所致，亦有因肝肾虚火，心脾受损、惊恐不释，抑郁伤肝所致，故治疗时应辨证选方。

1. 亢痿灵：养血活血，疏肝通络。治阳痿。蜈蚣 18 克，当归、白芍、甘草各 60 克。上药晒干研粉，早晚各服 2 克，温开水冲服。

2. 不倒丸：补肾壮阳，通经络。治阳痿。制黑附子 6 克，蛇床子、淫羊藿各 15

克，益智仁 10 克，甘草 6 克。共研细粉，每服 10 克，日服三次，白开水送下。

3. 三子散：滋补肝肾，壮阳治痿。治阳痿。蛇床子、五味子、菟丝子各 30 克。共研粉，每服 6 克，日服三次，白开水送下。

4. 地黄汤：温肾壮阳。治阳痿。熟地 15 克，山萸肉、菟丝子、制附子、枸杞子各 10 克，肉苁蓉 12 克，肉桂、黄柏各 3 克。水煎，每日一剂，分三次温服。

5. 起平汤：补肾壮阳。治阳痿。阳起石 30 克，淫羊藿、紫石英各 15 克，白糖、木香、陈皮各 10 克，羊睾丸 1 对。水煎，每日一剂，分两次服，喝药吃羊睾丸。

6. 阳痿散：治阳痿。制附子、甘草各 6 克，蛇床子、淫羊藿各 15 克，益智仁 10 克，女贞子、旱莲草各 9 克。共研细粉，每次 8 克，每日三次，温开水送服。

7. 三仁汤：健脾利湿。治阳痿。杏仁 10 克，白蔻仁 6 克，薏苡仁 3 克，厚朴、石菖蒲、通草各 6 克，半夏、竹叶各 10 克，滑石 15 克。水煎，每日一剂，分两次服。

8. 逍遥散：疏肝解郁，行气起痿。治阳痿。柴胡、当归、白术、茯苓各 10 克，白芍、蛇床子各 15 克，石斛 30 克，薄荷 4 克，甘草、生姜各 6 克，大枣 12 枚。水煎，每日一剂，分两次服。因肝主筋脉，阴茎为宗筋之汇，故用逍遥散能疏肝解郁，使气机疏畅，阳痿自除。

9. 血府逐瘀汤：通络起痿。治阳痿。桃仁、红花、赤芍、当归、生地、怀牛膝、枸杞子、韭菜子各 10 克，枳壳、桔梗、柴胡、蜈蚣各 5 克。水煎，每日一剂。

10. 鱼精汤：益气血，补肾阳，除阳痿。治阳痿。鲤鱼 250 克，黄精、肉苁蓉各 30 克。将鲤鱼内脏取出洗净，与黄精、肉苁蓉加水同炖两小时，喝汤吃鱼。

11. 温胆汤：清化痰热，宁心安神。治阳痿。川连 3 克，炒竹茹、炒枳壳、炙远志、半夏、碧桃干各 10 克，陈皮、石菖蒲各 6 克，茯苓、茯神各 12 克，煅龙骨、煅牡蛎各 15 克，浮小麦 30 克。水煎，每日一剂，分两次服。

12. 滋阴起痿汤：治阳痿。熟地、制首乌各 40 克，枸杞子 20 克，山药 15 克，阳起石 30 克，淫羊藿 10 克，麻黄 3 克，狗肾粉 2 克（临睡前吞服）。水煎，每日两次服。大补肾中元气，对肾阴虚、精亏所致阳痿尤效。一般 8 剂即效。服药期忌房事，忌烟酒、辛辣生冷食品。

13. 壮阳散：滋补肾肝，活血通络。治阳痿。土鳖虫 14 个，仙灵脾 200 克，肉苁蓉、覆盆子、五味子、车前子、菟丝子、枸杞子各 100 克。上药烘干共研细粉，每服 10 克，早晚各服一次。

14. 合欢汤：益气健脾，养血宁心。治阳痿。合欢皮 20 克，当归、茯神、枸杞子各 12 克，人参、郁金、石菖蒲、仙灵脾各 10 克，黄芪 15 克，生地 8 克，白芍、川芎、炙远志各 6 克，龙齿 20 克，朱砂 2 克（冲服）。水煎，每日一剂，分三次服。

## （六）阳强

阳强是指阴茎举而不衰，其病因多为阴虚火旺、肝郁不舒或败精阻窍所致。治宜清热利湿，滋阴潜阳，滋阴降火，化痰宁心，祛湿通窍，温经散寒，暖肝缓急。

1. 龙胆泻肝汤：清热利湿，滋阴潜阳。治阳强。龙胆草、当归各 10 克，泽泻、车前子、黄芩各 12 克，炒栀子、柴胡各 6 克，生地 20 克，白芍、川牛膝各 15 克，茅根 30 克，甘草 5 克，三七粉 3 克（冲服）。水煎，每日一剂，分两次服。

2. 活血补肾汤：益气补肾，活血通络。治阳强。桃仁、升麻、肉苁蓉、黄柏各 10 克，王不留行、菟丝子各 12 克，党参、黄芪各 15 克。水煎，每日一剂。

3. 地母汤：滋阴降火，化痰宁心。治阳强。生地、炙百合各 12 克，知母、黄柏、橘红、茯苓、胆南星、竹茹、远志各 10 克，钩藤 12 克，甘草 3 克。水煎，每日一剂。

4. 芒硝治阳强。芒硝粉 50 克，用纱布分包，每晚睡前敷两手心，可祛瘀通窍。

## （七）阴缩

阴缩为突然起病，阴茎内缩，伴小腹拘急，疼痛剧烈，多因寒凝肝脉所致。治宜温经散寒，疏肝理气，温肾壮阳。

1. 四逆茱萸汤：温经散寒，暖肝缓急。治阴缩。制附片 15 克，白芍 20 克，炒干姜、肉桂、吴茱萸、炙甘草各 10 克。水煎，每日一剂，分两次服。

2. 柴胡养肝汤：疏肝理气，温肾壮阳。治阴缩。柴胡 15 克，枳壳、谷芽、麦芽、当归、熟地、山药各 12 克，白芍、淫羊藿各 20 克，附子、杜仲各 10 克，肉桂 5 克。水煎，每日一剂，分两次服。

3. 柏栀汤：治阴缩。黄柏、生栀子、生白芍、生地、香附各 10 克，当归 5 克，厚朴、莱菔子各 8 克，大黄 6 克，甘草 3 克。水煎，每日一剂。

## （八）精索静脉曲张

精索静脉曲张是指精索静脉回流受阻，静脉丛扩张，弯曲伸长的病症，有阴囊重坠不舒感，睾丸少腹抽痛，站立行走加重，阴囊肿大下坠，皮肤松弛，可见局部有曲张静脉成团状或蚯蚓状。中医认为是由于肝肾亏虚，脉络不和，瘀血凝滞，致使精索静脉曲张、弯曲、伸长。多发于 20 岁～30 岁青年壮年，可影响射精，降低生育能力。轻度曲张一般无临床症状，较重者有阴囊坠胀不舒，睾丸或小腹抽痛等。治疗以滋补肝肾，行气活血为原则。

1. 通精汤：益气活血，通络散瘀。治精索静脉曲张。丹参、莪术、川牛膝各 15 克，柴胡 10 克，生牡蛎、生黄芪各 30 克。水煎，每日一剂，分两次服。

2. 芪藤汤：治精索静脉曲张。黄芪、鸡血藤、丹参各 30 克，小茴香、红花、羌活各 10 克。水煎，每日一剂，熏洗局部，每次 30 分钟，每日两次。

## （九）前列腺炎

前列腺炎是前列腺非特异性感染急性和慢性炎症，常引起局部和全身症状。急性前列腺炎主要表现为尿急、尿频、尿痛、尿血、血精，会阴部胀痛并向腰骶部、阴茎、腹股沟部放射，可出现高热、恶寒、头痛、全身痛等症状。慢性前列腺炎主要表现为排尿不适，尿频、尿急、尿痛，性欲下降，全身乏力，心内膜炎，眼睛虹膜和角膜慢性炎症，周身关节疼痛等症状，多因湿热下注结于精室、膀胱及前列腺部位，影响生育和性生活。治疗以清热利湿，活血消炎，配合针灸为佳，须戒烟酒忌房事。治宜健脾利湿，升清降浊，利湿祛瘀，活血消炎，温经通络，活血利尿。

1. 栀花汤：治慢性前列腺炎。山栀、云苓、白芍、黄柏、黄芩、泽泻、生地各12克，当归、木通、甘草各6克，怀牛膝、车前子、滑石、金银花各20克，苍术、草薢各15克，土茯苓30克。水煎，每日一剂，分三次服。

2. 行柏汤：治慢性前列腺炎。王不留行、黄柏、败酱草、蒲公英各25克，赤芍、延胡索、丹皮、穿山甲各15克，皂角刺、木香、甘草各10克。水煎，每日一剂，分三次服。

3. 黄芪虎杖汤：治慢性前列腺炎。黄芪、虎杖、丹皮、赤芍、泽兰、川续断各15克，土茯苓、鱼腥草、车前草各30克，龙胆草12克，琥珀、甘草各6克，白花蛇舌草30克。水煎，每日一剂，分三次服。

4. 黄柏知母汤：治慢性前列腺炎。黄柏、知母、大黄各15克，川牛膝20克，丹参30克，益母草50克，草薢、败酱草、土茯苓各30克。水煎，每日一剂，分三次服。

5. 草薢败酱汤：治慢性前列腺炎。草薢、败酱草、车前草各30克，菟丝子、怀牛膝、茯苓、泽泻各15克，台乌药、石菖蒲、甘草、沙苑子、益智仁、五味子、仙灵脾各10克，黄精、山药各20克，马鞭草25克。水煎，每日一剂，分三次服。

6. 柏菊汤：治慢性前列腺炎。黄柏、野菊花、鱼腥草、紫草、丹参、赤芍各15克，白花蛇舌草30克，连翘、黄芪各20克。腰痛加川断15克，杜仲、补骨脂各10克；遇冷加剧加肉桂6克；麻木加桂枝10克，丝瓜络15克；湿冷加威灵仙10克，薏苡仁20克；痛剧加乳香、没药各10克。水煎，每日一剂，分三次服。

7. 升清降浊汤：健脾利湿，升清降浊。治前列腺炎。柴胡、升麻各8克，桔梗、茯苓、猪苓、泽泻、车前子、木通各10克。水煎，每日一剂，分两次服。

8. 导气除燥汤：清热利湿。治急性前列腺炎。黄柏20克，滑石、云苓、泽泻各18克，知母15克。水煎，每日一剂，分三次空腹服，15天为一疗程。

9. 锦琥汤：利湿祛瘀，活血消炎。治慢性前列腺炎。大黄（锦纹）、半夏各15克，琥珀10克。水煎大黄、半夏，冲服琥珀粉，分早晚两次服。

10. 保元化滞汤：益气利水。治前列腺肥大症。黄芪60克，滑石30克，琥珀3克（冲服）。水煎黄芪、滑石，冲服琥珀，每日一剂，分两次服。

11. 清肾汤：治前列腺炎。知母、黄柏各12克，龙骨、牡蛎、甘草各15克，杭白芍、山药各10克，海螵蛸、泽泻各10克。水煎，每日一剂，分两次服。

12. 甲桂散：温经通络，活血利尿。治前列腺增生症。穿山甲150克，肉桂100克，共研细粉，每日两次，每次10克。

13. 玄地汤：滋阴清热，活血消炎。治前列腺炎。玄参、生地各15克，阿胶、黄柏、车前子、乳香、没药各 10 克，蒲公英、紫草各 20 克。水煎，每日一剂。

14. 贴肚脐：治前列腺炎。麝香 0.2 克，白胡椒 8 粒（研粉）。肚脐洗净晾干后将麝香倒入肚脐，用胡椒粉敷上医用白纸盖上面用胶布固定，每隔 10 日换一次，10 次为一疗程。每疗程间隔 7 天。

15. 陆氏化浊汤：治脾肾气虚，膀胱气化不行，下焦湿浊内蕴型慢性前列腺炎。焦某，男，48 岁，干部。尿频、尿急、尿痛，小腹部、会阴部、腰骶部、腹股沟部有间歇性胀痛，偶有低热，脉沉细而弦，舌边有齿痕，舌苔白厚。证系脾肾气虚，湿热下注。治宜固脾肾，利膀胱，化湿浊。拟方陆氏化浊汤：生黄芪 20 克，党参、女贞子、王不留行各 15 克，桑螵蛸、台乌药、车前子、两头尖各 10 克，丹参、菟丝子、泽泻各 12 克，小茴香 5 克。水煎，每日一剂，分三次服。8 剂见效，排尿通畅，16 剂症状消除，后又服 8 剂以巩固疗效。

16. 陆氏通淋汤：金银花、滑石、车前子、怀牛膝、萆薢、败酱草各 25 克，黄芩、黄柏、云苓、生地、泽泻、白芍、山栀各 15 克，当归、木通各 12 克，甘草 8 克，黄芪、党参、土茯苓各 30 克。阳虚恶寒者加附子 8 克，肉桂 3 克；呕吐者加干姜 10 克；肾虚加菟丝子、仙灵脾各 12 克。水煎，每日一剂，分三次服。陈某，男，38 岁。小腹坠胀，尿频、尿急、尿痛，血精，腰骶痛，乏力，舌淡红，两边有齿痕，苔薄白，脉滑数弦。证因湿热下注结于精室和膀胱、前列腺部位，影响排尿、性生活和生育。治宜清热利湿，活血消炎，调肾利尿。治疗期间禁忌烟、酒、荤、腥、辛辣、生冷及房事。配合针灸、内服中药和脐疗三元疗法，16 天见效，32 天痊愈。

17. 陆氏散结汤：治慢性前列腺炎。徐某，男，28 岁，工人。腰痛，小腹坠胀，尿急、尿频，早泄，阳痿，血精，睾丸肿痛，前列腺变硬。证属湿热蕴结，气滞血瘀，病程久延损及于肾。治宜清热利湿化瘀，同时佐以补肾益气。拟方陆氏散结汤：苍术、黄柏、紫草、野菊花、赤芍、丹参、仙灵脾、补骨脂、枸杞子、茜草根、旱莲草、虎杖、莪术、海藻各 15 克，连翘、黄芪、萆薢各 20 克，白花蛇舌草、土茯苓各 30 克，知母、丹皮、蛇床子、橘核、荔枝核、穿山甲、川楝子各 10 克，制乳香、没药各 5 克。水煎，每日一剂，分三次服。临床治疗 67 例，16 天见效，42 例 32 天愈，20 例 48 天愈，5 例 56 天愈。临床证明慢性前列腺顽症必须坚持治疗，同时禁忌荤腥、辛辣、烟酒、房事，积极配合方能治愈。

18. 陆氏英花汤：治急性前列腺炎。张某，男，36 岁。尿急、尿频、尿痛、尿血，腰痛，小腹胀坠，虹膜发炎，四肢乏力，低热 38℃。证系肾虚湿热下注，蕴结下焦，郁久化热，影响膀胱气化所致。治宜清热化湿，活血化瘀。拟方陆氏英花汤：蒲公英、金银花、败酱草、土茯苓各 30 克，连翘、滑石、茯苓、车前子、王不留行各 15 克，莲须、当归、赤芍各 12 克，丹参 25 克，甘草 6 克。水煎，每日一剂，分三次服。8 剂见效，16 剂治愈。临床治疗 49 例，均于 20 日内治愈。急性前列腺炎比慢性前列腺炎治愈快，时间短，治愈彻底无后遗症。急性期治疗不彻底即转为慢性前列腺炎，治疗要比急性期花一至二倍时间方能治愈。

### （十）男性不育症

夫妻同居两年以上未孕，其原因属于男方的称为男性不育症，引起不育的原因极为复杂，睾丸炎、输精管炎、前列腺炎、精死、精少、阳痿、早泄等都能造成不育，必须辨证治疗。

1. 填精助种汤：治男性不育。鹿胎膏、海马、鹿角胶、天门冬、麦门冬、山萸肉、紫河车、生地、熟地、菟丝子、山药、蛇床子、阳起石各30克，海参60克，人参、补骨脂、枸杞子、五味子、盐黄柏各20克，鹿茸、巴戟天、知母、覆盆子各25克，肉苁蓉45克。上药研细粉，早晚各服10克，淡盐水送服，连服100天。李某，男，34岁。婚后同居6年未孕，女方检查正常，精子活动率10%，服用两剂，女方怀孕，顺产男婴。

2. 小腹逐瘀汤：暖精室，散凝结。治男性不育症。小茴香、玄胡、川芎、灵芝各6克，干姜、肉桂各3克，赤芍、蒲黄各10克，当归12克，黄精30克。水煎，每日一剂，分两次服。20剂为一疗程。

3. 生精汤：益肾生精。治精少而不育症。熟地40克，山萸肉、山药、五味子各20克，淫羊藿30克，覆盆子、枸杞子、菟丝子各25克，泽泻、茯苓、丹皮、车前子、龟胶、鹿角胶各15克。水煎，每日一剂，分三次服。有效率90%以上。

4. 藿天汤：滋阴肝肾，行气活血。治男性不育症。淫羊藿、巴戟天、山萸肉、杜仲、川楝子、荔枝核各15克，菟丝子、枸杞子、肉苁蓉、熟地黄各20克，三棱、莪术、土鳖虫各10克。水煎，每日一剂，分三次服。

5. 五子生精汤：补肾填精。治男性不育症。沙苑蒺藜30克，枸杞子、韭菜子、杏仁、怀牛膝、北沙参各15克，五味子、覆盆子各10克，菟丝子30克。水煎，每日一剂。

6. 育精汤：补肾填精。治男性不育症。制首乌15克，韭菜子、当归、熟地、菟丝子、覆盆子、仙灵脾、川牛膝各12克。水煎，每日一剂，治疗1～3月有效率92%。

7. 角骨汤：补肾壮火，暖精化湿。用治阳亢虚衰型男性不育症。鹿角霜20克，补骨脂、制首乌、芡实各12克，菟丝子、熟附片、仙茅、淫羊藿、赤茯苓各10克，杜仲、胎盘粉（冲服）各15克，莲须6克。水煎，每日一剂，分三次服。

8. 萆薢分清汤：清热利湿，培元固本。用治肾虚湿热型男性不育症。萆薢、杜仲、丹参各15克，茯苓、乌药、香附、栀子、益智仁、赤芍各10克，车前子、生地黄、枸杞子各12克。水煎，每日一剂，分三次服。

9. 液化散：滋肾益阴，清热利湿。治精液不化症所致不育。生地200克，丹皮50克，萆薢、车前子各150克，黄柏、石菖蒲、菟丝子、泽泻各100克，共研为细粉，每服10克，早晚空腹各服一次，30日为一疗程。有效率95%。

10. 生精汤：滋阴清热，补肾生精。治死精不育症。生地、赤芍、萆薢、肉苁蓉、菟丝子各 15 克，黄柏、丹皮各 10 克，车前子、仙灵脾、枸杞子各 12 克。水煎，每日一剂，分三次服。

11. 参术汤：协调气血，补肾生精。治精子成活率低下。党参、当归、茯苓、生地黄、肉苁蓉、仙灵脾各 15 克，川芎、紫河车（研粉冲服）各 10 克，白芍 20 克，丹皮 12 克，菟丝子 18 克。水煎，每日一剂，分三次服。

12. 陆氏活精粉：巴戟天、枸杞子、覆盆子、菟丝子、熟地、车前子、淫羊藿各 60 克，山药、枣皮、龟板、五味子各 40 克。共研为细粉，每次 10 克，日服三次。以此方治疗 16 例，皆治后生育。

13. 陆氏通精益肾汤：当归、生地、熟地各 20 克，川断、丹参、金银花各 15 克，赤芍、白芍、王不留行、路路通、香附、菟丝子、山萸肉各 10 克，丹皮、甘草各 6 克，山药、仙灵脾、川楝子各 12 克，橘核 10 克。性欲低下加阳起石、巴戟天；伴有前列腺炎、精索炎加龙胆草、蒲公英；纳差，小腹胀，加陈皮、木香。每日一剂，早晚两次服。可配服维生素 C 100 毫克。此方治疗无精症均获生育。

忌口与食疗：

1. 忌烟酒、辛辣刺激性食物，如辣椒、胡椒、生姜、大蒜、芥末、浓茶、咖啡等。

2. 忌燥热动火食物，如韭菜、榨菜、雪里蕻、茺蒌、羊肉、牛肉、狗肉等。

3. 忌食棉花油、雷公藤、七叶一枝花、地龙、苦参、油茶籽、大蒜、土贝母、慈菇、猪胆。西药中的氯奎、奎宁、阿的平、吐根碱、生物碱、皂甙均有较强的杀精作用，应忌服。

4. 控制房事，掌握好排卵期，平时多吃些清淡食品，如蔬菜、水果、豆类和豆制品等。

5. 禁忌接触农药和光辐射、超声波、电焊、油漆、环氧树脂、玻璃去污剂、苯胺甲醇、一氧化碳、汽油、乙醚等。

本病病原因有三点：一是精气衰弱，不能成胎；二是精室损伤，精关开启失灵；三是精道阻塞，精液不能射出。除禁忌以上五个方面外，应食些多含维生素和微量元素的食物，如粳米、赤豆、豇豆、黑豆、黑芝麻、山药、百合、花生、芡实、桂圆、枣、木耳、豆类、豆制品、蔬菜、水果、野猪肉、水牛肉、鹅肉、羊肉、猪肾、鸡蛋等。

## （十一）睾丸炎

睾丸炎是指睾丸部位的急慢性炎症，表现为睾丸红肿热痛，发热恶寒。慢性睾丸炎睾丸逐渐肿大变硬疼痛，日久不愈。本病多因感受寒湿、湿热下注或肝经郁热所致。治宜化痰散结，调气利湿，温阳散寒，活血化瘀，疏肝理气。

1. 荜茇汤：去湿逐寒，消坚散结。治急性睾丸炎。荜茇、橘核、高良姜、延胡索、木通各 10 克，小茴香 5 克，荔枝核、川楝子各 15 克。水煎，每日一剂，分三次服。

2. 木香散：化痰散结，调气利湿。治单侧睾丸下坠。木香 90 克，车前子、荔枝核各 60 克。上药共研细粉，早中晚空腹温开水送服，每次 10 克。

3. 术桂汤：温阳散寒，化痰散结。治睾丸痛。炒白术、肉桂各 60 克，茯苓、薏苡仁、橘核各 30 克。水煎，每日一剂，分三次服，一般 3 剂可愈。

4. 水疝汤：治阴囊肿大。草薢、茯苓、泽泻、石斛、车前子各 6 克，水煎，每晚睡前服，每日一剂，5 剂可愈。亦可用大葱煎水洗患处。如阴囊溃破流水，可用灶心土敷，即愈。阴囊肿大发亮瘙痒流黄水叫水疝。

5. 化瘀汤：活血化瘀，疏肝理气。治附睾肿大。桃仁、三棱、莪术、柴胡、桂枝各 10 克，当归、赤芍、川芎、红花、香附各 6 克，小茴香 3 克。有热象加连翘 10 克，夏枯草 12 克；乏力加党参 12 克。水煎，每日一剂，分两次服。

## （十二）男性更年期综合征

男性更年期综合征是男子向老年过渡阶段即 55 岁～65 岁之间，由于肾气渐衰，导致脏腑功能失调，而出现失眠、多汗、烦躁不安，易怒等一些病症。由于体质、生活、神经等因素影响而出现更年期早晚不一，大多体质发胖，性情改变，血压升高，严重影响生活及工作，给患者造成很大痛苦，应及时诊治。治宜健脾益肾，滋阴清热，滋养心阴，安神强志。

1. 藿杞散：健脾益肾，滋阴清热。治男子更年期综合征。淫羊藿、枸杞子、龟板、鹿角胶各 30 克，巴戟天、知母、黄柏各 15 克，酸枣仁、牡蛎、山萸肉、沙苑子各 10 克，党参、杜仲、淮山药、补骨脂各 20 克，芡实 50 克。上药共研细粉，每服 10 克，日服三次。

2. 羊头益气补血，治男性更年期综合征头晕。羊头一个（包括羊脑）、黄芪 20 克。加水 10 碗，煮熟喝汤食肉。

3. 甘麦大枣汤：益气养心，平肝宁神。治男性更年期综合征。生甘草 20 克，小麦、灯心草、灵磁石各 30 克，大枣 10 枚，大黄、白僵蚕各 10 克。水煎，每日一剂。

4. 陆氏龟鹿丸：滋养心阴，安神强志。龟板、鹿角胶、枸杞子、淫羊藿各 30 克，巴戟天、盐黄柏各 15 克，枣仁、牡蛎、山萸肉、沙苑子各 25 克，党参、杜仲、山药、补骨脂各 20 克，芡实 50 克。上药研粉炼蜜为丸，每服 12 克，日服三次。

忌口与食疗：

1. 忌多盐饮食。每日食盐摄取量不宜超过 8 克，不吃或少吃咸菜、咸肉、火腿、香肠、豆酱等，以防水钠潴留出现或加重水肿。

2. 忌高糖、多脂肪食物，少食糖类、点心及含糖饮料，以免引起肥胖症、糖尿病。不吃肥肉、动物内脏、动物油脂、蛋黄、蟹黄等，以防血管硬化导致冠心病。体胖者要多选用具有降压作用的食物，如玉米、绿豆、芹菜、莲子、百合，以及有降血脂作用的食物，如粗粮、糙米、粗面、高粱面、玉米面、多纤维蔬菜、水果、豆类及豆制品等。

3. 忌烟酒类及刺激性食物，如可可、咖啡、浓茶、辣椒、胡椒、花椒、芥末等。

本病症状表现纷繁多样，但总与冲任失养，冲任不调有关。人生衰老，功能失调过渡阶段，一方面要供给营养，如牛奶、瘦肉、鸡蛋、鱼、虾及富含维生素的食物；另一方面也要防止过度营养引起发胖继发其他疾病。

### （十三）性事疾病

中医辨证认为，身患疾病，疲劳过度，恶寒发热，肾脾失健，心理恐惧，可引起性事诸疾。治宜补肾养血，补阴回阳，调和营卫，温补肾脾，滋阴潜阳，温经散寒，滋肾疏肝，对症选方。

1. 色厥：陆氏救色厥汤。杜仲、当归、黄芩各 15 克，白芍 20 克，枸杞子、车前子各 12 克，川芎、川连、木通各 10 克，甘草 3 克，羚羊角 5 分（磨砂，冲服）、枣仁、防风、何首乌、玄参、天门冬各 5 克，羌活 3 克，菖蒲 2 克，枸杞子 6 克，生地 10 克，竹沥 10 毫升，姜汁 5 毫升。水煎服。李某，男，46 岁，建筑工人。打工回家，晚饭后与妻房事，后入睡，至醒已不能言语，不能坐立，手足不移，情绪不安，舌运动不灵，吞咽困难，唾液流口外，清稀而臭，体温 37.8℃，呼吸 20 次/次，血压 158/90mmHg，脉搏 60 次/分钟。脉浮大底空。系纵欲过度色厥证。治宜补肾养血祛风。服陆氏救色厥汤 8 剂完全好转，言语清楚，行如常，但口仍流涎，尿黄，脉弦长有力。继予陆氏疏通汤：荆芥、木通、诃子各 6 克，大黄 8 克，栀子、滑石、车前子、茯苓、金银花、生地、土茯苓、萆薢各 10 克，羌活 5 克。水煎服，4 剂即愈。后访身体健康正常工作。

2. 房事伤寒：陆氏通白汤。牡蛎 25 克，龙骨 20 克，炙黄芪 18 克，白芍、附片、茯神、白薇各 10 克，桂枝、炙甘草各 4 克，葱白 5 寸，猪胆汁 1 匙，童便 2 盅。水煎服。冯某，男，38 岁。房事第二天恶寒发热，头身疼痛，无汗，西药治疗反加剧，汗出肢冷，四肢厥冷过肘膝，并鼻衄，咳血，烦躁不安，舌淡白而滑，脉细无力。服陆氏通白汤一剂汗止，烦厥除，但晨仍恶寒，方中去白薇，加党参 30 克，再服一剂，诸症多失，唯头痛，夜有盗汗。于前方去桂枝、童便、猪胆汁，连服 2 剂愈。周某，男，38 岁。患者劳累，当夜持扇房事，事后小腹发冷，阴茎内缩，龟头冰冷，阴囊湿汗淋漓，骨内蒸热，头昏重，眼内冒火干涩，眼屎多，走路头重脚轻，尿短似浓茶，舌干苔白，脉浮大中虚，右尺无根。证系房事风邪伤及营卫。治宜调和营卫。用陆氏调卫汤：桂枝、白芍、甘草、肉桂、小茴香各 12 克，龙骨、牡蛎各 18 克。水煎服。艾灸气海、关元各 10 分钟。4 剂后小腹回温，龟头不冷，阴茎不缩，汗止，劳热退，头晕减，继服 6 剂而愈。

3. 房事泄泻：陆氏温冷益气汤。藿香、白芍、薏苡仁、地锦草、木瓜、乌梅、茯苓、凤尾草各 16 克，厚朴、苍术各 8 克，陈皮、防风各 10 克，半夏、甘草各 6 克，苏叶、黄连、肉豆蔻各 8 克。水煎服。陈某，男，28 岁，婚后二年间，每在房事后即泄泻 2~3 天，初时不以为然，后每每如此才觉有异，不得已到医院求治，但久治无效，故求中医诊治。诊见面色尚可，舌色无异，脉弱迟脉为甚。肾为作强之官，同房时阳气勃起，房事后阳精外泄，阳气随精外泄而衰，衰弱之阳不能温煦脾土，脾失运化，故而泄泻。待 2～3 天后，肾阳渐复，脾运随之改善，故泄泻止。治宜温补肾脾，扶正益气止泻。服陆氏理脾止泻汤，4 剂即愈，后访一年未复发。

4. 房事恐异病：龟板 20 克（先煎），鹿角胶（烊化冲服），山萸肉、枸杞子、锁阳、石菖蒲、莲子、桑螵蛸各 10 克，丹参、阳起石、太子参、乌贼骨各 18 克。水煎服。王某，男。自述每逢房事全身寒冷战栗，手足发冷，阳痿，舌偏红，苔薄，脉细。证系因惊恐伤及心肾所致。治宜补益心肾。服陆氏补益心肾汤 16 剂愈。服药期间忌烟酒、辛辣刺激食物，禁房事。

5. 房事头痛：陆氏滋阴潜阳汤。龙骨、枸杞子、黄精、玄参、白芍各 25 克，天门冬、怀牛膝、麦芽、代赭石、茵陈、山萸肉各 18 克，煅牡蛎 35 克。水煎，每日一剂，分两次服。于某，男，34 岁。每性生活排精的同时，头痛发作，痛自后枕部沿右侧颈部过前头至左侧，尽管节制房事，但终不能免除痛苦。多处医治，服止痛片、上清丸等均无效。后经亲戚介绍前来求中医治疗。经诊额面潮红，舌红，苔薄黄，脉弦细无力。证系房事损伤肝肾，髓海失养所致。治宜滋阴潜阳，活血化瘀。服陆氏滋阴潜阳汤，8 剂见效，16 剂愈，性生活后再无头痛，年余后访未复发。

# 第五章 小儿科

## （一）流感和各种发热

流感是由于流感病毒所引起的传染病。起病急，病程短，常以恶寒发热、头痛、全身肌肉疼痛等症为主，并伴有咳嗽、喷嚏、干渴，脉浮数等。治宜清热解毒，祛风散邪，滋阴，清暑退热。

1. 宣解汤：治小儿上呼吸道感染。淡豆豉、炒牛蒡子、白僵蚕各 12 克，蝉衣、荆芥、前胡、桔梗、薄荷各 5 克。水煎，每日一剂，分两次服，4 剂愈。

2. 荷萍汤：清热利湿，发汗退热。治流感发热。薄荷、浮萍各 10 克，芦根 30 克。水煎，每日一剂，分两次服。

3. 清解汤：清热解毒，主治小儿流感。葛根、大青叶各 15 克，绿豆、白茅根各 60 克。先煎绿豆，煎沸 10 分钟后，再入上三药煎 15 分钟，去渣分两次服。

4. 石蓝汤：祛风散邪，清热解毒。治小儿外感发热。生石膏 30 克（先煎），板蓝根、大青叶各 20 克，柴胡、白僵蚕各 10 克。每日一剂，水煎，分四次服。

5. 去暑退热汤：滋阴清暑退热。治小儿夏季热。荷叶、西瓜翠衣各 5 克（鲜品加倍），地骨皮、生地各 3 克，大枣 5 枚、五味子 2 克。水煎沸，候冷加入白糖 10 克，频服，每日 2 剂。有效率 90%。

6. 菊桑汤：清暑益气，养阴生津。治小儿夏季热。菊花 30 克，桑椹子 15 克，黄芪、葛根、麦门冬各 10 克。水煎，每日一剂，频服。治愈率 93%。

7. 小儿清热剂：治发热。黄芩、板蓝根、金银花、牛蒡子、防风、荆芥、葛根、柴胡各 15 克，大黄 5 克，生石膏 20 克。加水煎至 200 毫升瓶装备用。乳儿每次用 20 毫升，幼儿 30 毫升。灌肠前将药加温至 37℃。清热解毒，通腑泄热。同时可以足疗、浴疗。

8. 银贯汤：清热解毒，预防感冒。金银花、贯众各 60 克，甘草 20 克。加水 600 毫升，煎 30 分钟冷却备用。每日上午喷小儿喉咽部，每日一次。

## （二）小儿肺炎

小儿肺炎以发热咳嗽、喘憋为主要特征，多因外感风寒，湿热闭塞毛窍，入里化热，与痰浊相搏壅塞气道，灼伤肺络，使肺气不能宣通肃降所致。治宜解毒清热，益气和卫为主。

1. 麻甘豆腐汤：治小儿哮喘。生麻黄、生甘草各 2 克，法半夏、杏仁各 6 克，豆腐 30 克。将豆腐放在碗内加水平，麻黄插入豆腐内，余药放在豆腐面上，再将碗隔水蒸 30 分钟取出，将药去除，将碗内水倒出，一日三服，豆腐食之。丁某，女，8 岁。患儿三岁时就诊为支气管哮喘，多方治疗但不久又复发，经久不愈。予上方两剂喘平咳止，再予两剂诸症皆除。

2. 鱼花汤：治小儿病毒性肺炎。鱼腥草、金银花、海蛤粉、北沙参、杏仁、前胡各 10 克，生石膏 30 克，木蝴蝶 2 克，川贝母、橘红各 3 克。水煎，每日一剂，分四次服。尚某，男，一岁三个月大。气喘，高热，咳嗽。诊为病毒性肺炎，曾用青霉素、链霉素、四环素，但仍发热咳喘，喉中痰鸣，鼻翼煽动，啼叫不安。检查指纹青紫，脉数，舌红，体温 38.5℃，两肺有大量湿啰音。服上方 4 剂见效，8 剂愈。

3. 桑菊汤：治小儿腺病毒肺炎。桑叶、菊花、杏仁、连翘、葛根各 3 克，薄荷、桔梗、甘草、黄芩各 2.5 克，芦根 10 克，白僵蚕 5 克，蝉蜕 7 个，葱白二寸。水煎，每日 8 次服或频服。于某，女，9 个月。高热七天，体温 39℃，咳喘，周身发有皮疹，惊怕不安，口腔溃烂，腹微胀满，大便稀，日行五次，脉浮，舌质无苔少津。辨证属风热闭肺，宜定肺祛风。服上方两剂热退，又进两剂愈。两剂后去葱白，加入炙枇杷叶、前胡各 3 克。

4. 参药汤：治小儿迁延性肺炎。北沙参、生山药各 15 克。水煎，每日一剂，分三次服或多次服。王某，8 个月。出生后 8 天即患肺炎，发热，咳嗽，喘憋，嘴唇紫绀，肺部湿啰音。住院用抗生素，体温始终 37.5℃，两肺啰音，手指青紫，舌质红，肌肉松弛。诊为迁延性肺炎。服上方 8 剂见效。后共服 60 剂痊愈，停药年后访未发，身体佳。

5. 麻杏汤：辛凉宣泄，清热平喘。治肺炎。炙麻黄 3 克，杏仁、黄芩、金银花、连翘、山栀子、枇杷叶、葶苈子各 6 克，板蓝根 10 克。水煎，每日一剂，分两次服。

6. 三黄汤：清热解毒，化痰平喘。主治小儿病毒性肺炎。大黄、黄芪、杏仁各 6 克，黄连 3 克，生石膏 30 克，大青叶、桑白皮各 10 克，炙大黄 3 克，葶苈子 6 克。水煎，每日一剂，分三次服。

7. 蒲石汤：清热解毒，化痰利咽。主治小儿病毒性肺炎。蒲公英、大青叶、鱼腥草各 10 克，金荞麦 30 克，生石膏 15 克。水煎，每日一剂，分三次服。

8. 麻桂汤：治小儿肺炎。症见小儿痰白稀，咳喘。炙麻黄、桂枝、甘草各 3 克，细辛 2 克，半夏、白芍、杏仁、苏叶、厚朴各 6 克，生姜 3 片。水煎，每日一剂，分三次服。

9. 麻杏汤：宣肺化痰，清热消炎。主治小儿肺炎。麻黄、龙胆草、法半夏各 3 克，杏仁、贝母、黄芩、知母各 6 克，生石膏 25 克，全瓜蒌、橘红各 10 克。水煎，每日一剂，

10. 桔贝汤：宣肺化痰。主治小儿肺炎，咳嗽吐痰。桔梗、贝母各 6 克，桑白皮 10 克，杏仁 3 克。水煎。5 岁一日两剂，一岁一剂。

11. 翘花汤：疏风散热，化痰止渴。主治小儿肺炎，高热口渴。连翘、金银花、天花粉各 15 克，桔梗 12 克，川贝母 6 克。水煎，5 岁儿童，一日两剂 4 次服；一岁

儿童，一剂分4次服。

### （三）小儿咳喘

急性者起病急，恶寒发热，咽痛、干咳，两日后才咳出少量黏痰，以后痰量增加，并转为黄色或白色脓痰，严重者呼吸困难，并发肺炎。慢性者，急性期症状反复出现，受凉发病，哮喘，喉中痰嘶，气粗有哮，两肋煽动，多因肺、脾两经气虚不足，不耐风寒所致。治宜疏散风热，止咳化痰，解毒化痰止喘。

1. 瓜杏汤：疏散风热，止咳化痰。主治小儿咳嗽。瓜蒌、杏仁、桔梗、黄芩、牛蒡子、竹茹、甘草各6克，大青叶、连翘、枇杷叶各10克，薄荷3克。水煎，每日一剂。

2. 麻草汤：解毒化痰止喘。治小儿哮喘。麻黄、生甘草、陈皮、生姜各3克，杏仁、紫苏、前胡、桔梗、法半夏、荆芥各6克。水煎，每日一剂。

3. 膏母汤：清热生津，止渴化痰。主治小儿哮喘，喘息气粗，痰黏稠，面赤，唇干，少津。生石膏15克，知母、杏仁各6克，炙桑皮、玄参、紫菀、款冬花各10克，粳米15克。水煎，每日一剂。

### （四）百日咳

百日咳临床表现为咳嗽连续几十声，深吸气时喉部会出现鸡叫声，咳嗽剧烈，可伴大小便失禁、涕泪满面，嘴唇发紫，双手紧握，痛苦非常，鼻塞多喷，咳嗽作呛，昼轻夜重，起病一周后加重，鼻腔出血，眼睑浮肿。病程日久所致称百日咳。治宜润肺生津，化痰止咳。

1. 三子化痰汤：治百日咳。苏子、莱菔子、罂粟壳、杏仁、法半夏、百部根、茯苓、南沙参、浙贝母各10克，葶苈子、陈皮各5克，大枣6枚，生姜3片。水煎，每日一剂。李某，男，5岁。咳一周，阵发性呛咳，气促，痰白稠略黄，咳间伴哮喘音，两眼球结膜充血，咳甚呕吐，吐有食物夹痰。诊为百日咳。服上方4剂愈。

2. 百日咳汤：治小儿百日咳。生地、熟地、天门冬各12克，百部、桑皮、南沙参、枇杷叶、车前子、冬瓜子各12克，陈皮6克，葶苈子2克，苏子、贝母各3克。水煎，每日一剂，分四次服。李某，其子女四人同患百日咳，注射链霉素无效，脉数，舌红，眼胞浮肿，有的咳嗽带血，有的咳而不食，有的咳而尿。每人各服4剂均愈。王某，女，6岁。患百日咳月余，治疗输液不见效，服上方3剂即愈。

3. 二冬膏：治百日咳。天门冬、麦门冬各60克，瓜蒌仁、百部各30克，橘红、天竹黄、竹茹各15克。上药浓煎去渣取汁，放入白糖100克，每服一匙，每日四次，开水冲服。徐某，女，8岁。咳月余，咳甚呕吐痰涎，口干渴，舌红，脉数。服上方一剂即愈。

4. 桑菊汤：治百日咳。桑叶、白菊花、连翘、芦根、枇杷叶各10克，荆芥、百部、竹茹各6克。水煎，每日一剂，分三次服。佟某，男，5岁。5天前曾因发热咳嗽、气急住院，治疗15日但仍咳嗽，昼轻夜重，伴有低热乏力，每日发作十余次，咳时表情痛苦，两手握拳，咳少量黏稠痰带血丝，颜面红紫，涕泪交流，指纹红紫。辨证为风温袭肺，肺络受伤。服上方8剂见效，又进8剂愈。

5. 宣肺平嗽汤：治百日咳。百部10克，桔梗、白前、胆南星、白芍、柴胡、地龙各6克，当归、甘草各3克，丹皮5克。水煎，每日一剂，分三次服。于某，女，5岁。咳嗽10日，输液无效。现日渐加重，咳嗽白轻夜重，阵发性发作时连声而咳，喉中有痰鸣，有回音，痰稠，面红气促，手指痉挛。服上方4剂见效。去当归、白芍，加侧柏叶6克，茅根、芦根各12克，又进4剂愈。

6. 咳平汤：治百日咳。葶苈子、苏子、莱菔子、白芥子各5克，杏仁、白丑、黑丑、枇杷叶各3克，防己4克，枣2枚。风寒盛者加炙麻黄、前胡、牛蒡子、罂粟壳；风水盛者加桑皮、桑叶、车前子；肺热盛加芦根、马兜铃、蒲公英；气虚者加党参；阴虚加北沙参、麦门冬；汗多加五味子；吐甚加旋覆花、煅赭石；出血加白茅根、侧柏炭、仙鹤草、藕节炭、茜草炭；神昏加天竹黄、石菖蒲、川连；惊厥者加钩藤、白僵蚕、川贝母、竹叶。水煎，每日一剂，分三次服。王某，男，8月大。阵发咳已月余，咳呕吐，面红耳赤，小便黄，大便正常，咳后额汗，舌苔白滑。服上方3剂见效，6剂愈。

7. 平咳汤：治百日咳。百部、北沙参、白芍、天竹黄各6克，川贝母、甘草各5克，生石膏30克（先煎），知母、竹叶各10克，大青叶15克，全蝎3克，蜈蚣3条，地龙3条，羚羊角粉1.5克（冲服）。水煎，每日一剂，分两次服。于某，女，9岁。已咳15天，输液打针无效。近日身热神昏，时有惊搐，口唇发紫，面色苍白，两目凝视，阵咳频繁，痰鸣气促，脉细数。服上方4剂见效，又进4剂愈。

8. 冬花汤：润肺生津，化痰止咳。治小儿百日咳。款冬花5克，川贝、麦门冬、甘草各3克，白糖30克，太子参5克，生石膏10克，杏仁2克，橘红25克。水煎，每日一剂，分三次服。

9. 温肺化痰汤：温肺化痰，散寒止咳，用治百日咳。半夏、麻黄、五味子、干姜、天竹黄、贝母、甘草各10克，细辛3克，百部、葶苈子各15克。用水先煎麻黄，除去浮沫后再加余药煎30分钟。1～3岁每日服70毫升，4～10岁服100毫升，11～16岁150毫升。分早晚两次服。

## （五）小儿消化不良（疳积）

小儿慢性消化不良是由于营养紊乱引起的胃病。以消瘦、面黄、发枯、腹胀、大便不调，精神欠佳或烦躁等为特征。其发病原因系小儿气血未充，脏腑娇嫩，长期食生冷肥甘之物，或因病气血消耗，调养不当，水谷停滞，伤及脾胃，运化迟滞而生积热，日久失治所致。治宜消食导滞，杀虫健脾，健脾开胃，行气化瘀，温中健脾，启胃益食。

1. 鸡白汤：消食导滞，杀虫、健脾。治小儿慢性消化不良。鸡内金、枳实、黄连各 5 克，白术 10 克，山药、大腹皮、山楂、使君子、苦楝根皮、白芍各 6 克，陈皮 3 克。水煎，每日一剂，分三次服。

2. 疳积丸：治小儿疳积。黑丑、鸡内金、五谷草各 6 克，谷精草、牡蛎、石决明、麦芽各 10 克，熟大黄 5 克，广木香 4 克。上药烘黄研粉，每服 5 克，每日两次，米汤送服。

3. 二仁散：化痰利湿，活血通腑。治小儿疳积。杏仁、桃仁、生山栀、芒硝、大黄各 10 克，研粉，用鸡蛋清调和敷贴肚脐，一天后局部出现青紫即可除掉，一周敷一次，3 次即愈。

4. 焦山楂：健脾开胃，行气化瘀。治小儿伤食消化不良。焦山楂 6 克，炒麦芽、炒六曲、槟榔各 3 克，生姜 3 片。水煎，每日一剂，分三次服。

5. 楂皮汤：健脾开胃，清热化湿。主治小儿外感伤食。焦山楂、地骨皮各 10 克。水煎，每日一剂，分三次服。

6. 健脾粉：治小儿厌食症。淮山药、薏苡仁各 250 克，芡实 200 克，粳米 500 克。分别下锅炒成淡黄色，混合碾细粉。每日早晚各 10 克，开水冲服。便溏加扁豆 150 克；积滞腹胀加鸡内金 100 克；口渴多饮加天花粉、白芍各 60 克。

7. 药曲粉：温中健脾，启胃益食。治小儿厌食症。淮山药 200 克，焦三仙 150 克，茯苓 100 克，丁香 10 克。上药研为细粉，每次 15 克，每日三次，于饭后用温开水加少许汤调服。有效率 98%，无副作用。

8. 消化粉：健脾开胃。治小儿厌食症。炒神曲、炒麦芽、焦山楂各 10 克，炒莱菔子、炒鸡内金各 6 克。上药研为细粉，白开水调为糊状，睡前敷于肚脐，用绷带固定，次晨取下，每日一次，七日愈。

### （六）小儿口角流涎

小儿口水过多，经常外流，多因脾胃虚弱不能摄纳津液所致。治宜健脾益气，燥湿和胃，补肾摄涎为主。

1. 胆黄散：化痰祛瘀，健脾益胃。治小儿口角流涎。胆南星 15 克，大黄 10 克。共研为粉，每日两次，每次服 3 克，开水冲服。

2. 生白术治口角流涎。生白术 10 克。将白术打碎，加水和食糖适量放锅上蒸汁，取汁分三次口服，每日一剂。健脾利湿。于某，男，5 岁。入冬后终日口流涎不断，口角有小泡疹瘙痒，面黄，便溏。服上方 2 剂见效，4 剂愈。

3. 益丰散：治小儿口水。益智仁、半夏各 25 克，陈皮、茯苓各 20 克，甘草 10 克。共研粉，早晚各服 3～5 克，加适量红糖，开水冲服。

4. 天南星敷涌泉穴治小儿流口水。天南星 30 克，研细粉，用醋调匀后，于晚间外敷足心涌泉穴，绷带固定牢固，次晨取下。

5. 肉桂治小儿流涎。肉桂 10 克。研细粉调匀成饼状，于夜晚小儿睡前敷于两足心涌泉穴，绷带固定，次晨取下，连敷 3～5 次即愈。

### （七）小儿泄泻

小儿泄泻指小儿腹泻，蛋花样水样大便，酸臭味，每日数次到十多次，腹痛面黄，不思饮食，或伴呕吐或发烧等。其原因是外感寒冷暑热，饮食不洁，损伤脾胃，运化不健，食不变养，发而成为湿滞，阻于胃肠，清浊升降失常所致。治宜消食助运，清肠化湿为主。

1. 温脾止泻汤：健脾益气。治小儿腹泻。肉蔻、炮姜、苍术各6克，丁香5克，伏龙肝、扁豆各10克，参须3克。水煎，每日一剂。

2. 荆防汤：祛风利湿，健脾止泻。治秋冬小儿腹泻。荆芥、厚朴、泽泻、焦三仙、甘草各3克，防风、陈皮、诃子肉、藿香、竹茹、柴胡各4克，茯苓6克，吴茱萸1克。水煎，每日一剂。

3. 荜茇藿香汤：治婴儿腹泻。因外感风邪，喂养不当，便如水样，日夜数十次，但红白痢，无腥臭者。荜茇2克，藿香、木香、苍术各3克，防风4克，石榴皮5克。水煎，少量频服，芳香化湿。

4. 八仙汤：消食止痛止泻。治小儿腹泻。防风、钩藤、蝉蜕各3克，陈皮5克，炒麦芽、焦山楂、炒神曲、连翘各10克。水煎，每日一剂，分三次温服。

5. 温中健脾汤：温中健脾，行气消食。用治小儿久泻。煨肉豆蔻、煨木香、焦白术、肉桂、焦楂炭各10克，姜汁炒连翘5克。水煎，每日一剂，分四次服。

6. 钩僵汤：平肝镇惊，健脾止泻。用治小儿惊泻。钩藤、竹叶、白芍、焦白术、茯苓、甘草各3克，炒白僵蚕2克，牡蛎5克，天竹黄2克，朱砂0.3克（冲服）。水煎，每日一剂。刘某，男，1岁。见异物受惊，昼夜啼哭，腹泻不止，面色青白，山根发青尤甚，时而两目发直，舌淡，红苔薄白。服2剂愈。

7. 山药鸡肝汤：健脾止泻。用治小儿脾虚久泻。山药15克，苡米10克，鸡肝1具。将山药、苡米研细粉，用竹片把鸡切削成片，拌上药调匀，加醋适量，放碗内蒸熟，早晚分两次食完。

8. 味菔汤：健脾利湿。主治小儿久泻不愈。五味子、莱菔子、车前子、吴茱萸子各5克，黄荆子8克。上药分别炒成黄黑色，摊冷再重复炒七次，然后加水煎，每日一剂，分三次服。一般3剂即愈。

9. 云南白药：活血通络，健脾止泻止痛。用治秋冬腹泻。云南白药1克，酒精调糊敷肚脐，用胶布固定。三日治愈率100%。

10. 陆氏脐疗：①治便稀多沫，色淡臭气轻，肠鸣腹痛，或伴发热，鼻塞，流清涕，舌白润，脉浮。木香、肉桂、丁香各等量，共研粉，每次用6克，以醋调敷脐部，24小时换药一次。②主治发热或不发热，大便如水样，内杂不消化食物或有黏液，每日泻十余次，肛门灼热发红，舌红苔黄腻。黄连、黄芩、黄柏各等份，共研为粉，用大蒜汁调为糊状填脐处，用蜡纸盖，纱布固定，24小时换一次。③主治久泻不止，脱肛，食入即泻，完谷不化，形瘦畏寒，舌淡，苔薄白，脉微细。干姜、艾叶、小茴香各20克，川椒15克，鲜姜30克。前4药共研粉，加姜捣烂拌匀，装纱布袋内敷脐，上用温水袋温之，保持温度，昼夜连续，以愈为止。

忌口与食疗：

1. 忌食奶酪、奶油、肥腻食物、雪糕、冷饮、咖啡、巧克力、花生、香蕉及多糖食物。宜喂粳米、焦米粉、藕粉、山药粉等补充营养，又有止泻作用。也可以喂些菜汁、果汁，如胡萝卜泥、苹果泥等补充维生素。

2. 忌食生冷、辛辣刺激性食物和粗纤维、多渣食物，如小米、香薯、燕麦、蚕豆、青豆、芹菜、韭菜、毛豆、竹笋、土豆、芋头、柿子、花生、芝麻等。

3. 轻度泄泻婴儿要先禁食8～12小时，只给适量葡萄糖盐水，以后逐步增加饮食。若母乳哺养者，缩短哺乳时间3～5分钟，哺乳前可适量喂一些开水，以冲淡乳汁，随病情好转逐渐延长喂乳时间。人工喂养者，可喂脱脂奶、酸牛奶等，先稀释并减量，后逐渐增加。

4. 重度泄泻婴儿要先禁食12～24小时，此时可给米汤加盐口服液，待病情好转再用母乳或脱脂奶粉喂养。但要注意由少到多，由稀到稠，慢慢转为正常。

本病发生主要与饮食有关，或喂养不适当，饥饱不均，或与奶酸，食物、餐具被感染有关等。应注意小儿饮食是防治的要点。

## （八）小儿脱肛

脱肛又名直肠脱垂，多因气虚下陷或湿热下注，直肠突出肛门。治疗气虚者宜益气升陷，用补中益气汤；湿热下注宜利湿，佐以升陷汤。

1. 棉升汤：健脾益气。治脱肛。棉花根60克，升麻、白术各10克，防风3克。水煎，每日一剂，早晚服。

2. 地黄汤：清热利湿，收敛止脱。治小儿脱肛。黄连、地榆、五倍子各30克。水煎，坐浴30分钟，每日三次。

3. 二皮汤：治脱肛。老枣树皮、石榴皮各6克，白矾5克。水煎，坐浴20分钟，每日三次。

## （九）痘疹

痘疹是因病毒所致急性儿童传染病，症见发热，皮肤及黏膜分批出现斑疹和丘疹。是因感时邪风毒内蕴湿热，扰于卫分而发。治宜清热利湿，解毒消炎，利水除湿，清热化痰，养阴解毒。

1. 花翘汤：清热利湿，解毒消炎。治痘疹。金银花、连翘、竹叶各10克，牛蒡子6克，薄荷（后下）、木通、甘草各5克。水煎，每日一剂，分三次服。

2. 花连芍汤：活血消炎，清热解毒。主治小儿重型水痘。金银花、连翘、赤芍、茯苓各10克，黄连、生甘草各5克，紫草、木通各6克，生地、薏苡仁各30克。水煎，每日一剂，分四次服。

3. 蒲公英汤：清热解毒，活血消炎。主治小儿痘疹。蒲公英 15 克。水煎，每日一剂，分三次服。

4. 花石汤：清热解毒，利水除湿。治小儿痘疹。金银花、石膏各 30 克，玄参、紫草、泽泻各 15 克，薄荷 10 克，荆芥 6 克。水煎，每日一剂。

5. 花车汤：清热解毒，利水除湿。治小儿水痘。金银花、车前子、连翘各 10 克，紫花地丁、黄花地丁各 15 克，蝉衣 6 克，荆芥、薄荷、石膏、知母各 8 克，赤芍、丹皮、紫草各 6 克。口舌生疮加黄连、生甘草各 3 克；大便干结，舌红黄厚，加川大黄 3 克；红舌少津加生地、麦门冬各 8 克。水煎，每日一剂，分三次服。

6. 透疹汤：治小儿麻疹。山楂 10 克，赤芍 6 克，荆芥、防风、川贝、枳壳、甘草各 3 克，柴胡 2.5 克，陈皮、薄荷各 1.5 克，升麻 2.5 克。水煎，每日一剂，分三次服。王某，女，10 个月。咳嗽，流涕，低热，经治无效，近日体温升高至 39℃ ~ 40℃，持续不退，咳嗽有痰，不易咳出，头面部、颈项部、背胸部、四肢部先后出现红色斑疹，颜面淡红滋润，疹出之后，发热亦微，精神转佳。诊后投以陆氏透疹汤 4 剂，病除痊愈。

7. 透疹邪汤：治小儿麻疹。鲜芦根 20 克，钩藤 6 克，白僵蚕、片姜黄、蝉蜕各 3 克。水煎当茶饮。刘某，男，2 岁半。发热 5 天，咳嗽气呛，两目流泪，大便略稀，指纹紫，脉象弦滑而数，势将发疹。随投以透疹汤两剂，热疹解透为安。

8. 陆氏养阴解毒汤：治小儿麻疹合并肺炎。金银花、板蓝根各 10 克，玄参 6 克，前胡、杏仁、桑叶、知母、麦门冬、天花粉各 3 克，甘草 1.5 克。水煎，每日一剂，频饮。朱某，男，3 岁。出麻疹已 13 天，现咳嗽发热，呼吸气促，惊叫不安，小便黄赤，大便干结，面色赤，口唇红干，舌质紫、苔黄干，舌中有紫点，手纹黑紫色。证系疹毒未净，内陷于肺，灼津成痰，耗伤肺阴而致肺炎。治宜清热化痰，养阴解毒。投陆氏养阴解毒汤 4 剂，诸症皆除，病获痊愈。

忌口与食疗：

1. 忌食荤腻之品，如猪油、鸡、鸭及肉类，因荤腻食物不利痘疹痊愈。

2. 忌食燥热、辛辣食物，如辣椒、胡椒、蒜、葱、姜、桂皮、韭菜、茴香、醋等。本病因热毒郁结，辛辣助燥食物会助长火热之性，要吃些清热利水的食物，如苋菜、蒲公英、荠菜、竹笋、菱角、莴笋、葫芦、冬瓜、黄瓜、米仁、黑豆、赤豆、绿豆、蚕豆、葡萄、杨梅、桃等。水痘、麻疹是由病毒引起，全年均可发生，应多吃蔬菜、水果，多饮水，保持二便通畅。

## （十）小儿遗尿

小儿遗尿，是指夜间睡眠时不自觉的排尿，多因肾气不足，肝胆旺盛所致。治疗宜泻肝清热，补肾益气。

1. 仁蛸汤：益气升提，补肾利尿。治遗尿。益智仁、桑螵蛸、升麻各 3 克，黄芪 15 克，补骨脂 10 克。水煎，每日一剂，分三次服。

2. 黄子汤：通尿，止遗。治小儿遗尿。炙麻黄、五味子、益智仁各 10 克。水煎，每日一剂，分两次温服。

3. 胡椒粉敷脐治小儿遗尿。黑胡椒粉适量，晚睡前填满肚脐，用伤湿止痛膏一张贴上固定，24 小时更换，7 日为一疗程。

4. 遗尿粉：温中散寒，益气止尿。治小儿遗尿。覆盆子、金樱子、菟丝子、五味子、仙茅、山萸肉、补骨脂、桑螵蛸各 30 克，丁香、肉桂各 15 克，共研细粉。填满肚脐后用伤湿膏固定，24 小时更换。7 日即愈。

5. 缩泉汤：治肾气虚弱，膀胱失约遗尿。台乌药、益智仁、麦芽、白术、熟地各 10 克，山药 20 克，桑螵蛸 12 克，五味子 6 克，甘草 3 克。水煎，每日一剂，分两次服。王某，男，11 岁。患儿遗尿已 10 年之久，自出生后每夜遗尿 3～4 次，多处求医治疗无效。睡眠与饮食均好，身体发育正常，舌苔薄白，舌质淡红，脉细数。证系肾气虚弱，膀胱失约。治宜补气益肾，固涩下焦。予陆氏缩泉汤，4 剂见效。上方再加龙骨 12 克，枸杞子、菟丝子各 10 克。又服 4 剂，其病已愈。后访未复发。

6. 缩泉加味散：主治肾气不固，下焦虚寒之遗尿。益智仁、白果各 100 克，桑螵蛸 40 克，炒山药、乌药各 30 克，补骨脂 15 克，菟丝子、五味子各 20 克。上药共为细粉，每次服 10 克，每日两次，早晚温开水冲服，幼儿量酌减。张某，男，14 岁。自幼就每夜遗尿，冬季或遇冷加重，每夜尿 2～3 次，且小便频，曾多次治疗无效。今年感腰酸头晕，舌淡苔白，脉沉细尺弱。证属肾虚气弱，下元虚寒。治宜补益肾气，温暖下元。取陆氏缩泉加味散，每次服 8 克，早晚两次，服完一剂后，已两月未尿床，但仍腰酸头晕。按上方再服一料后诸症均除，身体健康，精神振奋。

7. 陆氏脐疗：主治下元虚寒遗尿。炮附子 6 克，补骨脂 12 克，生姜 30 克。上二药研粉，生姜捣泥，合为膏状敷脐，外用纱布、胶布固定，5 天换药一次。

8. 陆氏脐疗治小儿遗尿。白术、白芍、白矾、硫黄、甘草各等份，共研为粉，每次 10 克，用葱汁调糊状，敷于脐部，三天一换。

忌口与食疗：

1. 少食盐和糖类食物，过多摄入盐和糖都可引起多饮多尿。

2. 肾气不足型遗尿，忌食生冷之品，以免削弱脾胃，损伤肾气。要选用温阳固涩的食物，如糯米、鸡内金、猪胰、桑螵蛸、山药、莲子肉、韭菜、黑芝麻、桂圆肉、乌梅等。

3. 肝经火旺型遗尿，忌食辛辣、温热食品，如辣油、姜、葱、蒜、咖啡、牛肉、羊肉、狗肉等，以免助热动火。宜选清补食物，如粳米、薏苡仁、山药、芡实、莲子、鸡内金、桑螵蛸、豆腐、银耳、绿豆、赤豆、鳖肉、鸭肉等。

4. 忌晚餐饮水过多及进食多浆液食品、多汁瓜果，要尽量让孩子多吃干食、稠食。

本病原因是肾气不足，不能约束尿液所引起，亦有肝经火旺影响膀胱引起。除治疗忌口，还要教导孩子晚餐少喝饮料，养成定时排尿习惯，要鼓励孩子树立治病信心，切不可训斥、羞辱、打骂。

### （十一） 盗汗、自汗

入睡后出汗醒后即止为盗汗，又称寝汗，多属虚劳之症，尤以阴盛者多见，由于阴虚热扰，心液外泄所致。症见烦热，口干，脉细数。若阴阳失调，卫外不固，又会出现自汗。治宜滋阴清热，健脾止汗，益气固表止汗。

1. 药参汤：滋阴清热，健脾止汗。治小儿盗汗。生山药 30 克，玄参、龙骨、牡蛎各 15 克，白术、白芷各 10 克，鸡内金、牛蒡子各 6 克，生地、地骨皮各 12 克。水煎，每日一剂，分三次服。

2. 芍藤汤：滋阴清热，主治肝热郁蒸盗汗。杭白芍、钩藤各 6 克，麦门冬 10 克，连翘 3 克，竹叶 5 克。水煎，每日一剂，分两次服。

3. 参芪汤：益气固表止汗。治小儿盗汗自汗。党参 30 克，生黄芪 20 克。水煎，每日一剂，分三次服，1 岁以内小儿药量减半。

### （十二） 小儿夜啼症

小儿夜间惊哭不休，多因心肝两经温热所致，治宜清泻心肝，滋阴清热，养血宁心，平肝清热，养心安神，清热通腑，宁心安神。

1. 通地汤：滋阴清热，养血宁心。治小儿夜啼。木通、生地各 6 克，灯心草 1 克，山栀 10 克。水煎，每日一剂，分三次服。

2. 虫星汤：清热祛风，化痰宁心。治小儿夜啼。全蝎、胆南星各 1 克，荆芥、蝉蜕、钩藤、防风各 1.5 克，薄荷 0.5 克。水煎，每日一剂，分三次服。

3. 蝉薄汤：祛风清热，利湿宁心。治小儿夜啼。蝉蜕 3 克，薄荷、灯心草各 1.5 克。水煎，每日一剂，分三次服。

4. 砂藤汤：平肝清热，养心安神。治小儿夜啼。朱砂、钩藤各 3 克，黄连 6 克。研为细粉，每次 0.5 克，开水冲服，日服两次。一般 4 次愈。

5. 枣梅汤：清热通腑，宁心安神。治夜啼。酸枣仁、乌梅、焦山楂各 10 克，川黄连 2 克，大黄 6 克。水煎，每日一剂，分三次服。实证宜用，脾虚禁用、慎用。

6. 砂倍粉敷脐治小儿夜啼。朱砂 0.5 克，五倍子 1.5 克，上药研粉，填满肚脐，用伤湿膏固定，24 小时更换。一般两剂即愈。

### （十三） 小儿佝偻症

小儿佝偻症是由于生理代谢障碍所造成的小儿病，多见于 5 岁以下小儿，与维生素 D 缺乏有关。症见皮肤苍白，多哭闹，易出汗，枕骨软化，软脖骨，生牙及行走较晚，下肢出现向内或向外弯曲畸形。抵抗力弱，易感冒，易患肺炎等病。治宜健脾胃，益气血，调和营卫，潜阳救逆。

1. 骨蛎粉：治小儿佝偻病。黄精、龙骨、牡蛎、白术、茯苓、麻黄根、淮山药、浮小麦、黄芪、鹿角霜各 10 克，当归、桂枝、白芍各 10 克，炙甘草 3 克，大枣 5 枚。上药煮沸过滤成膏粉。一岁以下每服 5 克，2～3 岁 7 克，5～7 岁服 10 克，每日三次，长服有效，可健脾胃益气血。

2. 蛋壳散：治小儿佝偻病。鸡蛋壳 125 克，骨碎补 90 克，猪肝 125 克（焙干），共为细粉。一岁服 3 克，每增一岁加一克，一日三次，开水冲服。

3. 枝蛎汤：调和营卫，潜阳救逆。治小儿营弱卫虚，汗多易惊，发育不良，佝偻病等。炙桂枝、炙甘草各 6 克，生山药 10 克，龙骨、牡蛎各 20 克，磁石 25 克，生姜 2 片，大枣 6 枚。先天不足伴有肺部炎性病灶长期不吸收者，加黄芪、桃仁、杏仁各 10 克，丹参、地骨皮各 12 克，山药、白术、党参各 10 克，鹿角片、肉苁蓉、补骨脂各 10 克。水煎，每日一剂，分三次服。

### （十四）小儿多动症

有些孩子在学校里学习时注意力涣散，好动，情绪不稳定，冲动任性，自我控制能力差，严重影响学习成绩，多是由于父母嗜烟酒、辛辣，生活无规律，偏食，爱吃口味刺激性食品，影响了子女正常发育成长。这是一种精神系统失调造成的多动症，用中药治疗效果较佳。

陆氏石远汤：石菖蒲 150 克，远志 90 克，炙龟板、龙骨各 30 克，甘草 30 克，淮小麦 100 克，红枣 30 枚，加冰糖 150 克，水煎浓缩成 500 毫升糖浆，放入洁净瓶内，存入冰箱，每次服 10 毫升，一日 3 次，于饭后服，连服 10 日为一疗程，可连服三疗程。

除了坚持服药外，家长和老师要多关心体贴病儿，多给予鼓励，严禁打骂、向孩子发火。患儿饮食起居要按时，养成良好习惯，饮食要力求全面，水果、蔬菜、鱼肉都要吃，父母要起表率作用，禁忌烟酒及刺激性食品，给孩子创造一个良好环境。

# 第六章　皮　肤　科

## （一）诸疣

疣为病理性赘生物，是由乳头瘤病毒所引起的表皮肿痛。可分为寻常疣、偏平疣、跖疣及尖锐湿疣共四型。中医称千日疮、老鼠奶、刺猴等。一般好发于手指、手背、足缘、面部，表面粗糙、坚硬，偶有压痛。扁平疣好发于颜面于手臂，常呈对称，表面发亮，无自觉症状，病程缓慢。跖疣好发于足部着力点、扁平足及足畸形。尖锐湿疣好发于外生殖器及肛门附近的皮肤及黏膜湿润区域，偶见腋窝、肛周、乳房等处。疣是青年男女多患的皮肤病，治宜活血化瘀，通络散结，祛风通络，利湿散结。

1. 二草加味汤：治扁平疣。夏枯草、木贼草、赤芍、白芍、当归、桃仁、香附、首乌各 15 克，板蓝根、熟地各 20 克，川芎、红花各 12 克，薏苡仁 30 克，甘草 6 克。水煎，每日一剂，分三次服。服后药渣可再加水煮，洗患处至发红。

2. 薏苡仁汤：治扁平疣。薏苡仁 60 克，煮至薏苡仁裂开，加白糖少许，每日一剂，儿童酌情减量。张某，女，24 岁。双手起扁平疣年余，后发展到面部。曾多处求治无效，服上方 20 剂，疣疹消失而愈，以后再未出现。

3. 消毒饮：治扁平疣。麻黄、防己、陈皮、生大黄各 6 克，甘草 10 克，板蓝根、生薏苡仁各 6 克，柴胡、黄芩、连翘、桃仁各 10 克。颜面部位加桑叶、桔梗各 6 克；下肢加川牛膝 10 克；疣深褐色加青黛、夏枯草各 10 克，皂角刺 6 克；痒甚加蝉衣、荆芥各 6 克；月经期去桃仁。水煎，每日一剂，药渣加水煮洗患处至发红为止。

4. 豆仁汤：治扁平疣。赤小豆、薏苡仁各 30 克，白蔻、藿香、连翘、佩兰各 10 克，通草、竹叶各 10 克。水煎服，每日一剂。

5. 三七粉：活血化瘀，通络散结。治寻常疣。三七粉 30 克，每服 2 克，白开水送服，日服两次。对肠粘连、瘢痕疙瘩也有效。

6. 中药外洗：清热利湿，活血化瘀。治扁平疣。马齿苋 30 克（鲜品加倍），苍术、蜂房、白芷各 10 克，细辛 6 克，蛇床子 12 克，苦参、陈皮各 15 克。水煎趁热洗患处，每日 3～5 次，连洗 10 日愈。

7. 花金汤：活血化瘀。治扁平疣。红花 6 克，鸡内金 2 个。红花水煎内服，用鲜鸡内金擦患处 10 分钟。

8. 草风汤：祛风通络，利湿散结。治扁平疣。豨莶草 30 克，防风、蝉衣、黄芩、桃仁各 10 克。水煎，每日一剂，分三次服。

## （二）诸癣

癣是由于体内湿热，外感霉菌，交互而生。治宜活血通络，清热解毒，清热利湿，杀虫止痒，解毒消炎。

1. 连麻酊：清热解毒。用治足癣。川黄连、升麻各 30 克，五倍子 45 克，75% 酒精 500 毫升，上药打碎入酒精内浸泡七天，滤出药渣，涂患处，每日三次。于某，男，18 岁。患足癣感染，五趾溃烂，渗水淋漓，痒痛不能行走。用上方医治 8 日病愈，后访无复发。

2. 瓜草汤：活血通络，清热解毒。用治足癣。木瓜、甘草各 30 克。水煎，去渣洗脚 30 分钟。

3. 香参汤：清热解毒，杀虫止痒。外洗治足癣。丁香 15 克，苦参 30 克，大黄 30 克，黄柏、地榆各 20 克，明矾、地肤子各 35 克。上药煎水外洗，每日三次。每剂可洗 6 次，每次洗 30 分钟。

4. 薢部汤：外洗治足癣感染。草薢 20 克，百部、枯矾、黄芩、黄柏、白鲜皮、防风各 15 克，黄丹 3 克。水煮 30 分钟，洗足癣 30 分钟，每日一剂，早晚各一次。

5. 三黄加味汤：清热利湿，杀虫止痒。治手足癣。黄柏、黄芩、黄连、蒲公英、枯矾各 15 克，土槿皮、蛇床子各 30 克，蛇衣 3 克。除枯矾外余药加水煎沸 15 分钟，滤渣放入枯矾溶化即可，待药温适宜浸泡患处。每日早晚各一次，每次 30 分钟，每剂可用两天。

6. 土茯苓：清热利湿，解毒消炎。治牛皮癣。土茯苓 60 克。研末泡煎，每日一剂，早晚各服一次，15 剂一疗程，多至三疗程即愈。

7. 良姜酒：温经通络，活血消炎。治花斑癣。高良姜 50 克，75% 酒精 250 毫升，浸泡七天，擦患处，每日两次。

8. 杏仁醋：宣肺清解，活血消炎。治牛皮癣。杏仁 15 克，醋 250 克。杏仁打碎与醋混合加热涂患处，每日两次，用二日隔二日，以愈为度。

9. 加味消炎汤：清热利湿，活血消炎。治顽固性手足癣。丹皮、栀子、玉竹各 10 克，柴胡、当归、延胡索、大黄各 12 克，白芍、生地、土茯苓各 20 克，金银花 30 克，白鲜皮、地肤皮、甘草各 15 克。水煎，每日一剂，分三次服。

10. 牛皮癣（银屑病）

银屑病是一种常见、易复发的顽固性皮肤病，中医称为松皮癣、风癣、干癣、蛇虱、牛皮癣等。临床症状为周身泛红色皮疹，呈点滴状、斑块状、地图状或混合状，表面覆有银白色鳞屑，大量脱屑，皮屑易于剥离，剥离后有点状出血，新发皮疹不断出现，伴瘙痒，或见心烦、口渴、便秘、溲赤，舌质红，苔白黄，脉数。分血热型、血燥型和混合型三种。治宜清热除湿，凉血散风，解毒，养血活血。

（1）血热型牛皮癣：芫蔚子、板蓝根、金银花、紫草皮、生地、丹皮、白鲜皮各 15 克，茯苓、白术、炒荆芥各 10 克，甘草 3 克。

（2）血燥型牛皮癣：生地、丹皮、莪术、茯苓、芜蔚子、赤芍各 15 克，丹参 20克，红花 10 克，乌梅 30 克，煅牡蛎 60 克，甘草 3 克。

（3）混合型牛皮癣：白鲜皮、土茯苓、生地各 30 克，金银花 40 克（后下），连翘、地肤子、当归、丹参、苦参各 15 克，白茅根 50 克，防风 10 克，鸡血藤 25 克。如血热盛者，加紫草 15 克，生槐花 30 克，黄芩 10 克；挟有湿邪者，加茵陈、生薏苡仁各 20 克，黄柏 15 克；血瘀重者，加赤芍 15 克，红花、莪术各 10 克；风盛痒甚者，加刺蒺藜 30 克，乌梢蛇、牛蒡子各 15 克；如皮损头部甚者，加全蝎 10 克（研粉冲服），川芎、藁本各 10 克；若久病阴血亏损，内燥甚者，加玄参、生首乌、熟地、生黄芪各 20 克。

银屑病是顽固性的皮肤病，多呈慢性病变过程，反复复发，病程迁延数年，数十年不变不愈。一般治疗以 3 个月为一疗程，一定要坚持治疗，不可中断。

忌口与食疗：

1. 忌芥末、茴香、花椒、辣椒、浓茶、咖啡及各种酒类、刺激性辛辣食物。

2. 忌羊肉、公鸡、咸肉、香肠、熏制食物、虾、蟹、海鲜、烤烙煎炸食物。

银屑病是由风胜血燥所引起，食物是主要诱因。应多吃含锌的食物，如瘦肉、动物肝脏、牡蛎、玉米、扁豆、豇豆、黄豆、萝卜、茄子、白菜、胡萝卜、豆类、豆制品、田螺、蟹、苋菜、海带、山芋、菠菜等。

## （三）皮炎

皮炎是一种常见的顽固疾病，有的十年或更长时间不愈，如神经性皮炎、湿疹性皮炎、干燥性皮炎等。临床症状如瘙痒，流水、脱屑等。治宜清热利湿，消炎止痒，清热解毒，利湿消肿。

1. 射干：清热利湿。用治水田皮炎。射干 250 克。取根煎水外洗患处 1~2 次即愈。

2. 消毒汤：清热利湿，消炎止痒。治日光性皮炎。苦参、甘草各 10 克，连翘、川军、黄柏、薄荷各 12 克，山楂 18 克。水煎，每日一剂，分两次服。

3. 参黄煎：外洗治日光性皮炎。苦参、大黄、薄荷各 250 克，盐矾 60 克。水煎上药，沸 30 分钟后滤渣，加入盐矾 60 克，温洗患处。

4. 苦参：清热利湿，活血消炎。治神经性皮炎。苦参 200 克，加入陈醋 500 毫升，浸泡七天，每日早晚各一次擦洗患处，一般擦 4 天见效，8 日愈。

5. 内服外擦方治剥脱性皮炎。内服方：金银花、生地、薏苡仁、赤小豆各 30 克，生甘草、黄连、秦艽各 10 克，连翘、野菊花、茯苓各 15 克，赤芍 12 克。水煎，每日一剂，分三次服。外搽方：紫草、白芷、忍冬藤、生地榆、当归各 20 克，冰片 2 克，黄蜡 30 克，香油 500 克。除冰片、黄蜡外，余药入香油浸七日，后入锅内炸枯，滤除药渣，再入黄蜡化尽，入冰片拌匀，搽患处。

6. 通梅汤：祛风清热，凉血活血，解毒通络。治皮癣。路路通 20 克，乌梅 10

克，地龙、防风、丹皮、甘草各 10 克，蝉衣 6 克。水煎，每日一剂，分两次服。

7. 英花汤：清热解毒，利湿消炎肿。治日光性皮炎。蒲公英 90 克，金银花 60 克，甘草 30 克，赤芍、紫草、栀子、黄柏各 15 克。水煎，每日一剂，分 6 次服。

## （四）疥疮

疥疮是由疥虫感染皮肤引起的皮肤病，皆为风热而生，遍体瘙痒，搔之皮起，或出血或出水结干痂。其中有虫，状如水中瘤虫。疥证有五种：干、湿、沙、脓、虫。皆由气并血热荣卫不清之故，多于手爪生延，延绕周身，瘙痒无度。中医辨证为湿热毒滞。治宜祛毒杀虫，解热止痒，活血化湿。

1. 苦楝浴治疥疮。苦楝子 40 克，鲜苦楝根皮 200 克。上药水煮 40 分钟，药水洗浴，每日三次，两剂即愈。刘某，男，17 岁。患疥疮三月余，全身奇痒，用上方洗浴两天症状消失，后未发。不可内服。

2. 芦枫浴治疥疮。黎芦、大枫子、蛇床子、硫黄各 30 克，川椒 10 克。感染起脓疮去川椒，加鱼腥草、蒲公英 30 克；有痂节者加皂角刺、蒺藜各 30 克。上药加水 4000 毫升，煮至 3000 毫升，洗浴患处 30 分钟，每日一次，一般连洗四日即愈，愈后洗换衣服、被褥、床单，消毒杀虫。

3. 蛇床子洗浴治疥疮。蛇床子 100 克。煎汤洗浴三天即愈。

## （五）湿疹

湿疹古人称浸淫疮、旋耳疮、四弯风、绣球风、奶癣等。发病与湿邪有关。本病中药内服和外用效果较好。湿疹有红斑、水泡，渗出糜烂、瘙痒，丘疹等表现。治宜清热利湿，祛风止痒，活血消炎。

1. 丹柏粉：清热利湿。用治急性湿疹。黄丹、黄柏各 50 克，共研粉，撒于疹面，或加香油调敷。禁食辛辣、鱼腥之物。

2. 四黄膏：清热利湿，活血消炎。治慢性湿疹。大黄、黄连、黄芩、黄柏各 50 克。共研粉。在菜籽油内浸泡七天，搽患处，每日四次，直至痊愈。

3. 地黄浴：清热解毒，利湿止痒。用治头面湿疹。地榆、黄柏、野菊花、苦参、白鲜皮、蛇床子、地肤子、百部各 20 克。上药加水 2000 毫升，煎至 1250 毫升左右，每日一剂，洗浴患部 30 分钟，每日 3~6 次。

4. 术倍散：清热利湿，祛风止痒。治湿疹。苍术、五倍子、荆芥各 10 克，黄柏 15 克。上药共研为粉，用鸡蛋油调搽患处。

5. 解毒汤：清热利湿，消炎止痒。用治湿疹和外阴瘙痒等症。地肤子、蛇床子、苦参、百部、花椒、明矾、黄柏、金银花各 15 克。上药用纱布包好，水煎洗患处，每日 2 次。

忌口与食疗：

1. 忌烟酒及辛辣之物，如辣椒、生姜、大蒜、大葱、各种酒类、芥末、胡椒、花椒等。

2. 忌食鱼腥海味，如鱼类、虾、蟹、鸡头、羊肉、狗肉等。应注意观察找出过敏源忌口根治。

3. 忌油腻肥厚之物，如肥猪肉、肥鸭、肥羊肉之类易助湿生热，加重病情。

湿疹不论初发或复发，总因湿热而起，故凡助湿生热、辛辣刺激及致敏食物均应忌口。饮食宜选能清热、利湿、解毒的食物，如薏苡仁、绿豆、赤小豆、扁豆、豌豆、苋菜、荠菜、蒲公英、马齿苋、竹笋、冬瓜、黄瓜、莴苣等。

## （六）荨麻疹

荨麻疹发病原因是肌肤有湿，又感受风热或风寒，有的是肠胃有热，又感风邪，有的肠内有寄生虫，精神紧张，或有些食物、药物等致敏作用，可以发生全身任何部位，肌肤突然出现大小不等，形状不一的皮疹，或成块，或成片，瘙痒异常。颜色分红白两种，红的属风热，白的属风冷，时隐时现，反复发作，有的数月不愈。治疗宜用疏风解表，清热利湿等药物内服和外治等方法。治宜滋阴清热，祛风消疹。

1. 膏肤汤：清理肠胃消疹。治荨麻疹。生石膏、地肤子各 30 克，知母、粳米、白僵蚕各 10 克，甘草 3 克。水煎，每日一剂，分两次服。

2. 陈肤水浴洗治麻疹。茵陈、地肤皮各 30 克，黄柏 15 克，甘草 12 克。上药加水 1500 毫升，煎至 1000 毫升，过滤温洗全身，每日两次，七日愈。

3. 皮石粉：清热利湿，消炎止痒。治荨麻疹。白鲜皮 30 克，滑石 20 克，共研粉，每服 2 克，日服两次。

4. 芥风汤：滋阴清热，祛风消疹。治急性荨麻疹。荆芥、防风、丹皮、生地、黄芩、蝉衣、牛蒡子、浮萍各 10 克，白僵蚕、薄荷、生甘草各 8 克。水煎，每日一剂，分两次服。忌食辛辣、鱼腥、油腻、浓茶、萝卜等食物。

5. 芪归汤：益气活血，祛风止痒。治荨麻疹。黄芪 15 克，当归、熟地、川芎、白芍、防风、荆芥各 10 克，菟丝子、蒺藜、白僵蚕各 12 克，蝉衣 8 克，苦参 15 克。水煎，每日一剂，分三次服，

忌口与食疗：

1. 忌食一切海鲜发物，如虾、蟹、公鸡、羊肉、猪头肉、竹笋、豆腐乳、鱼类、牛奶、鸡蛋、大蒜等。

2. 忌烟酒及辛辣等刺激性食物，如辣椒、胡椒、花椒、茴香、桂皮、咖啡及各种酒类饮料。

3. 风寒型荨麻疹，忌食生冷、油腻的食物。

4. 肠胃湿热素盛者，忌黄豆、薯类、糯米难消化易致胀气之食物，及其他助湿热食物。

5. 常用的药物，如青霉素、链霉素、氯霉素、红霉素、灰黄霉素、磺胺类、解热镇痛剂、止痛药、镇痛药、痢特灵、肝素、激素等，也可引发本病。引起荨麻疹病因

很复杂，食物、药物、冷热刺激感染、寄生虫病均可引起，要注意总结，找出根源对证忌口和治疗。

### （七）带状疱疹

带状疱疹是由病毒引起的一种急性皮肤病，因好发于腰胸部，故称缠腰蛇、火丹、蛇丹。颜面、下肢也可以发生，称为蛇串疮。本病因情志内伤，肝胆火盛，脾湿郁久，湿热内蕴，外受毒邪而诱发，毒邪化火于肝火，湿热搏结，阻遏经络，不通则痛，故症见灼热疼痛。毒热蕴于血分是本病的实质，皮肤水泡剧烈疼痛为本病特征。治宜清热解毒，利湿消炎。

1. 雄黄冰片散：清热解毒，利湿消炎。治带状疱疹。雄黄 5 克，冰片 1 克。上药与酒精 100 克，混合搽患处，每日 6 次。

2. 土大汤：清热解毒，活血消炎。治带状疱疹。土茯苓 120 克，大黄、金银花、连翘各 30 克，黄连、黄柏、生地各 10 克。水煎，每日一剂，分三次服。

3. 陆氏泻肝汤：治带状疱疹。板蓝根 30 克，炒牛蒡子、车前子、赤芍、白芍、龙胆草各 10 克，柴胡、荆芥各 6 克，生甘草、青黛各 3 克。水煎，每日一剂，分三次服。李某，女，53 岁，农民。三天前觉形寒微热，后腹中线右侧起有带形红晕，有刺痒剧痛，两天后有干性疱疹出现，痛加剧难忍，影响饮食和睡眠。口干，便秘，尿黄赤，舌质红，苔厚腻，脉浮弦。此乃肝火过盛，风热外盛引起带状疱疹。治宜平肝泻火，清化湿热，佐散风热。投以陆氏泻肝汤 8 剂，疹见枯萎，红晕消失，症状皆除，健康恢复。并结合外用方：青黛 10 克，生石膏 20 克，寒水石 20 克。共研为细粉，加鸡蛋清调和擦患处，每日数次。

4. 陆氏清肝汤：主治带状疱疹、脂溢性皮炎、神经性皮炎、湿疹、女阴瘙痒等肝胆风火，红肿疼痛之疾。青蒿、柴胡、黄芩、丹皮、橘叶、川楝子各 12 克，金钱草 35 克。水煎，每日一剂，分三次服。

5. 陆氏金牛解毒汤：主治带状疱疹及各种疮疖。海金沙 30 克，清油调涂患处，每日一次。金钱草 60 克，牛蒡子、荆芥、赤芍、丹皮、蚤休、山栀各 10 克，黄连 3 克，黄芩、甘草、黄柏各 6 克，金银花、蒲公英各 15 克，连翘、生地各 12 克。水煎，每日一剂，分三次服。

6. 陆氏泻肝解毒汤：主治缠腰火丹、丹毒，即现代医学之带状疱疹。龙胆草、当归、黄柏、泽泻、甘草、丹皮、木通、栀子各 10 克，赤芍、黄芩各 12 克，生地 20 克，车前子 15 克，地丁草 20 克。有出血点加紫草 30 克；丹毒如在下肢，重用黄柏并加牛膝。水煎，每日一剂，分三次服。

### （八）痤疮

痤疮的发生与性激素水平不平衡有关。中医认为与肺、脾、肾三经有热有关，本病多发于男女青年。治宜宣肺清热，解毒消炎。

1. 枇夏汤：宣肺清热，解毒消炎。治痤疮。枇杷叶、夏枯草各 15 克，金银花、黄芩各 12 克，桑白皮 15 克，生甘草 6 克，连翘 10 克。水煎，每日一剂，分两次服。

2. 芩杷汤：滋阴清热，活血消炎。治痤疮。黄芩、枇杷叶、赤芍、花粉、大青叶、生地榆各 12 克，黄连、桃仁、黄柏、生甘草各 8 克，金银花、连翘各 18 克。水煎，每日一剂。

3. 荆防汤：祛风清热，活血消炎。治痤疮。荆芥、防风、黄芩、白芷、桔梗、浮萍、丹皮、皂角刺各 12 克，生何首乌、苦参、土茯苓各 20 克，川牛膝 15 克。有脓肿加金银花 20 克，连翘 15 克；有瘢痕加丹参 30 克。水煎，每日一剂，分三次服。

4. 地参汤：养阴清热，清除肠胃湿热壅滞。并可治脂溢性皮炎、痤疮、酒糟鼻。生地、生山楂、虎杖各 15 克，玄参、石斛、寒水石、桑白皮各 12 克，生石膏、白花蛇舌草各 30 克，黄芩 10 克，生甘草 5 克。水煎，每日一剂，分三次服。

5. 皮栀芩汤：清热利湿，活血消炎。治痤疮。桑白皮、生山楂、金银花各 15 克，山栀、黄芩、大黄、益母草、皂角刺、藁本各 10 克，白花蛇舌草、赤芍各 16 克，寒水石 30 克。已成脓肿加蒲公英、丹皮；囊肿加土贝母、夏枯草；皮溢脂多者加谷芽、麦芽、茯苓。水煎，一煎、二煎内服，三煎外洗，每日一剂。忌食辛辣鱼腥刺激性食物。

忌口与食疗：

1. 忌食肥甘厚味，如肥肉、猪油、鱼油、奶油、油炸煎食物和蛋黄、芝麻、花生等富含油腻的食物，及富含糖的糖果糕点、葡萄干、哈密瓜干、粉丝、柿饼、蜜枣、菱粉、藕粉、食糖、红糖等。

2. 忌辛辣温热食物，如烟酒、浓茶、咖啡、辣椒、胡椒、花椒、姜、葱、蒜、韭菜、牛肉、羊肉、狗肉、西瓜子、葵瓜子、南瓜子等，以免诱发和加重痤疮。

本病俗称"粉刺"，是由于过食肥甘、辛辣食品，以致湿热瘀滞于肌肤而引起。宜多食含锌丰富的食物，如瘦肉、动物肝脏、牡蛎、玉米、扁豆、豇豆、黄豆、萝卜、茄子、白菜等。多吃富含维生素 A 的食物，如胡萝卜、豆类、豆制品、鸡肝、鸭肝，牛奶、鲫鱼、带鱼、田螺、蟹等。因锌与维生素 A 不仅能抑制上皮细胞增生和毛囊的过度角化，还能调节汗腺分泌，减少酸性代谢产物对表皮的侵蚀，有助于皮肤健康。应多吃含维生素 $B_2$、维生素 $B_6$ 的食物，如白菜、苋菜、海带、桃干、地瓜、菠菜、玉米、黄豆等，因维生素 $B_2$、维生素 $B_6$ 能促进细胞的氧化，并参与糖、蛋白质和脂肪的代谢，有助于痤疮的痊愈平复。

## （九）红斑狼疮

红斑狼疮是一种自身免疫性疾病，临床上分为盘状红斑狼疮和系统性红斑狼疮。前者主要表现为皮疹，多为慢性局限性。后者多见于 20 岁 ~40 岁的女性，除皮疹外，同时还有全身其他脏器受损的表现。中医称温湿发斑、痹症、水肿、心悸肋痛等。治宜滋阴凉血，清热解毒，益血活血，滋阴生津。

1. 地冬汤：滋阴凉血，清热解毒。治红斑狼疮。生地 32 克，麦门冬、玄参各 16 克，荆芥、天花粉各 10 克，黄连、白芷各 3 克，天麻、甘草各 6 克。水煎，每日一剂，分三次服。忌食荤腥、辛辣刺激食物及烟酒。

2. 萆土汤：健脾利湿，活血消炎。治红斑狼疮。萆薢、土茯苓各 60 克（先煎 60 分钟），紫草根、乌梅、地骨皮各 90 克，当归 12 克，藏红花 2 克，胡黄连 3 克，生薏苡仁 25 克。水煎，每日一剂，分三次服。

3. 四参汤：益气活血，滋阴生津。治红斑狼疮。野台参、北沙参、玄参各 30 克，生地 60 克，丹参、赤芍各 10 克，当归、郁金各 6 克，生黄芪 15 克，血竭、桃仁各 3 克，红花 2 克。水煎，每日一剂，分三次服。

4. 地英汤：清心火，凉血热，解热毒。治红斑狼疮。生地、蒲公英、紫花地丁各 20 克，赤芍、丹皮、怀牛膝、苦参、天花粉、当归、连翘、黄芩各 15 克，甘草 10 克。水煎，每日一剂，分三次服。

5. 地皮汤：治面部播散性粟粒性狼疮。生地 15 克，丹皮、茯苓、泽泻、山药、当归、丹参、茜草、红花各 10 克，甘草 6 克。水煎，每日一剂，分三次服。刘某，男，39 岁。面部起粟米大红色皮疹，逐渐增多，曾在某医院诊为粟性红斑狼疮，服用异烟肼、链霉素、中药等，均未见明显效果。目前面部、眼睑、鼻周等处布满粟粒至米粒大黯红色丘疹百余个以上，脉象细滑，舌尖红起刺，苔薄黄。辨证系阴虚火升。服上方 8 剂见效，又进 8 剂愈。

忌口与食疗：

1. 热盛阴虚型患者忌羊肉、牛肉、狗肉、烟酒、韭菜、洋葱、胡椒、花椒、辣椒等。

2. 脾肾阳虚型患者忌食西瓜、绿豆、梨、甘蔗、藕、芹菜及海腥、凉性食品。

3. 心脾两虚型患者忌寒湿、辛凉、破气食物，如萝卜、茄子、黄瓜、冬瓜、紫菜、柿子、香瓜、肥肉、蟹、田螺、河蚌、鹅等。

本病因热盛阴虚，脾肾阳虚及心脾两虚所致。热盛阴虚者宜吃西瓜、绿豆、梨等凉性食物。脾肾阳虚者宜选热性食品，如牛肉、狗肉类等。心脾两虚者宜多食温补之品，如核桃、大枣、桂圆等。

## （十）白癜风

白癜风，中医称为白驳风，为皮色素脱失白斑，无痒痛，多因风邪搏于皮肤，以致气血失和，色素脱失，白斑的汗毛边有的变白，白斑发生无定处，大小发展缓慢，无感觉，经日晒发红有灼刺痒感。治宜滋阴养血，祛风通络。

1. 黑白粉：治白癜风。旱莲草 90 克，白芷、何首乌、沙蒺藜、刺蒺藜各 60 克，紫草 45 克，重楼、紫丹参、苦参各 30 克，苍术 25 克。上药共研细粉，每日三次，每次 6 克，开水送服。于某，女，28 岁。颈部、面部、肩背部等处均有大小不等的圆形白斑，并逐渐有所发展，曾多处治疗无效。服用维生素 $B_1$、烟酸，外涂汞酒精等均不见效，反而逐渐发展。服上方二剂愈。

2. 调风汤：治白癜风。当归、女贞子、何首乌各15克，川芎、补骨脂各10克，黄芪、旱莲草、黑芝麻各20克，白术、茯苓各12克，甘草3克。水煎，每日一剂，分三次服。于某，男，50岁。左额、颈项、胸背均有白斑并逐渐扩大，大者如五分硬币，小者如米粒点，头晕失眠，口干苦，多梦，心烦易怒，舌苔黄糙，神疲倦怠，脉细数。证属气血两虚，肾阴不足。服上方8剂见效，又进8剂愈。

3. 白蒺藜：平肝泻火，祛风活血。治白癜风。白蒺藜150克，研为细粉，每日三次，每次10克，白开水送下，儿童酌减。方某，男，22岁。患白癜风已七年之久，耳后胸背皆有大小不等白斑，最大如鸭蛋大，服此方百日愈。

4. 白癜风散：滋阴养血，祛风通络。治白癜风。生地、白蒺藜各120克，川芎、蝉衣、薄荷各30克，红花20克，地肤子100克，当归、桃仁、白僵蚕、赤芍、白芍各60克。共烘干研粉，每服10克，每日三次，空腹服。

5. 脂丝酊：治白癜风。补骨脂1000克，菟丝子300克，共研粉，以35%酒精4000毫升浸泡7天，用棉球蘸药搽患处，早晚各一次。

6. 二子汤：滋补肝肾，养血活血。治白癜风。沙苑子、女贞子、全当归、何首乌、白蒺藜各15克，覆盆子、枸杞子、生地、熟地、川芎、赤芍、白芍各10克，黑芝麻20克。水煎，每日一剂，分三次服。

7. 芎芍汤：活血化瘀，宣肺清热。治白癜风。川芎、赤芍、红花、防风、老葱白各10克，桃仁12克（研粉），红枣8枚，浮萍30克，桔梗15克。水煎，每日一剂，分三次服。

8. 五神散：清热解毒，化痰利湿。治白癜风。雄黄、硫黄、黄丹、密陀僧、生南星各30克，共研细粉，用生姜蘸药粉搽患处，每日两次，至变黑痊愈。忌烟酒、鱼腥、辛辣之物。

## （十一）皮肤瘙痒

皮肤瘙痒多发于老年人，发病原因多为肝肾阴虚而生内热，热胜灼阴，肤失濡养，故皮肤干燥，遇之风邪则作瘙痒。治宜祛风清热，利湿止痒，滋阴养血，祛风止痒。

1. 蝎蚕汤：祛风清热，利湿止痒。治皮肤瘙痒。全蝎、白僵蚕、苦参各6克，薄荷、甘草各3克，生地15克，荆芥、防风、牛蒡子、蝉衣各5克。水煎，每日一剂。于某，男，41岁。全身瘙痒不能入睡已三日，躯干及大腿内侧有散在搔伤痕迹，服上方2剂即愈。

2. 英芩汤：治皮肤瘙痒。蒲公英、黄芩各12克，地丁18克，豨莶草、荆芥、麻黄、地骨皮各10克，金银花30克，白芷、防风各6克。水煎洗患处，每日两次，每次30分钟。此方也可加地肤皮15克，明矾10克，效更佳。一般对症两剂即愈。

3. 归芍汤：滋阴养血，祛风止痒。治皮肤瘙痒。当归、白芍、首乌、生地、甘草、丹皮各 15 克，白薇、白蒺藜各 20 克，秦艽 10 克，红花 5 克。水煎，每日一剂，分三次服。刘某，14 岁。全身尤其是脐下皮肤干燥、无泽，奇痒难忍，皮屑脱落，抓痕血痂连片。服上方 6 剂，诸症已除，又服 4 剂愈后未见复发。

4. 八白止痒汤：祛风止痒。白芍 15 克，白薇、白蒺藜、白鲜皮各 12 克，白芷、白芥子、白花蛇舌草、白僵蚕各 6 克。偏湿热加茵陈、山栀、苦参；血虚肝胆风燥加大麻仁、制首乌、玉竹、旱莲草、阿胶。水煎，每日一剂，分三次服。

5. 芪地汤：治老年皮肤瘙痒。黄芪、生地、熟地、徐长卿、鬼箭羽各 30 克，当归、白鲜皮、地肤子、地榆、槐花各 20 克。水煎，每日一剂，分三次服。

6. 归芎汤：养血祛风，润燥止痒。治皮肤瘙痒。当归、白芍、川芎、生地、白蒺藜、防风、荆芥穗各 10 克，首乌、黄芪、甘草各 15 克。水煎，每日一剂。

## （十二）脱发

中医认为肾其华在发，发又为血之余，故发的生长在于肾，发的营养在于精血，凡能影响头发营养的因素都可以导致脱发。脱发大体可分为虚实两大类。虚有肝肾虚、气血虚，实有湿阻、瘀血、脂阻和神经性脱发。治宜滋补肝肾，祛风清热，补血活血，益气生发。

1. 瓜归汤：祛风利湿，健脾益肾。治脂溢性脱发。木瓜、当归、羌活各 10 克，旱莲草 30 克，生地、熟地、菟丝子、茯苓各 12 克，首乌、天麻、白芍、甘草各 15 克。水煎，服每日一剂，分三次服。有效率95%。

2. 藤根汤：健脾益肾。治脂溢性脱发。首乌藤 20 克，葛根 12 克，生地、蝉衣、辛夷花、当归、仙灵脾、紫草、菟丝子各 10 克。水煎，每日一剂，分三次服。

3. 活血生发汤：滋补肝肾，祛风清热。治斑秃。生地、黄芪、制首乌、侧柏叶各 15 克，当归、川芎、赤芍、桃仁、桑叶各 10 克，红花 6 克，代赭石 30 克。水煎，每日一剂，分三次服。治斑秃有效率98%。

4. 二地子芍粉：滋补肝肾，活血生发。治斑秃。生地、熟地、女贞子、白芍、当归、丹参各 150 克，制首乌、侧柏叶各 230 克，羌活 75 克。上药共研粉，每日三次，每次 10 克。忌食辛辣、油腻、荤腥食品，忌烟酒和精神刺激。

5. 归地汤：补血活血，益肾生发。治斑秃。当归、熟地各 12 克，川芎、木瓜各 15 克，白芍、菟丝子各 10 克，天麻、羌活各 6 克。水煎，每日一剂，分三次服。

6. 归精汤：补血生发。治脱发。当归、黄精、侧柏叶、楮实子各 15 克，大胡麻、胡桃肉、何首乌各 20 克，冬虫夏草 10 克。水煎，每日一剂，分三次服。肝肾不足，耳鸣头晕，加枸杞子、菟丝子、覆盆子各 15 克；风盛干燥瘙痒，加生地 15 克，天麻、白蒺藜各 10 克；肺胃积热，毛发油垢，加炒白术、茯苓、泽泻各 10 克，生山楂 15 克；气滞血瘀，加川芎、红花、赤芍、桃仁各 10 克。

7. 乌发汤：益肾乌发。治白发。小黑豆 30 克，枸杞子、生地、熟地各 10 克，何首乌、山萸肉、黑芝麻各 15 克，山药 12 克，红枣 10 枚。水煎，每日一剂。

8. 生发汤：益气活血，滋补肝肾。治脱发。何首乌、桑椹子、生黄芪、枸杞子、菟丝子、玄参各 15 克，当归、川芎各 10 克，补骨脂、熟地、党参各 12 克，黑芝麻 25 克。水煎，每日一剂，分三次服。总有效率 95%。

9. 生发外擦剂：温通经络，活血生发。治斑秃。补骨脂、土槿皮、毛姜、生大黄、川楝子各 10 克，白鲜皮、百部、川花椒、老姜、紫荆皮各 6 克。醋浸七日后，取浸液外擦患处，每日三次。治疗 35 例均愈，最多用 40 天，少则 20 天。

## （十三）鸡眼

鸡眼是由于外伤等原因所致，行走挤压疼痛，状如鸡眼，又叫肉刺。

1. 黄豆芽治鸡眼。黄豆芽 250 克，每餐水煮刚熟即可，勿久煮，当菜吃，不吃其他菜，一连 5 天不间断，鸡眼自然脱落。于某，男，40 岁。脚上生鸡眼 16 枚，服 5 天后鸡眼逐渐脱落，6～7 天后鸡眼全无，患处皮肤如常。

2. 生半夏治鸡眼。姜半夏 50 克，晒干研粉，先将鸡眼浸泡水中，泡软削去硬化组织，半夏粉用胶布贴牢，七日后脱落，未脱落可继续使用。

## （十四）玫瑰糠疹

玫瑰糠疹亦称子母癣、白癣，春秋季常见，青壮年多患此病。皮肤表面有细碎鳞屑，1～2 周后出现成批的丘疹。中医称为玫瑰疹、糠疹，由于热伤阴液，又复感风热之邪，血热化燥，外泛皮肤而成。治宜清热解毒，营养润肤。

1. 紫草汤：治糠疹。紫草 30 克。水煎，每日一剂，分两次服，小儿酌减量。

2. 地皮汤：治糠疹。生地 20 克，丹皮、牛蒡子、赤芍各 12 克，丹参 15 克，蝉衣 10 克，大青叶、板蓝根、紫草、白鲜皮、生薏苡仁各 30 克，甘草 3 克。热重加金银花、白茅根各 30 克；痒甚加苦参、白蒺藜各 12 克；湿重加茯苓、猪苓、泽泻各 10 克。忌食鱼、葱、蒜、韭菜等刺激食物。服药后出现纳差，便稀者，减生地，加白术、山药，也可酌加当归、麦门冬、何首乌等以营养润肤。水煎，每日一剂，分三次服。

3. 皮陈汤：治糠疹。白鲜皮、茵陈、菊花各 15 克，苦参、丹参、连翘各 12 克，丹皮、紫草、防风各 10 克，茅根 30 克，浮萍、甘草各 6 克。水煎，每日一剂，分三次服。

## （十五）冻疮

人体受寒冷刺激引起局部冻伤称为冻疮。冻疮是由于局部血管痉挛、瘀血，局部组织缺氧所致。轻症患者局部先苍白，有麻木发冷的感觉，后出现水肿、青紫，局部热痛，再后水泡破溃成溃疡。治宜祛寒湿，散风邪，温经止痛，清热利湿，活血消肿。

1. 二乌汤：外洗治冻疮。去寒湿散风邪，温经止痛。适用于冻疮初期未溃破者。川乌、草乌、当归各 10 克，透骨草 15 克，红花 6 克。加水 6 碗煎至 3 碗洗患处。一次可痛去痒止，两次即可痊愈。

2. 草归膏：清热利湿，活血消肿。治冻疮。紫草、当归各 30 克，胡麻油 1000 毫升，黄蜡 150 克。先煎胡麻油，去水分后入黄蜡溶化，然后投入当归熬至焦枯，去渣再加紫草，熬成紫赤色即过滤去渣，待冷即成（也可用凡士林代替胡麻油和黄蜡）。宋某，女，17 岁。两手背冻疮已溃破糜烂，面如蚕豆，基底呈红色，表面有少量脓性分泌物，用此膏敷贴三天，创面干燥已无分泌物，6 天后创伤缩小，10 日痊愈。

### （十六）鹅掌风

鹅掌风因手掌皮粗糙、脱屑、增厚、皲裂，形似鹅掌而得名。治宜活血化瘀，润肤消炎。

蛇白汤：活血消炎。外洗治鹅掌风。蛇床子、白鲜皮、苦参各 40 克，百部、当归各 20 克。上药加水 6 碗煎至 3 碗，以不烫手为度，洗患处 30 分钟，每天两次，可加温再用，每日一剂。

### （十七）狐臭

腋下分泌黄水，其味恶心难闻。中医辨证为湿热瘀滞，汗囊阻塞。治宜清热解毒，芳香化湿，活血通络，解毒除臭。

1. 僧石粉：清热解毒，芳香化湿。治狐臭。密陀僧、滑石粉各 15 克，丁香各 6 克，白芷 10 克，冰片 2 克。上药共研粉，腋毛洗净，每日早晚各 1 次，用棉球蘸粉擦腋窝，10 天为一疗程。

2. 冰片酒精液：活血通络，解毒除臭。治狐臭。冰片 5 克，50% 酒精 50 毫升，将冰片入酒精溶化，注意密封。洗净腋下，擦干，将上药涂腋下即可，每日两次，十天为一疗程，一般用两个疗程即愈。

### （十八）雀斑

雀斑多发于面部、鼻及颧部，因斑很像蝴蝶故又名蝴蝶斑，甚至满面皆是碎点，其色淡黄或褐黄连成一片，细看点与点隔离为特征。该病多由肺火郁于孙络之血分，加之风邪外袭，风血相搏，血滞孙络而形成。治宜益气活血，软坚散结。

1. 参花汤：治雀斑。丹参 30 克，红花、川芎各 10 克，生地 20 克，鸡血藤、浮萍各 30 克，荆芥穗、生甘草各 10 克，连翘 15 克。水煎，每日一剂。18 剂愈。

2. 芪草汤：益气活血，软坚散结。治雀斑和斑痕。黄芪、丹参、益母草各 30 克，天花粉 5 克，党参、地龙、炒山甲各 15 克，蝉衣、甘草、当归、赤芍、桃仁、红花、羌活、秦艽各 10 克，乳香、没药各 5 克。水煎，每日一剂。治疤痕须连服 3 个月。外用仙人掌适量切片，捣成糊，敷于疤痕上，以弹性绷带加压包扎，每 5 日换一次。

3. 外敷药治疤痕。黑醋 250 毫升，五倍子粉 100 克，蜈蚣 1 条研粉，蜂蜜 18 克。上药混匀摊于黑布上，外敷疤痕上，每 5 日换一次。

忌口与食疗：

1. 禁忌烟酒、刺激性饮料和食物，如浓茶、咖啡、辣椒、胡椒、花椒及各种酒类等。

2. 忌用刺激性美容霜和烈性化妆品，不喝着色饮料。

本病是色素代谢障碍性皮肤病，是由于火郁血伤，风邪外搏所致。应经常食用富含维生素 A、维生素 C、维生素 E 的食物，如胡萝卜、白萝卜、菠菜、油菜、苋菜、芹菜、黄豆、豌豆、枣、梨、柠檬、杜果、牛奶、酸奶、奶油等，可以防止皮肤干燥，减少黑色素的形成，降低皮肤脂褐素的含量。含硒的食物，如蚕蛹、田鸡、鸡蛋白、黄鱼、带鱼、牡蛎、海蜇、淡菜、紫菜、发菜、海带、西红柿等，能减退色素的沉着，也宜常食。

## （十九）酒渣鼻（红鼻子）

因酒热冲面，胃火熏肺，风寒外来，血瘀凝结，瘀而成渣；或肺热伤络，血瘀而鼻赤，常发于鼻、颊及额部为红斑，毛血管扩张损害，多数毛细血管条条可见，严重者于眼结膜及角膜缘亦见毛细血管扩张增生，并有血疹、脓及溢液，个别组织增生如瘤状称鼻赘。治宜宣肺清热，活血消炎。

1. 密玄粉：治红鼻子。密陀僧 60 克，玄参、硫黄粉各 30 克，轻粉 25 克，白蜜适量。上药研粉用白蜜调匀，每日早晚两次，涂于患部，坚持两月即愈。

2. 枇桑汤：宣肺清热，活血消炎。治酒渣鼻。枇杷叶、桑白皮、甘草、川芎、陈皮、黄芩、桃仁、红花、赤芍、栀子各 10 克，生地、生石膏各 15 克，金银花 30 克。水煎，每日一剂。一般须 16 剂愈。

忌口与食疗：

1. 忌食辣椒、大葱、大蒜，酒及酒类饮料等刺激性食物，要绝对戒烟。

2. 忌食油腻和高脂肪食物，如肥肉，不吃动物油脂。烹菜用植物油。

本病是由肺胃积热上蒸，血液瘀滞所致。宜选食泻肺热，凉血化瘀的食物，如萝卜、白菜、菠菜、藕、冬瓜、丝瓜、茄子、梨、银耳、荸荠、鹅肉、蛤蜊、田螺、鸭血、山楂、菊花、芋头、海带、紫菜等。

## （二十）梅毒

外感邪毒，浸泡肌肤形成梅毒。中医辨证为外感毒邪侵淫肌肤。治宜清热解毒，养血活络。

1. 解毒汤：治梅毒。土茯苓、金银花各 60 克，川芎 30 克，木通、大黄各 15 克，茯苓 30 克，防风 15 克。水煎，每日一剂，分两次服。一般服 3 月至一年。夫妻同服。

2. 苓苡汤：治梅毒。土茯苓、薏苡仁、金银花各 40 克，防风、木瓜、白鲜皮各 18 克，皂角 8 克。水煎，每日一剂，分两次服，服 6 月至一年。夫妻同服。

3. 苓花汤：清热解毒。治梅毒。土茯苓 50 克，金银花 30 克，生甘草 15 克。水煎，隔日一剂，每日当茶饮服。夫妻同服，连服 6 月，待梅毒血清试验复查夫妻 2 人均呈阴性停药。

### （二十一）面部黑色素沉积（蝴蝶斑）

此病中医辨证为风邪伤于营卫，气血失和，忧思过度，伤及肝脾。治宜清热凉血，疏肝解郁，养血健脾。

1. 陆氏消斑汤：治风邪伤于营卫，气血失和，致面部黑色素沉积。荆芥、川牛膝、制香附、藁本、益母草、当归各 16 克，川芎 6 克，红花、白芷各 10 克，柴胡 8 克。水煎，每日一剂，分三次服。孙某，女，27 岁。六年前面部出现黑斑，初呈蝴蝶状，后逐渐扩大，后面颊部为重，多处求治无效。经亲戚介绍求中医诊治。经诊，脉弦缓，舌质稍黯。证系风邪伤于面肌肤，气血失和。治宜活血散风祛斑。投以陆氏消斑汤，8 剂见效，16 剂黑斑全消失，显露正常肤色，后半年随访面部皮色正常，康复。

2. 陆氏退斑汤：治忧思过度，伤及肝脾，致面部黑色素沉积。丹参、生地、山药各 30 克，当归、白芍、白术各 15 克，柴胡、薄荷、甘草、丹皮、栀子、龙胆草各 10 克，茯苓 25 克。水煎，每日一剂，分三次服。侯某，女，39 岁。子宫手术后数年，体型日渐肥胖，在鼻之山根、目下、鼻准上部之间，隐约出现尘垢色数块，大小不等，其后色逐渐加深、扩大，形成蝴蝶斑，颜色深黑，边缘清晰，无痛痒感觉，舌淡红无苔，脉弦稍数，黑色素沉积面肤无痛痒感觉。诊为忧思过度，伤及肝脾。治宜清热凉血，疏肝解郁，养血健脾祛斑。投以陆氏退斑汤 8 剂见效，16 剂斑去皮肤正常。逾年未见复发。

忌口与食疗：

1. 禁忌姜、葱、辣椒、胡椒、花椒等刺激性食物。忌烟酒类。

2. 忌用化妆品，以免刺激皮肤。

本病属色素沉着性皮肤病，病因较多，主要有内分泌障碍，见于孕妇、月经不调、口服避孕药等。此外，慢性中毒、慢性酒精中毒、肿瘤、结核病、阳光长期暴晒、饮食营养也有密切的关系。膳食中长期缺乏谷胱甘肽的食物会导致蝴蝶斑的形成，因此要针对性的重视忌口，调理饮食，多吃能直接或间接合成谷胱甘肽的食物，如西红柿、洋葱、大蒜等；以及富含硒的食物，如蚕蛹、田鸡、鸡蛋白、海产品，动物肝、肾，葡萄干等；富含维生素 C、维生素 E 的蔬菜、瓜果，如鲜枣、山楂、柑橘、柠檬、卷心菜、花菜、海藻、豆类、芝麻等。

# 第七章　耳鼻喉科

## （一）耳郭软骨膜炎

中医辨证为风热邪毒上壅耳窍。治宜行血疏气，清泄热毒。

龙牡汤：龙骨、牡蛎各30克，金樱子25克，白及、乌贼骨各15克，赤芍、覆盆子各12克。水煎，每日一剂，分三次服。软坚散结，活血消炎。

## （二）中耳炎

中医辨证为肝火上炎，污水入耳感染，病毒感染。治宜疏肝理气，清热解毒，清血消炎。

1. 四黄液：清热解毒。治慢性化脓性中耳炎。黄连10克，黄柏、黄芩各6克，栀子4克。上药洗净加水300毫升浸泡36小时，文火煎沸60分钟，待冷去渣过滤两次。先用双氧水洗净耳内脓痂，偏头滴入药水4~5滴，保持15分钟，使药液进入中耳内。

2. 胡附粉：疏肝行气，活血消炎。治卡他性中耳炎。柴胡500克，香附、川芎各250克。共研粉，早晚各服5克，开水冲服，10日为一疗程。朱某，男，19岁。感冒后右耳闷胀，听力下降，半月后觉耳内有流水声，说话时耳内轰响，服上方10日，症状消失，听力恢复，耳内充血消退。

## （三）鼻出血

中医辨证为肝火上炎，肺胃蕴热，热伤经络，迫血妄行。治宜清肝凉血，养阴清热，凉血止血。

1. 芦地汤：清热，凉血止血。治鼻出血。芦根、石膏、地锦草各30克，知母3克。水煎，每日一剂，分三次服。

2. 地根汤：滋阴凉血，清热利湿。治鼻出血。生地15克，白茅根30克。水煎，每日一剂，分两次服。一般2剂即愈。

3. 归芍汤：养阴补血，凉血止血。治鼻出血。当归、大黄炭、黑栀子、丹皮、知母、黄芩各12克，赤芍10克，生地炭20克，蒲黄炭、茜草、玄参各15克，白茅根30克。水煎，每日一剂，分三次服。

4. 陆氏四黄止血汤：治肺胃热盛，迫血妄行之鼻出血。黄连3克，大黄6克，黄芩、黄柏、山栀、桑叶、水牛角各12克，鲜茅根50克，地榆、茜草根、仙鹤草、金银花、玄参各15克，甘草3克。水煎，每日一剂，分三次服。乔某，男，46岁，教师。发热，面色萎黄，苔黄，脉数，双鼻孔出血。曾多处医治，时好时坏，鼻出血已三年之久，久治不愈。配合针灸，投陆氏四黄止血汤4剂，鼻血亦不再出，再投4剂加以巩固。后访二年未复发，久病得愈。

5. 陆氏止衄汤：治肝火上炎，热伤阳络所致鼻出血。鲜白茅草根45克，玄参、柏叶炭各20克，黄芩、犀角（以水牛角代）、仙鹤草各10克，生地、瓜蒌各25克，生白芍、北沙参各15克，大黄炭、甘草各6克，蔓荆子、菊花、藕节各15克。水煎，每日一剂，分三次服。邵某，男，43岁。患者高血压，鼻经常出血二年余，久治不愈，故求中医诊治。经诊，眩晕不能久立，视物晕花，出血不止，脉大而数。证系肝火上炎，热伤阳络。治宜清肝凉血。投上方4剂，鼻血止，又投4剂，头晕减轻，大便通利，身体舒畅，继服8剂，久病皆除，后访二年未复发。

6. 陆氏根黄汤：治肺胃蕴热，迫血妄行致鼻出血。鲜白茅草根、生地黄各25克，侧柏、藕节各20克，犀角（以水牛角代）6克，白芍、甘草、川牛膝、条芩各10克。水煎，每日一剂，分三次服。外用方：生牡蛎粉15克，用消毒棉球一个，蘸牡蛎粉适量塞于出血鼻腔。尹某，女，49岁。好食辛辣食物，鼻出血三年余，经多处医院治。注射止血剂，点鼻药，吹药止血均无效，并输血治疗多次。经朋友介绍求中医诊治。患者面色苍白，头晕不能抬，鼻出血淋漓不止，时而从口溢出，纳差，小便黄，大便干结，舌质红，苔黄。证系肺胃蕴热，热灼伤阴，脉络受损，迫血妄行。治宜养阴清热，凉血止血。随之针刺少商、大敦、隐白止血，鼻塞牡蛎粉，投方陆氏根黄汤，三元疗法并施。三天鼻出血止。继服三剂，诸症皆除，后访半年未复发。

### （四）鼻炎、鼻窦炎、过敏性鼻炎、萎缩性鼻炎

急性鼻炎是由过滤性病毒引起的鼻黏膜急性炎症，常延及鼻旁窦及咽喉部。多发于秋冬、春季气候变换之际。此病极易传染，发病率高，又易引起并发症。

症状以上呼吸道卡他性炎症为主，起病有寒热，鼻咽部灼热感，鼻内发干、发痒，喷嚏，鼻腔黏膜充血，干燥。1～2天后鼻塞，流大量清水样鼻涕，嗅觉减退，头痛，鼻腔黏膜弥漫性红肿。2～7天后因继发性感染，分泌物转成脓性。如无并发症可在2周内自愈。并发症有鼻窦炎、中耳炎、急性咽炎、气管炎及肺炎。治宜清肺泻胃，解毒祛秽。

慢性单纯性鼻炎：病理改变是鼻黏膜充血，下鼻甲海绵窦丛明显舒张，腺体分泌物增多。是单纯鼻病。

鼻塞特点为间歇性和交替性，即血循环较好时鼻塞减轻，侧卧时鼻黏膜充血而严重，分泌物增多，为黏液或黏液脓性。并发症为卡他性中耳炎、慢性咽炎、喉炎和气管炎。治宜清解阳明热毒。

慢性肥厚性鼻炎：其特点是组织细胞增生，黏膜和下鼻甲骨增生肥厚。如无适当治疗，病情可继续发展，引起并发症。

症状有耳鸣、耳聋，患者用口呼吸，继发咽喉炎。鼻黏膜表面不光滑，下鼻甲呈

现杨梅样结节肥厚，呈淡紫色或暗红色，用探针触及如面团。治宜清肺经热，解毒消肿。

过敏性鼻炎系由各种物理、化学的因素（包括气候的冷热变化等）直接刺激鼻黏膜所引起，也称血管舒缩性鼻炎，一年四季、任何年龄均可发生。鼻内发痒阵作，连续喷嚏，大量清水鼻涕，鼻塞，黏液增多，伴流泪、头痛。鼻腔黏膜苍白或淡紫色，鼻腔水样分泌物，下鼻甲肥大。治宜补肺健脾利湿，辛温散寒。

萎缩性鼻炎：又名鼻臭症。鼻喉干燥，鼻塞，头痛，分泌脓痂，鼻衄等。中医辨证为肺阴虚不荣鼻。治宜养肺润燥。

鼻窦炎：鼻塞，流出大量脓性或黏液性鼻涕，嗅觉减退或丧失，头痛。中医辨证为肺胃蕴热，热毒上扰。治宜清肺泻胃，解毒祛秽。

1. 胡荷粉：疏风散热，活血消炎。治慢性肥厚性鼻炎。柴胡、薄荷、蔓荆子、防风、荆芥、黄芩、桔梗、川芎、白芷、枳壳各10克，水牛角100克，细辛、龙胆草各5克，辛夷15克。共研为粉，每日三次，每次5克。吕某，女，28岁。鼻塞，夜加重，诊为肥大性鼻炎，曾用西药无效。上方使用一周后症状好转，3周后痊愈。

2. 鼻塞通茶：宣肺通窍，抗敏消炎。治鼻炎。麻黄、防风、苍耳子各6克，芦根、茯苓各15克，杏仁、远志、白芷各10克，桔梗、菖蒲各12克，薄荷3克。共研细粉，每10克装一袋，每日一包，泡水当茶饮。

3. 龟辛汤：滋阴清热，宣肺通窍。治鼻窦炎。龟板30克（先煎60分钟），辛夷15克，石菖蒲6克，黄芪20克，白芷10克。水煎，每日一剂，分两次服，七日一疗程。

4. 陆氏温敏汤：治肺肾虚寒型过敏性鼻炎。枸杞子、桑椹子、白芍各15克，川芎、白蒺藜、白芷、乌梅、蛇床子、锁阳、淫羊藿各12克，细辛、荜茇各5克。水煎，每日一剂，分三次服。韩某，女，36岁，工人。鼻痒、鼻塞，打喷嚏，流清水鼻涕，伴头痛，全身不舒，脉浮稍紧，舌红苔薄白。证系肺肾虚寒。治宜温补肺肾，祛风散寒。投以陆氏温敏汤8剂见效，16剂痊愈，随访多年未见复发。

5. 陆氏抗敏汤：治风寒侵扰型过敏性鼻炎。荆芥、苍耳子、菊花、羌活、金银花、连翘、川芎各15克，防风、薄荷各10克，生姜3片，甘草3克。水煎，每日一剂，分三次服。邓某，男，33岁。间歇性鼻塞，鼻痒，流清水样鼻涕，近日发作伴头痛，畏寒，身疼，脉浮数，舌质红，苔薄白。属风寒型过敏性鼻炎。投以陆氏抗敏汤4剂而获痊愈。

6. 陆氏补脾抗敏汤：治脾肺气虚型过敏性鼻炎。党参、白术、泽泻、黄芪各10克，茯苓、淮山药、苍耳子各15克，薏苡仁20克，甘草5克。水煎，每日一剂，分三次服。于某，男，14岁，学生。时常流鼻涕多年，鼻道通畅，鼻黏膜淡红。诊为脾肺气虚型过敏性鼻炎，投以陆氏补脾抗敏汤，4剂见效，8剂病除，后访二年未复发。

7. 陆氏附苍汤：治肾阳虚损型过敏性鼻炎。附子、防风各8克，苍耳子、辛夷、赤芍、川芎、桑寄生、枸杞子、酸枣仁、熟地、当归各12克。水煎，每日一剂，分三次服。王某，女，38岁。鼻塞、鼻痒，流清水鼻涕，常打喷嚏已6年，常感头痛，耳鸣，气喘，乏力，腰酸，失眠，肢冷，自汗，全身发痒。检查见鼻黏膜苍白，肿胀，鼻道不通，有多量清稀鼻涕，舌裂，苔薄白，舌淡红，脉沉细。证系肾阳虚损。治宜补肾祛风。取方陆氏附苍汤，8剂见效，16剂病获痊愈。后访二年未复发。

忌口与食疗（急性鼻炎、单纯慢性鼻炎、慢性肥厚性鼻炎、过敏性鼻炎等各种鼻炎）：

1. 过敏性鼻炎和慢性肥大性鼻炎忌食腥冷、肥腻食物，如虾、蟹、田螺、河蚌、海味、肥肉、瓜果、冷饮等。平时应注意保暖，避免冷风及污浊空气的刺激。饮食宜选偏温性的食物，如姜、葱、韭菜、芫荽、糯米、小麦面、山药、大枣、红糖、食糖、桂圆、薏苡仁、芡实、莲子等芳香开窍，温暖肺胃，渗利水湿的食物。

2. 慢性萎缩性鼻炎，忌辛辣、香燥、助热动火之物，如辣椒、胡椒、桂皮、茴香，烟、酒、牛、羊、狗、雀肉等。宜食偏凉润的新鲜蔬菜、水果，如苋菜、黄瓜、西瓜、冬瓜、荸荠、藕、枇杷、柿饼、核桃、百合、木耳、银耳、蘑菇、松子等益脾之食品。宜选食富含铁食品，如芝麻、豆腐、黑豆、黄花菜、蘑菇、蛤蜊、虾仁、蟹、鲨鱼干等。

鼻炎有急性鼻炎、过敏鼻炎、慢性鼻炎、肥大性鼻炎、萎缩性鼻炎之分。急性鼻炎多外感风热的症状，饮食忌口可参见感冒忌口。过敏性鼻炎和肥大性鼻炎多有诱因，偏寒性，忌腥冷、肥腻。萎缩性鼻炎属肺阴不足，内有伏热，所以在忌食辛辣动火之物的同时，宜选食益脾之品及富含铁的食物。慢性鼻窦炎忌烟酒及辛辣刺激性食物、腥冷肥腻食物及辛热动火食物。

## （五）咽喉炎

急性咽喉炎为咽黏膜急性炎症，有咽部干燥及发胀、发痒、咳嗽、灼痛，甚至剧烈放射性耳痛等症状。慢性咽喉炎一般表现为喉部不适，可因用嗓过多或气候突变，吸入干热或寒冷空气而加重。

急性喉炎主要表现在声音的改变，从嘶哑到失音，咽部不适或疼痛阵咳，此种症状开始多为突然发生。慢性咽喉炎是喉黏膜慢性炎性病变，以声嘶为主要症状。治宜清热利喉，滋阴润肺，通腑泻热。

1. 清咽汤：清热解毒，润肺利湿。治急性喉炎。薄荷、生甘草、桔梗各3克，麦门冬、板蓝根、玄参、生地各6克，菊花、金银花、白茅根、藕节各10克。热盛便结加大黄10克（后下）。水煎，每日一剂，分三次服。一般4剂见效，8剂愈。

2. 利喉汤：清热利喉，滋阴润肺。治慢性咽炎。薄荷、生甘草各6克，鸭跖草、玄参各3克，莱菔子4克，玉蝴蝶2克，蝉衣1.5克。发热头痛加麻黄、苏叶各2克；恶心胸闷加合欢皮2克，青皮、陈皮各1.5克；痰多黄稠，咽痒加射干、金银花各2克。水煎10分钟，每日一剂，分三次服。

3. 翘花汤：清热解毒，辛凉解表，通腑泻热。治咽喉炎，咽喉红肿疼痛。连翘、金银花各 10 克，栀子、黄芩、生地各 6 克，麦门冬 8 克，玄参、芦根、板蓝根各 10 克，蝉衣 7 克，大黄 3 克，竹叶 4 克。水煎，每日一剂，煎 30 分钟，分三次服。

4. 咽喉散：清热解毒，利咽消肿。治咽喉炎。山豆根 100 克，桔梗 50 克，金银花 30 克，麦门冬 40 克。上药研粉，开水冲服，每日三次，每次 2 克，小儿酌减。

5. 陆氏玄麦汤：治气阴两虚，虚火上炎所致急慢性咽喉炎。玄参 30 克，麦门冬、桔梗各 12 克，甘草 8 克。兼风热表证者加薄荷、桑叶各 10 克；热毒加金银花 30 克，连翘、黄芩各 15 克；咽喉肿痛加山豆根、射干各 15 克；气阴两虚加青果、沙参、生党参各 15 克。水煎，每日一剂，分三次服。临床随症加减治疗 123 例，收效良好。

6. 陆氏疏气化痰汤：治七情郁结，痰滞咽中所致慢性咽炎。北沙参、菖蒲、玄参、苏梗、川朴、陈皮各 15 克，半夏、南星、白僵蚕、生地各 12 克，茯苓、川黄连、桔梗各 8 克。水煎，每日一剂，分三次服。江某，男，33 岁，干部。咽中不利年余，咽中憋胀如有物，吞之不下，吐之不出，脉沉缓，舌红无苔。服上方 8 剂见效，16 剂诸症均除，后访二年未复发。

7. 陆氏利咽汤：治肺肾阴虚型慢性咽喉炎。玄参 15 克，麦门冬、丹皮、赤芍、瓜蒌皮各 12 克，桔梗、射干、玉蝴蝶、蝉蜕各 8 克，知母、生甘草各 5 克，川贝母 8 克，天花粉 15 克。水煎，每日一剂，分三次服。袁某，男，26 岁。咽部红肿，自觉内热，夜间为甚，已有 4 年，久治未愈。大便干结，小便黄赤，舌红苔黄，脉沉细。证系肺肾阴虚，肾水不能养喉。治宜养阴清热利咽。服陆氏利咽汤，4 剂见效，8 剂病症全除。后访一年未复发。

8. 陆氏润喉汤：治肺肾阴虚，咽喉失其润养所致慢性咽喉炎。麦门冬、天门冬各 15 克，生地、熟地、白芍、赤芍、石斛、枇杷叶各 10 克，玄参、黄芩、甘草、玉蝴蝶各 8 克。水煎，每日一剂，分三次服。武某，男，49 岁，干部。患慢性咽喉炎已 5 年之久，经常嗓子干燥，灼热疼痛，有时声音嘶哑，到处求医久治不效。经查，咽部充血，咽头水肿，腭垂、咽弓及后壁充血，声带充血增厚，闭合欠佳，鼓膜充血，轻度凹陷，咽鼓管通气不良，舌淡红，苔薄黄，脉数。此系肺肾阴虚，为风邪所扰，风热上攻，加之素有虚火上炎，风火合邪上迫咽喉而发病。治宜清热养阴，润养肺肾。服陆氏润喉汤 8 剂见效，继服上方加路路通、山豆根、生石膏各 15 克后痊愈，5 年之疾皆除。

忌口与食疗（急慢性咽喉炎）：

1. 忌烟酒、辣椒、姜、韭菜、葱、蒜等辛辣刺激之物，多饮水，务大小便通畅，保阴祛病。

2. 忌食羊、牛、狗、雀、公鸡等肉类，及煎、烤、油炸食物。

急性咽喉炎多由风热壅结咽喉引起，治疗多用疏散为主的方法，选食清润疏利食品，如粳米、绿豆、豆腐、萝卜、白菜、冬瓜、西瓜、百合、梨、甘蔗等。慢性咽喉炎多因热伤肺阴，故要滋养为主，多吃梨、柿子、荸荠、桑椹、银耳、竹笋、黄瓜、菠菜、甲鱼等食物。大便秘结者选食蜂蜜、香蕉等，以润肠通便，养阴解毒。

### （六）急性扁桃体炎

急性扁桃体炎系腭扁桃体急性非特异性炎症，多发于 10 岁～30 岁的患者，春秋两季者发病最多，局部咽痛，伴有全身畏寒高热、头痛、饮食不振等症状。治宜清热解毒，滋阴润咽。

1. 双根汤：清热解毒，利喉消炎。治急性扁桃体炎。板蓝根、山豆根、玄参各 10 克，桔梗 9 克，生甘草 6 克，金银花 30 克，蒲公英 20 克。大便秘结加大黄 6 克。水煎，每日一剂，分三次服。

2. 膏地汤：清热解毒，滋阴润咽。治急性化脓性扁桃体炎。生石膏 15 克，生地 30 克，玄参 25 克，龙胆草 8 克，板蓝根、白芍、瓜蒌仁、山栀子、马兜铃各 10 克，黄柏、大黄各 5 克。水煎，每日一剂，分三次服。

### （七）失音症

失音症中医辨证为瘴气火动痰生，居伏膜原，蕴集肺胃，火动痰生，上蒸咽喉。治宜清热解毒润肺，滋阴生津，润喉开音。

1. 百草汤：滋阴生津。治阴虚失音。野百合、桔梗、炙诃子、挂金灯各 10 克，生甘草、木蝴蝶各 3 克，珍珠粉 0.3 克（冲服）。

2. 胖大海糖水：清热解毒润肺。治干咳失音，咽干喉痛，扁桃体炎，牙齿肿痛及内痔出血。胖大海 5 枚，冰糖 50 克。将胖大海洗净，同冰糖放入碗内，加入开水浸泡半小时，用胖大海糖水当茶饮，每日两次，3 天见效。

3. 芥芩汤：治失音。荆芥 12 克，黄芩 10 克。水煎，每日一剂，分四次服。

4. 仁花汤：活血化瘀，生津利咽。治音哑。桃仁、红花各 15 克，桔梗 10 克，生地 12 克，当归、赤芍、枳壳各 6 克，甘草 9 克，玄参、柴胡各 3 克。水煎，每日一剂，分三次服。

5. 陆氏救喉汤：主治瘴气火动痰生，上攻咽喉，声音嘶哑，慢性喉炎。鲜生地 20 克，玄参 15 克，射干、苹果仁、牛蒡子、山豆根、金银花、连翘、丹皮、槟榔、白芷、浙贝母、麦门冬各 12 克，土牛膝 30 克。水煎，每日一剂，分三次服。程某，男，17 岁，学生。星期天在山内砍柴，回家后突然发热，咽喉痒痛，语音嘶哑，喉中痰鸣，咳嗽气喘，脉弦数，舌质红，舌苔黄少，咽壁发红，咽喉部肿胀，面青唇紫，呼吸急促，神志欠清，周身灼热烫手。此乃山岚瘴气居伏膜原，蕴集肺胃，火动痰生，上蒸咽喉。即刻刺血少商、商阳、大敦、隐白、少冲、少泽，双侧颈部刮痧，令刮处呈紫红色为度。服陆氏救喉汤 4 剂见效，8 剂痊愈康复，后半年访未有反复，身体健康。

# 第八章　眼　科

## （一）急性流行性结膜炎

中医称为"天行赤眼""暴风客热"。主要表现为结膜血管扩张充血，外观呈一片火红色，多数患者双眼同时发病，患者开始觉眼有异物沙涩感，重者有灼热疼痛、流泪等症状。病因为风热邪毒所致。传染性强，常引起流行。治疗以清热解毒，泻火消炎为主。

1. 夏枯草：治急性结膜炎。夏枯草 120 克。水煎，每日一剂，分三次服。

2. 清解汤：清热消炎。治春季结膜炎。生石膏 30 克，麻黄 6 克，蝉衣、生甘草、桑白皮、黄芩、枳壳、龙胆草、山栀各 10 克，炒麦芽 30 克，蒲公英 30 克，黄连 6 克，车前子、白鲜皮、五味子各 10 克。水煎，每日一剂，分四次服。

3. 芩参汤：外洗治急性重症结膜炎。黄芩、苦参、防己各 10 克。水煎洗眼，每日三次，每剂用两天，配合内服药。

4. 柏连汤：清热解毒，消炎明目。治急性结膜炎。黄柏、秦皮、谷精草各 15 克，黄连 10 克。水煎，每日一剂，分三次服。

5. 二子粉：清热解毒，利湿明目。治流行性结膜炎。生栀子、苍耳子（炒）各 60 克，木贼草 15 克。共研粉，每日服三次，每次 10 克，儿童酌减。

6. 二花汤：清热解毒，凉血散瘀。治结膜炎。金银花、菊花、防风、荆芥、生地、赤芍、板蓝根、黄连、蒺藜、木贼草、蝉衣各 10 克，薄荷、生甘草各 6 克。水煎，每日一剂，分三次服，趁热熏蒸双眼，至药凉后即饮。

7. 蝗蜜液：活血消炎。治急性结膜炎。活蚂蟥 3 条，蜂蜜 6 毫升。蚂蟥放蜂蜜中 6 小时，将浸液倒入眼药瓶内，每日滴三次，每次两滴。临床治疗数百例，全部治愈，一般一周即愈。

8. 陆氏明目汤：主治外感风热时邪，脉络瘀滞，聚结于目所致急性结膜炎。川芎、归尾、白芍、生地、黄连、黄芩、栀子、石膏、连翘、防风、荆芥、薄荷、羌活、蔓荆子、菊花、蒺藜、草决明、桔梗、甘草各 5 克。水煎，每日一剂，分三次服。晏某，男，39 岁，工人。两目红肿，羞明，流泪，坐卧不安。证系外感风邪，聚结于目。治宜清热祛风，活血化瘀。服陆氏明目汤 2 剂见效，4 剂愈。临床治疗 28 例，均于 4 日愈。

9. 陆氏龙胆泻肝汤：主治风热夹湿，肝脾郁结型急性结膜炎。菊花、薄荷各 12 克，防风、重楼、天麻、川芎各 10 克，生山栀、龙胆草各 9 克，金银花 20 克，白僵蚕、木瓜各 15 克。水煎，每日一剂，分三次服。熊某，女，16 岁，学生。突然恶寒发热，目赤肿，红肿宛如出唇之状，伴有面红壮热，鼻流浊涕，烦渴，泛恶，舌苔黄腻，脉弦数。证系风热夹湿，肝脾郁结攻目所致急性结膜炎。服陆氏明目汤 4 剂见效，微汗，壮热渐退，神烦已宁，目肿已消。原方中去防风、薄荷，加黄连、全蝎各 5 克，甘草 7 克，继服 4 剂，重病痊愈，随访半年未复发。治疗中配合针刺少商、少冲、少泽、商阳、大敦、隐白、阳陵泉、光明，泻肝脾郁热、三焦之火。外用蚯蚓化水点眼。制用方法：新鲜蚯蚓 3 条洗净，将蚯蚓放碗内，加白糖少许，上面用碗扣之，待化水后，用其水点眼，每日 3~5 次。临床治疗 37 例，均于 8 日内痊愈。

10. 陆氏清眼赤汤：主治肝肺火热型急性流行性出血性结膜炎。板蓝根 20 克，大青叶 18 克，连翘、金银花、白菊花各 15 克，防风、夏枯草各 8 克，桑叶、黄芩、白茅根各 10 克，蝉蜕 5 克，桔梗、大黄、荆芥、赤芍 6 克，丹皮 4 克。水煎，每日一剂，分三次服。也可以熏洗眼。临床治疗 49 例，均于 4~7 天内痊愈。

忌口与食疗：

1. 忌食油腻厚味、辛辣燥热食物，如肥肉、猪肉、羊肉、牛肉、狗肉、辣椒、胡椒、蒜、韭菜、桂皮、茴香等，以免助毒。

2. 忌食油煎、火烤食物。饮食宜清淡，食物制作以煮、蒸、炖为宜。忌食干果，忌烟酒类。

本病由外感风热而得，俗称"红眼病"。治疗上以散风清热为宜，忌温热助火食物。宜选食偏寒凉、疏利的饮食，如萝卜、荸荠、藕、苋菜、西红柿、马齿苋、西瓜、菊花、鹅肉、兔肉、梨、枇杷、蛤蜊、海螺等。另可参照感冒忌口。

## （二）睑腺炎

睑腺炎又称麦粒肿或睑边疖，俗称眼绝。是由于眼睑腺体感染引起的急性化脓性炎症，临床表现为眼睑局部红肿硬结及压痛，数日后出现黄色脓点，约 5~7 日可自行脓肿，成熟后排脓自愈。治宜清热解毒，排脓消肿，利湿消炎。

1. 清脾汤：清热解毒，排脓消肿。治麦粒肿。金银花 20 克，蒲公英、当归、川芎、陈皮、甘草各 10 克，栀子、大黄各 6 克，薏苡仁 30 克。水煎，每日一剂，分三次服，沸时可先熏眼，少温后服。

2. 英花汤：清热解毒，利湿消炎。治麦粒肿。蒲公英 60 克，金银花 15 克。水煎，每日一剂，可以先熏洗，后服下。

## （三）青光眼

青光眼是由于眼内压间断或持续升高而引起的视盘损害和视野缺损的一种眼病。如不及时治疗，视野可全部丧失甚至失明。临床上包括原发性青光眼（开角型和闭角型）、继发性青光眼、混合型青光眼和先天性青光眼。中医称为五风内障、雷头风等。治宜利湿清热泻火，疏肝理气，健脾利湿，养血逐瘀。

1. 车前子：利湿清热泻火。治青光眼。车前子 60 克。水煎，每日一剂。

2. 草芍汤：治原发性青光眼。夏枯草、白芍各 30 克，车前草 25 克，香附、当归各 10 克，川芎 5 克，熟地、双钩藤、泽泻、乌梅各 15 克，珍珠母 25 克，槟榔 6 克，荷叶、菊花各 20 克，甘草、琥珀（冲服）各 3 克。瞳孔大者加枣仁 20 克，五味子、磁石各 15 克，诃子皮 12 克，醋白芍 30 克；便秘用槟榔至 12 克；呕吐加半夏、代赭石；头痛、眼珠痛加五灵脂 15 克，重用夏枯草至 60 克；充血明显者加寒水石 30 克，知母 10 克，黄柏、黄芩各 10 克。水煎，每日一剂，分三次服。王某，男，42 岁。经常头痛，左眼胀痛，恶心呕吐，视灯光有虹视，眼昏有八年之久，每遇生气烦躁加重，视力 0.2，常有胸闷肋痛，口苦咽干，舌红苔黄，脉数。证属肝失条达，气血郁闷。服用上方 16 剂愈，查视力 0.9，后恢复至 1.2。

3. 水牛角加味汤：治慢性青光眼。水牛角 3 克，菊花 20 克，草决明 25 克，五味子 15 克。水煎，每日一剂，分四次服。刘某，男，29 岁。经常眼痛，两年来视力左眼 1.0、右眼 0.7，眼压 37mmHg～42mmHg，双瞳孔稍大。服上方 16 剂愈。

4. 母柏汤：治单纯性青光眼。盐知母、盐黄柏各 12 克，生地、熟地、山药、丹皮、菊花、石斛各 10 克，泽泻、茯神各 6 克，生甘草 3 克。水煎，每日一剂，分三次服。刘某，男，36 岁。视物模糊五年余，初起右眼红肿流泪畏光，后头痛，视力减退。经查右眼视力 0.4，左眼视力 1.0，右眼眼压 56mmHg。服上方 8 剂见效，服 24 剂愈。后复查三年未复发。

5. 参石汤：治单纯性青光眼。黑玄参、代赭石各 24 克，半夏 12 克，吴茱萸、陈皮、黄连各 6 克，胆南星、泽泻、防己、石韦、柴胡、川芎、升麻、藁本各 10 克，甘草 3 克。水煎，每日一剂，分三次服。王某，女，32 岁。两眼瞳孔大略有青黄色，时感头晕目胀，青色茫茫，呕吐恶心，双眼视力 0.2，六脉细数。诊为痰火郁结，邪热内侵。投上方 16 剂见愈，去玄参、柴胡、代赭石，加入珍珠母 30 克，龙骨、牡蛎各 25 克，决明子 15 克，又服 24 剂愈，双目视力恢复至 1.0，正常工作。

忌口与食疗：

1. 忌食动物脂肪及含胆固醇高的食物，如肥肉，猪油、黄油、酥油、猪脑、肝、蟹、鱼子、蛋黄等。

2. 忌饮浓茶、咖啡、各种酒类及刺激性饮料。忌烟，忌暴饮开水，能使眼压升高，加重病情。

本病治疗关键在于降低眼压，无论针刺、药物、手术等治疗，还是饮食调理，都是为了加速房水的排出，减少房水的生成。饮食要多吃些有清热利水作用的食物，如赤豆米仁汤、莲子百合汤、绿豆汤、冬瓜汤、丝瓜汤等。还应吃些眼组织正常代谢所必需的营养物质，如豆类、花生、鸡蛋、植物油、糙米、肉类等。

## （四）复视闪辉性暗点

中医辨证为肝经虚寒，脉络受阻。治宜温中散寒，益气通络。

1. 清火益睛汤：清肝祛风，益精明目。治复视。枸杞子 15 克，白菊花、赤芍、女贞子、制首乌各 12 克，决明子、薄荷、黄芩各 10 克。水煎，每日一剂。

2. 疏络解痉汤：治闪辉性暗点。吴茱萸、党参各 12 克，半夏、橘红、干姜各 10 克，甘草 3 克，大红枣 3 枚。虚寒重加附子、肉桂各 10 克；头痛加川芎、白芷、羌活各 10 克；肋痛胀满加当归、白芍、青皮、枳壳、莱菔子各 10 克；口干欲饮加麦门冬、天花粉、乌梅各 10 克；目眉骨痛加夏枯草 15 克，荆芥、防风各 10 克；大便秘结加番泻叶 9 克；大便溏加苍术、白术各 10 克。水煎，每日一剂，分三次服。陈某，女，25 岁。两眼不断有闪光点年余，并有头痛恶心症状，视力下降，左眼 0.3，右眼 0.4。服上方加减：熟地 30 克，枸杞子 12 克，麦门冬、沙参、黄芩、半夏、柴胡、荆芥、防风、香附、吴茱萸各 10 克，当归、白芍各 5 克，夏枯草 15 克，甘草 3 克。服 24 剂愈。

### （五）流泪症

中医辨证为风热邪外侵，心肝火内动，内外合邪成病。治宜清心泻火，滋补肝肾，祛风清热止泪。

乌地汤：滋补肝肾，祛风清热，止泪。治流泪症。何首乌、熟地、菟丝子、枸杞子各 10 克、菊花 15 克、桑叶 5 克，荆芥、防风、茯苓、泽泻各 8 克，党参、黄芪各 20 克。水煎，每日一剂，分三次服。

### （六）近视眼

因近距离眼视工作，造成睫状肌痉挛，从而形成功能性近视（也称假近视）。如果不及时缓解，近视程度将越来越深，并逐渐发展为轴性近视或屈光性近视。中医辨证为肝肾不足，气血亏虚。治宜补肝益肾，滋阴明目。

1. 五子加味汤：治轻度近视。桑椹子、黄芪各 15 克，枸杞子、青葙子各 20 克，五味子 20 克，覆盆子、红花、石菖蒲、远志各 12 克，升麻 10 克，冰片 0.2 克。共研为粉，每日两次，每次 10 克，同时配合按摩或针灸治疗。每两周查视力，60 天可愈。

忌口与食疗：

要少吃糖，忌偏嗜甜食。糖是一种酸性食物，吃糖过多，机体就呈弱酸性或中性，身体的保护系统要恢复原来的弱碱性，就必须消耗体内的碱性物质——钙，这对近视眼不利。钙与铬两种元素对维持正常的眼压，防止近视的发生有重要作用。

本病的形成、发展与身体素质和营养有密切关系。肝开窍于目，青少年近视与肝肾不足，气血亏虚有关。注意全面和充分的营养对防治本病有重要作用。饮食宜多样化，多吃含钙的鱼、虾、芝麻酱、黑芝麻等食物，多吃含铬的瘦肉、鱼、蛋、豆制品、贝类、绿叶蔬菜、水果、动物肝、动物肾、动物眼、海鲜、核桃、荔枝、桂圆、大枣、葡萄等补肝益肾的食物。

### （七）夜盲

中医辨证为肝肾血亏。治宜滋肝补肾。

单方治夜盲。苍术 15 克。水煎服，每日一剂，分两次服，连服七日愈。

## （八）中心性视网膜炎

中心性视网膜炎是临床常见的一种眼底疾病，为视色素病毒感染，脉络循环障碍所致。亦可因恶性高血压、慢性肾炎、妊娠中毒缺血性梗塞和颞动脉炎，引起黄斑附近的小动脉收缩，使周围毛细血管扩张，导致眼液渗入附近组织内，从而形成周围组织机化，久之而成病变。治宜滋阴补肾，清热明目，平肝潜阳，渗湿利水。

1. 胡芩汤：治急性中心性视网膜炎。柴胡、黄芩、栀子、车前子、谷精草、丹皮、川楝子、枳实、甘草各 10 克，龙胆草 12 克，川大黄 15 克，石决明、密蒙花各 20 克，菊花 18 克，炒枣仁 30 克，丹参 25 克，羚羊角粉 2 克（冲服）。水煎，每日一剂，分三次服。禁烟酒、荤腥、辛辣之物。余某，男，39 岁。突然视物模糊，眼前有黑影（右眼甚）月余，两目干涩胀痛，胸闷胀满，口苦咽干，心烦失眠，大便秘结，小便黄赤，舌红，苔黄，脉滑数有力。双眼底黄斑部充血水肿，右眼有渗出物，中央凹反射消失，视力右眼 0.3，左眼 0.5。服上方 8 剂见效。换滋阴补肾清热明目方：枸杞子、云苓各 12 克，菊花、丹皮各 15 克，桑椹子 30 克，山药、密蒙花、石决明各 20 克，山萸肉、丹皮、泽泻、谷精草各 10 克。共服 32 剂愈。

2. 地药汤：治急性中心性视网膜炎。熟地、炒枣仁各 12 克，山药、密蒙花各 20 克，萸肉、云苓、丹皮、泽泻、天麻各 10 克，枸杞子 12 克，甘菊 15 克，钩藤 20 克，水牛角粉 2 克（冲服）。水煎，每日一剂，分三次服。忌烟酒、辛辣、荤腥。刘某，男，36 岁。视物不清楚现黑暗影月余，两目干涩，腰疼腿沉，头晕耳鸣，失眠神疲，舌红苔黄，脉沉细而数，黄斑区水肿，可见针尖点渗出物，中心反射消失，视力左眼 1.0，右眼 0.3。服上方 8 剂见效，右眼视力 0.9，左眼视力 1.2。前方略加减：熟地、何首乌各 25 克，山药、石决明、丹参各 20 克，萸肉、丹皮、泽泻、谷精草各 10 克，云苓、枸杞子各 12 克，甘菊、密蒙花、钩藤各 15 克。又服 16 剂愈。

3. 母黄汤：治中心性视网膜炎。珍珠母 50 克，熟地、黄菊花、赤芍各 15 克，丹皮、萸肉、茯苓、当归各 12 克，山药、泽泻各 10 克，枸杞子、丝瓜络各 30 克。病程短，为新起，加金银花 50 克，连翘、芥穗各 15 克，薄荷、黄芩各 10 克，清热消炎；病久，病变陈旧，加连翘、桃仁、红花、三棱、莪术各 12 克，苏木 25 克，丹参 15 克，通络去瘀；新陈间杂者加金银花 50 克，连翘 15 克，黄芩 15 克，桃仁、丹参各 12 克，通络消炎；纳呆便溏者加党参 15 克，白术 10 克，焦三仙各 12 克；心悸失眠者加五味子 10 克，远志 12 克，夜交藤 20 克。水煎，每日一剂，分三次服。于某，女，36 岁。左眼视力 0.9，右眼视力 0.7，全身体征正常，服上方 24 剂愈。

4. 豆藤汤：治湿热上蒙所致中心性视网膜炎。赤小豆 30 克，鸡血藤 20 克，防己、泽泻各 6 克，云苓、地龙、丹参各 15 克，白术、当归、桂枝、仙灵脾各 10 克，黄芪 12 克，甘草 3 克。水煎，每日一剂，分三次服。王某，男，36 岁。因七情郁结，操劳过度，真阴暗耗，阴虚阳亢，虚火上炎，视力减退，视物变小，头晕，口干，小便黄，眼痛，失眠。服上方 16 剂愈。

5. 地椹汤：治肝肾阴虚，脉络瘀滞型中心性视网膜炎。熟地、桑椹、黄精、枸杞、丹参各 12 克、玉竹、女贞、丹皮、鸡血藤各 10 克，红花 6 克。水煎，每日一剂，分三次服。余某，男，38 岁。视力 0.4，眼前存黑影，视物变形。服上方 32 剂，视力变为 1.5，完全康复，愈后访 5 年未复发。

6. 地杞加味汤：治中心性视网膜炎。熟地、生地、枸杞、桑椹、女贞子各 12 克，山药、丹皮各 10 克，红花 6 克。水煎，每日一剂，分三次服。王某，男，21 岁。左眼视力 0.3，右眼视力 1.5，曾服用抗生素、维生素无效。服上方 30 剂，视力恢复至 1.5，后访九年未见复发。

7. 平肝健脾汤：治中心性视网膜病变。赤芍、川芎、丹参、郁金、怀牛膝、茺蔚子、蒺藜各 20 克，当归、蝉蜕、神曲、焦山楂各 12 克，甘草 3 克。水煎，每日一剂，分三次服。黄斑区水肿加茯苓、泽泻、白术各 10 克；病变陈旧宜活血化瘀，加桃仁、红花各 10 克。刘某，男，28 岁。左眼视物色暗，正中有蓝色圆圈遮挡月余，左眼球眶发胀，视物变小，视力右眼 1.0，左眼 1.2。服上方 16 剂愈。

8. 通脉汤：治视网膜中央小动脉栓塞。当归、地龙各 15 克，赤芍 12 克，桃仁、红花、木通、刘寄奴、山甲、丝瓜络、路路通各 10 克，水蛭 3 克，土鳖虫 6 克。水煎，每日一剂，服时加童便 30 毫升为引。何某，男，71 岁。左眼视物不清，头目胀痛，口苦，眼涩，舌红紫黯，边有瘀点。服上方 32 剂愈。

9. 复明汤：益气活血，去瘀生新。治中心性视网膜炎。生黄芪、丹参各 3 克，川芎 10 克。水煎 50 分钟，早晚温服，每日一剂。

10. 清肝益肾汤：清肝养肾，渗湿利水。治中心性视网膜炎。夏枯草、黄精各 25 克，黄芩、栀子、菊花各 12 克，女贞子、枸杞各 30 克，茯苓 15 克，丹皮 20 克。黄斑区水肿加车前子、薏苡仁、冬瓜皮各 30 克；黄斑区渗出物多加红花 10 克，丹皮 20 克；黄斑区充血加生地、茜草各 15 克；气虚加黄芪、党参各 15 克；血虚加阿胶、首乌各 20 克；遗精早泄加煅龙骨、牡蛎各 20 克，芡实 25 克；纳差加焦三仙各 15 克，砂仁 12 克。水煎，每日一剂，分三次服。

11. 地参汤：清肝明目。治中心性视网膜炎。生地、沙参各 15 克，当归、枸杞、麦门冬、桑椹、青葙子各 10 克，川楝子 6 克。水煎，每日一剂，分三次服。

## （九）翼状胬肉

中医辨证为肝火上扰，气滞血瘀。治宜清热凉血，解郁消瘀，活血通络，平肝潜阳。

清明粉：活血通络，平肝潜阳。治翼状胬肉。石斛、麦门冬、煅牡蛎、煅龙骨、熟地各 12 克，桂枝、赤芍、当归、桃仁、蝉衣各 10 克，玄参 30 克，全蝎 3 克，共研粉，每次 2 克，每日两次，4 周为一疗程。一般服 4 周愈。

## （十）视神经萎缩

视神经萎缩是视神经发生退行性变，致使视神经乳头颜色变为苍白并出现凹陷。根据病变本质和视盘的表现分为原发性和继发性两类。中医辨证为肝肾虚弱，气滞血瘀。治宜活血行气，祛瘀散滞。

1. 四物五子粉：治早期视神经萎缩。熟地、何首乌、黄精、菟丝子、枸杞子、覆盆子、桑椹子、丹参各12克，车前子10克，川芎6克。水煎，每日一剂，分三次服。刘某，男，48岁。自觉视力急剧下降，曾注射青链霉素，口服激素、维生素50天无效。面红如醉，舌红无苔，脉息略数。诊为肝肾阴虚，虚火上炎。服上方16剂生效，右眼视力提高到1.0、左眼视力到0.6，头昏减轻。改方：盐炒黄柏、知母、山药、丹皮、茯苓、泽泻、鸡血藤各10克，生地、熟地各12克，红花6克，又服32剂愈。

2. 归芎汤：治视神经萎缩。当归、香附各15克，川芎、泽兰、木香各6克，赤芍、延胡索、白芷、苏木、条芩、玄参各10克，益母草20克，甘草3克。水煎，每日一剂，分三次服。李某，女，21岁。头痛目昏三年，左眼重，曾多处治疗无效，并有月经提前，血色黯紫，小腹痛，经期视力更差。服上方16剂愈。

3. 复明地黄汤：治视神经萎缩。枸杞子25克，菊花20克，地黄、苏木、丝瓜络、生黄芪各15克，当归、青葙子、丹参各12克，赤芍、寸冬各10克，珍珠母50克。水煎，每日一剂，分三次服。脾虚加党参15克，白术10克；肝气郁结加柴胡、郁金各10克；热伤津者加丹皮12克，栀子10克。于某，男，24岁。双眼视力减弱，视神经乳头变小，血管变细，呈苍白色，脉弦细。诊为视神经萎缩（青盲内障）。服上方3月后视力恢复，后未复发。

4. 四子汤：治外伤性视神经萎缩。枸杞子、五味子、茺蔚子、车前子、熟地、山药、云苓、当归、丹皮、菊花各10克，赤芍6克。口干加寸冬、花粉各10克。头痛加川芎6克；咽痛加山豆根10克，甘草5克，桔梗10克；消化不良加焦三仙、山楂各10克；失眠加炒枣仁、合欢皮各10克；便秘加火麻仁30克。水煎，每日一剂，分三次服。刘某，男，10岁。因双眼被车碰伤后视神经萎缩（青盲），经服上方三月愈。

## （十一）病毒性角膜炎

中医辨证为肝经风热，上攻于目。治宜疏风清热，养肺清肝。

1. 陆氏双连汤：金银花、连翘、蒲公英、桑叶各15克，桔梗、炙桑皮、竹叶、菊花、黄芩各10克，薄荷、木通各4克，荆芥、甘草、龙胆草各8克，芦根18克。风热重加牛蒡子30克，蝉蜕10克；热盛加大黄8克；感染加金银花、蒲公英至30克；眼痛加川连8克；前房积脓加瓜蒌30克；伤阴者或恢复期加知母、天花粉、生地各15克；口干天花粉至30克；大便干结加大黄15克；消化不良加焦三仙12克；后期形成宿翳加退翳药。木贼、蝉蜕、白蒺藜各10克。水煎，每日一剂，分三次服。

王某，女，28 岁，右眼患单疱病毒性角膜炎，羞明，流泪，眼睑浮肿，白睛红赤，黑睛中央有 5mm×6mm 大小浑浊，浑浊中央有两个黄色脓点（凝脂翳），表面较平，实质层增厚，口渴，大便干结。服用陆氏双连汤 16 剂，获效满意，视力右眼从 0.1 增至 0.6，右眼结膜仅轻度充血。继服 16 剂愈。

2. 陆氏养肺清肝汤：生地、北沙参、白及、白芍、龙胆草各 15 克，寸冬、草决明各 18 克，黄芩、菊花各 12 克。水煎，每日一剂，分三次服。张某，女，26 岁，左眼患疱疹性角膜炎五月余，时轻时重，经多处治疗，久治不愈，故求中医诊治。经诊，左眼混合充血，角膜周围有两处黄豆大小的疱疹，羞明，流泪，舌质红，苔黄薄，脉弦细数。证系肺肝蕴热。治宜养肺清肝。服 16 剂后眼部疱疹消失，后访一年未复发，完全治愈。

3. 陆氏胜风汤：防风、桔梗、荆芥、白芷、柴胡、前胡、黄芩、板蓝根、菊花、蝉蜕各 15 克，羌活 10 克，甘草 6 克。水煎，每日一剂，分三次服。于某，男，26 岁。右眼半月前疼痛，按急性结膜炎治疗，病情好转，但眼内沙涩微痛，畏光流泪，舌苔薄微黄，脉浮。证系肺肝风热所致浅层点状角膜炎。治宜祛风清热。服陆氏胜风汤 16 剂病愈，后一年随访未复发。

4. 陆氏清肝汤：大青叶 55 克，白芷、当归、生地、川芎各 20 克，赤芍、白芍各 25 克。干热症状显著者加黄芩、金银花各 15 克；畏寒，流泪，疼痛，加防风、荆芥各 12 克；体虚，正气不足加党参、黄芪各 30 克；阴虚加玄参、天门冬各 15 克；退翳期，加蝉蜕 15 克，丹参 30 克。水煎，每日一剂，分三次服。龙某，女，48 岁，左眼不能睁开，充血，角膜灰白色，浸润扩大，见树枝状溃疡，左眼视力为 0.1。经多处治疗无效，近来进一步恶化，出现地图样溃疡 3mm×3mm，视力下降为 0.01。证系肝经蕴热上攻于目。治宜清肝凉血。服陆氏清肝汤 16 剂，病情大大好转，继服 32 剂愈，后访 3 年未复发。

# 第九章　口　腔　科

## （一）口腔炎（口疮）

中医辨证为心脾积热，气火上炎，郁于口舌。治宜清热去火，解郁消炎，内外兼治，引热下行。

1. 地肉汤：治溃疡性口腔炎。生地 12 克，山萸肉、山药、丹皮、泽泻各 6 克，茯苓、竹叶各 10 克，黄柏 2 克。水煎，每日一剂，分三次服。方某，女，40 岁。口舌皆溃疡，口腔黏膜大面积溃疡，痛苦不能吃热饭、喝水，消化功能紊乱，下肢无力，水肿。月经 35 天一行，胆囊已切除。诊为肾阴不足，虚火上浮。服上方 8 剂见效，16 剂愈。

2. 参冬汤：治复发性口腔炎。玄参、麦门冬、生地各 15 克，厚朴、大黄、杏仁、枳实各 10 克，白芍 15 克，黑芝麻 30 克。水煎服，每日一剂，分三次服。口渴加天花粉、知母各 10 克；腹胀气攻，嗳气频作，加小茴香或沉香。张某，女，24 岁。便干难解，唇内黏膜溃疡灼痛反复发作，7～10 天自愈，但后又复发。服上方 5 剂见效，16 剂愈，后未复发。

3. 疏肝清热汤：治复发性口疮。丹皮、白芍、生地、香附、麦门冬各 15 克，栀子、当归、白术、柴胡、茯苓各 10 克，甘草 6 克。津伤过甚者加天花粉 10 克，玄参 15 克；颜面烘热加川牛膝 10 克，龟板 15 克；心烦失眠加女贞子、夜交藤各 15 克；咽下痰阻加厚朴、苏子、射干、石菖蒲各 10 克；女性行经不畅，色黯有块，加怀牛膝、益母草各 15 克。朱某，女，40 岁。经前口腔溃疡，口苦心烦，胸肋乳房胀痛，大便干结。服上方 16 剂愈。后按原方每月服 5 剂，三月后未复发。

4. 清热解毒汤：治复发性口疮。绿豆 50 克，加水两碗，煮沸后再煮 10 分钟，用绿豆水冲服鸡蛋一个，每天早晨一次。刘某，女，40 岁。口腔溃疡反复发作，表情痛苦，已数年之久，月经期尤甚，月月如此，饮食难进，心烦易怒。用此方一周后愈。推广治疗，一般七剂即愈。

5. 六味地黄汤：治口腔黏膜白斑。熟地、茯苓各 20 克，山药、丹皮、泽泻、山萸肉、寸冬、半夏各 10 克，石斛 15 克。水煎，每日一剂，分三次服。李某，女，38 岁。咽部两侧黏膜各有白色斑块一片约 0.5cm，色白擦之不掉，自觉咽部发干，下肢不温，怕冷。服上方 16 剂白斑全消，诸症皆除。

6. 单方治口腔炎。仙鹤草根（干）30 克，水煎沸 15 分钟，漱口内服，每日一剂，分两次服。

7. 单方治口腔溃疡：茵陈 30 克。水煎代茶饮，不渴可漱，次数不限。

8. 陆氏口疮脐疗方：

（1）处方：丁香、肉桂各 2 克，细辛、吴茱萸各 3 克。共研为细粉，用麻油调和成糊状，填平肚脐，用艾条灸 5~10 分钟。

（2）细辛 5 克，研为细粉，用陈醋调成糊状，填平肚脐眼，用胶布固定，每 24 小时换一次。

（3）吴茱萸、干姜、木鳖子各适量，研为细粉，冷水调糊，胶布固定，每 24 小时换一次。

上三方主治儿童口疮，唇、舌或颊内、齿龈等处黏膜红肿疼痛，满口糜烂，口干虚烦不宁。

（4）黄柏、生石膏、细辛各 2 克，研粉用水调糊，填满肚脐，用胶布固定，24 小时更换一次。

（5）生半夏、黄连、栀子各 3 克，共研为细粉，用陈醋调糊，睡前敷于脐部，纱布包扎，重者可连敷 3~4 次即愈。

上两方主治鹅口疮，口腔黏膜白屑堆积较多，面赤唇红，大便秘结，小便短赤，舌红少苔，脉细数无力。

上五方主治儿童口腔黏膜作痛，溃烂，周围鲜红，口臭流涎，口渴，小便短赤，大便干结。以上 5 方服用 3 日见效，7 日即愈。同时也适用于成人。

忌口与食疗：

1. 忌食辛辣、香燥、温热的食物，如葱、姜、韭菜、蒜、辣椒、胡椒、羊、牛、狗肉类。

2. 忌烟酒、咖啡、浓茶等刺激性饮料。

3. 食物宜清淡，温热要调节适当，凡过冷过热，过甜过咸，过酸过辣，均会刺激患部，引起疼痛，加重病情，故应忌避。

本病与过食辛辣、燥热及烟酒有密切关系，所以应当禁忌。无论虚实，食物以偏凉为宜，如蔬菜、水果、冰糖、蜂蜜、鲤鱼、海蜇等。多吃些含锌的食物，如动物肝肾、河蚌、牡蛎、麦芽、谷芽、核桃、瓜子等。

## （二）牙痛

牙痛中医辨证为阴虚火旺，风热之邪，内袭肺胃，肺胃蕴热，熏蒸牙齿。治宜补肾益阴，疏散风热，消肿止痛。

1. 夕石汤：治牙痛。川牛膝、代赭石、生地各 20 克，龙胆草、丹皮、栀子、生甘草各 10 克，杭白芍 30 克，川楝子 12 克，延胡索、大黄各 15 克。水煎，每日一剂，分三剂愈。

2. 赭石汤：养阴清热，引火下行。治胃热上冲充血性的牙痛。代赭石 30 克，生石膏、生地黄各 30 克，麦门冬 12 克，川牛膝 20 克，知母 10 克。水煎，每日一剂，分三次服。

3. 归黄汤：泻胃热。治胃实热牙痛。当归、生地黄、黄连、黄芩各 10 克，生石膏、丹皮各6克，细辛3克。水煎，每日一剂，早晚空腹服。

4. 苍斛汤：滋阴清热，祛风止痛。亦可治偏头痛、牙痛。苍耳子、石斛、石膏、槟榔、玉竹、麦门冬各10克，每日一剂，分三次服。

5. 滋肾汤：滋肾泻肾火。治肾虚牙痛。升麻10克，黄柏8克，食盐3克。水煎，每日一剂，分三次服。

6. 玄苍汤：滋阴降火，祛风止痛。治牙痛。玄参、苍耳子各15克。水煎，每日一剂，分三次服。

7. 地参汤：治阴虚牙痛。生地、熟地各30克，玄参、金银花各15克，骨碎补10克，细辛3克。水煎，每日一剂，分三次服。杨某，男，36岁。左下第二臼齿疼痛十分剧烈，但牙周没有明显炎症，经用杜冷丁50毫升肌注半小时后仍然剧痛。用上方三剂愈。只要非红肿性牙痛，无论何种牙痛，一般2~4剂愈。

8. 三生止痛汤：治牙根尖周炎。生地黄、生石膏、生甘草各15克，骨碎补、蒺藜、黄柏、防风、菊花各10克。牙周脓肿加金银花15克，连翘、白芷各10克，升麻5克；有火加细辛1克，荆芥10克；便秘加郁李仁、火麻仁各10克。水煎，每日一剂，分三次服。赵某，男，45岁。突然牙痛，伴畏寒发热，心中不适欲吐，遇冷牙痛剧，牙周微红肿，痛引门牙，跳痛不安。经查为牙根尖周炎。上方加金银花15克，连翘、白芷、郁李仁、火麻仁各10克，升麻5克，服四剂愈。

9. 地参汤：治牙髓炎。生地、玄参各20克，生石膏15克，升麻、细辛各2克，槐花、丹皮、地骨皮、黄芩、荆芥各10克，川芎、白芷各6克，防风3克，甘草3克，蒲公英20克，板蓝根10克，大黄6克。肾虚加熟地15克，山萸肉、杞果、补骨脂各10克。水煎，每日一剂，分三次服。李某，女，60岁。牙痛已半年，曾多方治疗，时重时轻，遇冷则痛剧，牵引颊腮部肿痛连及头痛，昼夜用安乃近止痛，口干，舌红。经用上方4剂见效，8剂愈。后访三年牙痛未发。

10. 根地汤：治牙槽脓肿。葛根、生地、金银花、丹皮、菊花、地骨皮各15克，薄荷、黄芩各10克，升麻、甘草各3克。水煎，每日一剂，分三次服。

11. 育阴汤：治牙槽急性感染。生地15克，玄参、寸冬、知母、丹皮、赤芍、黄芩、白芷、怀牛膝、大黄各10克，生石膏45克，蒲公英30克。水煎，每日一剂，分三次服。熊某，女，48岁。右上牙痛，面肿，服上方8剂愈。

12. 连叶汤：清热活血消炎。治牙周炎。黄连、竹叶各6克，生地、连翘各12克，丹皮、升麻、当归、大黄各10克，生石膏30克，天花粉15克。水煎，每日一剂。

13. 地锦草汤：消炎止痛。治牙根尖周炎。地锦草根茎30克。水煎，每日一剂，分三次服。

忌口与食疗：

1. 风寒牙痛忌大寒、大冷的食物，如各种冰冷饮料，茄子、冬瓜、西瓜、苦瓜、梨、菜瓜、黄瓜、竹笋、柿子等生冷瓜果，以及蟹、蚌、田螺、牡蛎等咸、寒、腥之物。平时应注意食温热之品，以防加重牙痛。

2. 风热牙痛、阴虚牙痛忌食辛辣、燥热的食物，如辣椒、胡椒、蒜、姜、韭菜、桂皮、茴香，羊、牛、狗、雀肉等。应吃清淡偏凉的食品，如西瓜、荠菜、荸荠、藕、赤小豆、绿豆、马齿苋、豆腐等。

3. 龋齿牙痛，忌食过酸、过甜、过寒、过热之品。尤其是晚间进食酸甜应立即刷牙漱口。

4. 不论何种牙痛均与口腔卫生饮食有关。禁忌烟酒、辛辣调料、坚硬冷热食物，每日三餐后都要刷牙，口腔清洁减少牙疾，也减少病菌生存。

### （三）口臭

口臭中医辨证为胃肠燥热，饮食不洁，熏蒸于口。治宜滋阴泻火，增液润肠。

三香汤：治口臭。木香10克，公丁香6克，藿香、白芷各12克，葛根30克。水煎，每日一剂，分数十次含漱。煎沸10分钟即可，不可久煎。

### （四）唇炎

唇炎中医辨证为阴虚血热。治宜清心降火，养阴润燥。

健脾除湿汤：健脾利湿。治剥脱性唇炎。白术、茯苓、枳壳、黄柏、芡实各15克，山药、生苡米、生扁豆各30克，草豆蔻、革薢、桂枝、天花粉各10克。水煎，每日一剂。16剂即愈。

### （五）鹅口疮

鹅口疮亦名雪口病，是一种口腔黏膜的传染病，是在口腔充血黏膜上，形成白而少突起的凝乳状斑片。多发于哺乳婴儿及体弱儿童。中医辨证为胃火上攻口腔。治宜清火祛腐，生肌敛疮。

1. 蛴螬：治鹅口疮。活蛴螬（又名土蚕、老母虫）4条。水煎6小时，每日两次，连服两剂。另取一条剪断取汁擦患处，每4小时一次。刘某，女，3岁。患鹅口疮六天，用抗生素、核黄素及外涂龙胆紫等治疗，病情加重，满口白膜，痰鸣，呼吸困难。服上方2剂好转，4剂愈。

2. 连芍汤：滋阴清热。治复发性口腔溃疡（口疮）。黄连1克，白芍3克。水煎服，每日一剂，分三次服。此方治周岁儿童用2～3倍量；6岁以上儿童用4倍量，即黄连4克，白芍12克。

### （六）磨牙症

咬牙症中医辨证为脾胃虚弱，积湿蕴痰，虫积。治宜健脾和胃，理气化痰驱虫。

夏苓汤：理气化痰，健脾和胃。治磨牙症。法半夏、云苓、橘红、焦荷叶各10克，炙甘草6克。水煎，每日一剂，分三次服。王某，男，40岁。入睡上下齿摩擦，阵阵有声。用上方4剂见效，8剂愈。

# 第十章 肿 瘤

陆氏中医认为：人体免疫力下降，新陈代谢循环系统出故障，有毒的细胞组织、垃圾没有杀灭，不能排出体外，在体内某些脏腑器官集结形成肿块，占领阵地，和人体争夺营养，扩大形成肿瘤；不向外渗透毒素的为良性肿瘤，能够向外渗透毒的为恶性肿瘤。西医采取手术切除、化疗、放疗的治疗办法；陆氏中医近五十年的反复实践研究治疗，用针灸、中药清热解毒，活血化瘀，益气强身等治疗办法，取得了理想疗效，对初期肿瘤患者效佳。

## （一）食管癌（贲门癌）

中医辨证为食管痰气湿邪，病毒交阻。治宜清热利湿，祛痰，败毒，益气活血，解毒。

1. 根草汤：治食道癌。板蓝根、猫眼草各30克，人工牛黄6克，硇砂3克，威灵仙60克，制南星10克。上药研粉，每服2克，每日服4次，温开水冲服。赵某，男，38岁。吞咽发噎，胸骨后痛，消瘦。查为食管上方癌变，不宜手术治疗。服上方三个月症状基本消失，后追访6年仍健在。

2. 皮札汤：治食道癌。干蟾皮、八月札各12克，急性子、白花蛇舌草、丹参、瓦楞子、枸杞、紫草根、苦参各3克，夏枯草15克，生马钱子4.5克，生南星、公丁香、木香、蜣螂虫、天龙各10克。水煎，每日一剂，分三次服。

3. 草芪汤：治食管癌。紫草、生黄芪、金银花、山豆根、白花蛇舌草、紫丹参、薏苡仁、黄柏各15克，香橼8克。水煎，每日一剂，分三次服。

4. 夏茹汤：治贲门癌。姜半夏、姜竹茹、公丁香、广木香、川楝子各10克，黄连、砂仁、蔻仁各3克，煅瓦楞30克，生鸡内金6克，沉香曲、延胡索、失笑散、大蓟、小蓟、太子参、生大黄各12克。水煎，每日一剂，分三次服。

5. 草札汤：治食道癌，饮食不下，脘闷疼痛。对生坐草、铁树叶各15克，八月札、紫草根、地鳖虫、娑罗子、茅草根各10克，茜草根12克。水煎，每日一剂，分三次服。

6. 石急汤：行气化痰，益气健胃。治食道癌，吞咽困难，吐食及黏痰。石见穿15克，急性子、炙苏子各6克，清半夏、柿霜（吞服）、党参各12克，西月石、生水蛭、鸡内金、郁金各6克，半枝莲30克。水煎，每日一剂，分三次服。

7. 夏苓汤：清热利湿，益气和胃。治食道癌，烦热呕逆，胸脘疼痛。姜半夏、茯苓、娑罗子、人参各10克，黄连、竹茹各6克，白蔻仁5克，天仙子（即莨菪）1克。水煎，每日一剂，分三次服。

8. 刀柿汤：和胃降气，活血消胀。治食管癌。刀豆子 15 克，柿蒂、茜草根、娑罗子、清半夏、旋覆花各 10 克，半边莲、川椒各 2.5 克，玫瑰花 2 克，竹沥 20 毫升（冲服）。水煎，每日一剂，分两次服。

9. 旋代汤：和胃降逆。治胃癌、食道癌。旋覆花、生姜各 10 克，代赭石 15 克，制半夏、党参各 12 克，炙甘草 5 克，大枣 5 枚。水煎，每日一剂。

### （二）胃癌

胃癌中医辨证为气痰、饮毒、痰邪气结伤阴，邪毒犯胃。治宜逐瘀祛痰，解毒，行气消癌。

1. 二白汤：治胃癌。白花蛇舌草、白茅根各 75 克，薏苡仁 30 克，红糖 90 克。水煎服，每日一剂，分三次。

2. 参瓜汤：治胃癌。丹参、瓜蒌各 25 克，茯苓、郁金、寸冬各 20 克，砂仁、生水蛭、薄荷叶各 15 克，半枝莲 50 克，干蟾蜍 3 只。水煎，每日一剂，加水 1000 毫升煎至 100 毫升，每次 50 毫升，用牛奶冲服，每日两次。李某，男，58 岁。胸闷肋痛腹胀，嗳气，纳食即胃不舒，口燥，便感，心悸，头昏消瘦，左上腹能触及肿块、硬物，确诊为胃癌早期。服上方 8 剂见效，方中又加生地 30 克，郁李仁、玄参各 5 克，又服 8 剂大见效，体重增加，再进 16 剂愈。

3. 参夏汤：治胃癌。太子参、姜半夏、川石斛、丹参、郁金、赤芍、木香各 10 克，失笑散、炙山甲、夏枯草各 12 克，陈皮 5 克，生牡蛎 30 克。水煎，每日一剂服。

4. 连穿汤：清热解毒，活血益胃。治食道癌、胃癌热毒型。半枝莲 60 克，石见穿、急性子各 30 克，红枣 8 枚。水煎，每日一剂，分三次服。

5. 清热解毒。龙红汤：治胃癌。龙葵、白花蛇舌草、红藤、忍冬藤各 30 克，半枝莲、紫花地丁各 15 克。水煎，每日一剂，分三次服。

6. 红香汤：活血化瘀，行气止痛。治胃癌。红花、香附、砂仁、苏木、陈皮、半夏、枳实、木通、厚朴、延胡索各 10 克，水蛭、三棱、莪术各 6 克，瓦楞子 20 克，大黄 3 克。水煎，每日一剂，分三次服。

7. 草莲汤：清热解毒，行气活血。治胃癌。白花蛇舌草、半枝莲、当归、蒲公英、香附各 12 克，赤芍、紫花地丁、七叶一枝花、枳实、木香、乌药、桃仁、郁金各 10 克，延胡索 6 克。水煎，每日一剂，分三次服。

8. 仁耳汤：健脾开胃，行气解郁。治胃癌。薏苡仁 60 克，银耳 30 克，郁金 25 克，大蒜 10 瓣。用上药炖 2 只青蛙，喝汤吃蛙肉，每晚一剂，服三剂后，每两晚服一剂。一般服 10 剂见效，30 剂愈。

### （三）肝癌

肝癌中医辨证为体虚免疫力下降，食、痰、邪、药毒侵肝，气血瘀滞，毒邪阻滞。治宜解瘀滞，化痰祛邪解毒。

1. 双莲汤：治肝癌。半枝莲、半边莲、黄毛耳草、薏苡仁各 30 克，天胡荽 60 克。水煎，每日一剂，分三次服。服用后可延长寿命 10 年。

2. 消癌汤：治肝癌。白术 20 克，当归、山慈菇、半边莲、白花蛇舌草、太子参各 30 克，昆布、海藻各 12 克，三棱 10 克，向日葵杆内蕊 30 克。水煎，每日一剂，分三次服。可延长寿命 9 年。

3. 解毒汤：化瘀利湿，清热解毒。治肝癌。茵陈、郁金各 20 克，半枝莲、半边莲、薏苡仁、白花蛇舌草各 30 克，炒山栀 10 克，制大黄、泽泻各 12 克，飞消石、紫丹参各 15 克，广三七 6 克，云苓 20 克。水煎，每日一剂，分三次服。

4. 花蛎汤：清热解毒，软坚散结。治肝癌。七叶一枝花、生牡蛎、白毛藤子、丹参、白花蛇舌草、败酱草、红藤、生薏苡仁各 30 克，夏枯草、海藻、皂角刺各 15 克，炮山甲、八月札各 12 克，党参、地鳖虫各 10 克。水煎，每日一剂，分三次服。

5. 皮草汤：宽胸理气消胀。治肝癌。白鲜皮、小青草、苦参、枳实各 10 克，白毛藤、糯稻根、丹参各 15 克，挂金灯、台乌药、三七粉（冲服）各 6 克，白芍 12 克，柴胡 3 克。水煎，每日一剂，分三次服。

6. 石白汤：治肝癌。石见穿 10 克，白花蛇舌草 30 克，丹参、八月札、平地木各 15 克，郁金 10 克，荷包草 15 克，半枝莲 30 克。水煎，每日一剂，分三次服。

7. 草子汤：清热解毒，行气止痛。治肝癌。白花蛇舌草、菝葜、瓦楞子各 30 克，薜荔果、夏枯草各 15 克，炮山甲、海藻各 12 克，川楝子、广木香、干蟾皮各 10 克。水煎，每日一剂，分三次服。

## （四）肺癌

中医辨证为肺脾虚弱，烟毒痰邪阻塞肺腑。治宜补脾肺益气，化痰湿邪，解毒抗癌。

1. 地黄升麻汤：治肺癌。生地黄、熟地黄、麦门冬、玄参、天门冬各 15 克，生黄芪、党参各 18 克，漏芦、土茯苓、升麻、鱼腥草各 30 克。口干甚者加知母、石斛、制首乌各 12 克，天花粉 30 克；脾虚甚者加云苓、薏苡仁、淮山药、黄精各 15 克；咳嗽、痰盛者加百部、马兜铃、射干各 12 克，佛耳草 30 克；热盛咳吐痰血者加芙蓉叶、野荞麦根、七叶一枝花、花蕊石各 30 克；气滞血瘀者加八月札、延胡索各 12 克，两面针、露蜂房各 30 克。水煎，每日一剂，分四次服。服八剂见效，能延年保命，减少痛苦。也有痊愈者。

2. 地子汤：滋阴生津，软坚。治肺癌。生地、五味子、麦门冬、石见穿、百部、徐长卿、地骨皮、野菊花、海藻、海带、川贝、炙山甲、炙鳖甲、蜀羊泉、丹皮、象贝母各 10 克，北沙参、王不留行、蒲公英、南沙参、望江南、淮山药、白花蛇舌草、夏枯草、煅牡蛎、玄参、天花粉、丹参、丹皮、鱼腥草、紫花地丁各 15 克。水煎，每日一剂，分 4 次服。

### （五）甲状腺瘤

中医辨证为痰浊凝聚，气郁化火，经络阻遏。治宜活血化瘀，疏肝理气，软坚散结，清热养阴。

1. 芪药汤：疏肝清热。治甲状腺瘤。黄芪、柴胡各12克，赤芍、防风、夏枯草、玄参、昆布各10克，金银花、紫花地丁、菊花各20克，甘草2克。水煎，每日一剂。

2. 三草汤：化痰利湿。治甲状腺瘤。猫抓草、白花蛇舌草、夏枯草、牡蛎、生半夏、丹参各30克，海藻、昆布各20克，生南星15克。水煎沸，文火煎60分钟，每日一剂，分三次服。

3. 草鱼汤：滋补气血，软坚散结。治甲状腺瘤。夏枯草40克，鲫鱼半斤。加水炖汤60分钟，每日一剂，吃鱼喝汤。

4. 消瘿汤：治甲状腺瘤。玄参、海浮石各12克，海藻、昆布、土贝母、天葵子各10克，当归、川芎、乌药各6克，八月札10克。水煎，每日一剂，分三次服。

5. 陆氏芦奴汤：治气痰凝结甲状腺瘤。漏芦、刘寄奴、蒲公英、地丁、金银花、连翘各25克，柴胡、海藻各15克，玄参、香附、大贝各12克，皂角刺10克。水煎，每日一剂，分三次服。何某，女，30岁，颈中部靠右有一肿块，逐渐长大，大小5cm×5cm，大小轻硬，表面光滑，在某医院诊为甲状腺瘤，建议手术治疗，因恐惧手术，经朋友介绍中医治疗。投以芦奴汤，8剂见效，16剂肿块全消病除，追访一年未复发。

6. 陆氏消瘤汤：治痰气结聚甲状腺瘤。柴胡、穿山甲、皂角刺、浙贝母各10克，青皮、白僵蚕、法半夏各8克，当归、夏枯草、海藻各15克。水煎，每日一剂，分三次服。杨某，女，29岁，农民。颈前部靠左右一肿块，质硬，4cm×4cm大小，随吞咽活动。体瘦，心烦，舌红，苔黄，脉细弦。投以陆氏消瘤汤，8剂见效，16剂肿块全消而愈。后访二年未复发。临床治疗29例，均于16天内治愈。

7. 陆氏化瘤汤：治痰气郁结甲状腺瘤。柴胡、莪术、丹皮、红花、桃仁、木香、三棱各10克，栀子、郁金各12克，赤芍15克，煅牡蛎、鳖甲、夏枯草各30克。水煎，每日一剂，分三次服。吴某，女，34岁，农民。颈部有一3cm×3cm肿块，伴头晕，口苦，尿黄，便干，喉中有痰，舌尖红，苔黄厚，脉细弦。投以陆氏化瘤汤4剂见效，8剂痊愈，症状完全消除康复。后访一年未复发。临床治疗37例，均在10剂内治愈。

8. 陆氏散瘤汤：治痰气郁结甲状腺瘤。柴胡、郁金、夏枯草、桔梗、半夏、皂角刺、天花粉、苦参各12克，陈皮、甘草各8克，土茯苓30克，白芥子10克。水煎，每日一剂，分三次服。处某，男，38岁，农民。颈部有肿块，觉不舒服，经某医诊为甲状腺瘤，劝其手术治疗，本人不同意，故求中医治疗。经查颈右侧有一隆起5cm×3cm大小肿块，光滑、质硬，脉弦，舌苔薄白。投以陆氏散瘤汤8剂，病获痊愈，后访二年未复发。

9. 陆氏消瘿汤：治郁怒伤肝，挟痰凝滞结聚于颈所致甲状腺瘤。夏枯草 50 克，牡蛎 35 克，香附、昆布、海藻、射干、连翘各 20 克，黄药子 25 克，海浮石 30 克，龙胆草 15 克。水煎，每日一剂，分三次服。徐某，男，46 岁，农民。发现颈部肿块有半年多，曾在某医院治疗，用抗生素、红霉素等效果不佳，因有高血压未能手术治疗，经亲戚介绍求中医治疗。患者头晕，食欲不振，精神忧郁，疑为癌瘤，脉弦有力。投以陆氏消瘿汤 10 剂见效，头晕颈肿均减轻。原方继服 10 剂，肿块消失，病得康复，后访二年未复发。临床治疗 39 例，均于 20 剂左右治愈。

### （六）血管瘤

中医辨证为血瘀脉络，热毒结聚。治宜清热解毒，凉血活血，化瘤散结。

及术散：活血逐瘀，清热解毒，凉血降火，收敛止血，散结。治血管瘤。白及 50 克，莪术 30 克，山慈菇 10 克，重楼、紫硇砂、甘遂、青木香各 2 克，五倍子、白石、雄黄各 5 克，血竭 3 克。上药共研为粉，沸水适量加粮食酒 10 克，食醋 5 克，上药为糊状调敷患处，每日换药一次，七日为一疗程。

### （七）脂肪瘤（脑垂体肿瘤）

中医辨证为风湿搏结，郁火化热。治宜宣风祛湿，清热解毒，活血化瘤。

参蛎汤：去疮化瘀。治皮下脂肪瘤。亦治脑垂体肿瘤。党参、牡蛎、夏枯草各 30 克，丹参、海藻各 20 克，羌活 16 克，白芥子 12 克，柴胡、姜半夏、川芎各 15 克，穿山甲 10 克。水煎，每日一剂，分三次服。

### （八）白血病

中医辨证为免疫力下降，外毒内攻，造血功能失调。治宜扶正驱邪，清热解毒，恢复造血功能。

1. 芎根汤：治白血病。川芎 15 克，板蓝根、铁扁担各 16 克，猪殃殃 50 克，罂粟壳 6 克。水煎，每日一剂，分四次服。

2. 黄苡汤：治白血病。黄药子 6 克，薏苡仁、半枝莲、白花蛇舌草各 30 克，乌梅 5 克，山豆根 12 克，每日一剂，煎服三次。

3. 清热解毒汤：治白血病。生甘草、薄荷各 10 克，桔梗 5 克，生地 12 克，玄参、金银花各 30 克。水煎，每日一剂，分四次服。

### （九）乳腺癌

中医辨证为肝郁气滞，毒邪蕴乳。治宜疏肝理气，攻坚破瘀，解毒抗癌。

1. 攻坚汤：治乳腺癌。柴胡、黄芩各 15 克，苏子、党参、夏枯草、牡蛎、瓜蒌、石膏、陈皮、白芍各 30 克，王不留行 90 克，川椒 5 克，甘草 6 克，大枣 10 枚。水煎，每日一剂，分三次服。郭某，女，34 岁。左侧乳房有鸡蛋大肿物，经查为乳腺癌，手术根治并化疗45天，后右乳又有核桃大肿块，双侧腋下、颈部有大小不等肿块。诊为癌肿广泛转移，无法治疗。服上方32剂见效，服至120剂愈。后未复发。

2. 英丁汤：治乳腺癌。蒲公英、地丁各10克，炮山甲6克，瓜蒌60克，金银花、黄芪、白芷、桔梗、薤白各15克，当归30克，菊花8克，赤芍、远志、肉桂各10克，甘草6克。水煎，每日一剂，分三次服。

### （十）子宫肌瘤

中医辨证为思虑伤脾，脾虚湿阻，脾不统血，瘀血阻滞胞宫。治宜安神定志，益气健脾，祛瘀通络，健脾止血，消癥散结。

1. 参术汤：治子宫肌瘤。党参30克，白术25克，茯苓、怀牛膝各15克，甘草10克，莪术60克，三棱30克。水煎，每日一剂，分三次服。

2. 伏龙汤：治子宫肌瘤。伏龙肝60克，白术、茯神、龙眼肉、炒枣仁、当归身、远志各10克，炙黄芪30克，党参、杜仲炭各15克，煨木香5克，炙甘草3克，生姜3片、大枣8枚。水煎，每日一剂，分三次服。于某，女，36岁。发现性交后出血，诊为子宫肌瘤。服上方16剂愈。

3. 加味生化汤：治子宫肌瘤及子宫肥大症。当归25克，川芎15克，炙甘草、炮姜各3克，桃仁炒、荆芥穗各10克，益母草30克。水煎，每日一剂，分三次服。宋某，女，40岁。月经先期量多，色紫有血块，小腹痛，失眠多梦，心烦胸闷，子宫前突。上方加云苓15克，夜交藤30克，服32剂愈。

4. 芍胡汤：治子宫颈癌。生白芍10克，柴胡、全蝎各3克，昆布、海藻、香附、白术、茯苓各5克，当归6克，蜈蚣2条。水煎，每日一剂。外用方：轻粉、雄黄各3克，梅片0.3克，麝香0.2克，蜈蚣2克，黄柏15克，共研细粉，用大棉球送入穹窿部，使药粉靠近子宫病变处，每日一次，月经期停用。治疗三例全部获愈。

5. 补虚扶正汤：治子宫颈癌晚期。柴胡、当归、川芎、白芍、熟地、椿皮、白果各8克。水煎，每日一剂，分三次服，可缓解疼痛，延长寿命。

肿瘤的预防及忌口与食疗：

癌症是严重危害人类健康与生命的疾病，预防癌症比治疗癌症远为重要，饮食忌口也应着眼于预防。主要有两点：一是忌偏食、过饱及烟酒，忌吃过咸、过辣、过烫和烤得过焦及霉变的食物；二是要积极治疗胃溃疡、萎缩性胃炎、胃息肉、乙型肝炎、肝硬化、慢性溃疡性结膜炎、直肠或结肠息肉、乳腺囊性增生、甲状腺瘤、重度宫颈糜烂、卵巢囊肿、隐睾、包茎、皮肤或黏膜白斑、皮肤慢性溃疡、烧伤瘢痕等疾病。

忌口与食疗：

1. 忌食"发物"，如猪头肉、狗肉、公鸡、老鹅、母猪肉、荞麦面等，以免复发转移，使病情恶化。

2. 忌食辛辣及调味品，如辣椒、姜、葱、生蒜、胡椒等，以免津伤液耗促使扩散。

3. 忌食油、煎、烟熏、烘烤、腌制食物。这些食物既少营养又难消化，且含苯和芘等致癌物质。

4. 忌食过热食物及酸菜、剩饭。忌进食太快。禁忌烟酒类，以预防肺癌、食道癌。

5. 忌暴饮暴食。胃溃疡、慢性胃炎、胃息肉等病经久不愈易癌变，要积极给予根治，以预防胃癌。

6. 不吃生鱼和霉变食物，以预防肝癌。

7. 肺结核及其他慢性肺病，要及时彻底治疗，以预防肺癌。绝对禁忌烟酒。

# 第十一章 发　热

## （一）高热

中医辨证为阳明邪热稽留肌肤，治宜甘寒大剂清热。

1. 陆氏清暑退热汤：主治暑热夹湿，阻遏卫气，气机郁闭。治宜清暑退热。豆豉、滑石各18克，葛根、桑叶、杏仁、黄芩各10克，薏苡仁15克，蔻仁、薄荷各5克（后下），佩兰8克，芦根、生石膏各35克。水煎，每日一剂，分三次服。

2. 陆氏清热汤：生石膏60克，知母、甘草、黄芩、山栀、黄柏各12克，黄连8克，粳米150克，生姜3片为引。水煎，每日一剂，分两次服。

刘某，女，50岁。感冒发热39.5℃，用抗生素、解热镇痛剂、输液等治疗8天热不退，全家人为此惊慌不安，求诊中医。经诊，体温39.6℃，面红目赤，口干渴，烦躁不安，汗出蒸蒸，舌红绛，苔黄干而厚，脉滑数而大。系阳明热证，邪留肌肤不去，故身大热不退。当日汤药一剂服完，身热去大半，两剂服完体温36.3℃，病获痊愈。

## （二）低热

中医辨证为温邪犯肺，逆传心包，损伤肝肾之阴，温邪久恋，虚热不退。治宜补气升提，滋阴清热，健脾理气，疏肝清热。

1. 陆氏青骨汤：主治热病伤阴，素体虚弱，以致阴精亏损，湿邪缠绵，体温37.5℃。青蒿10克，地骨皮、太子参各18克，知母、丹皮各15克，怀牛膝、麦门冬、滑石各12克，五味子8克，甘草5克。水煎，每日一剂，分三次服。服上方24剂愈。

2. 陆氏补中益气退热汤：主治气虚低热。黄芪35克，党参15克，白术、陈皮、当归、甘草各10克，柴胡12克，升麻8克。水煎，每日一剂。

## （三）长期低热

中医辨证为阳虚气弱，阴津不足。治宜温阳补气，养阴补血，清除虚热。

1. 陆氏宣温化热汤：主治暑中发热不退，午后尤甚。连翘18克，茯苓、杏仁、薏苡仁、金银花各10克，荷叶、佩兰、陈皮、竹叶各8克，茅根15克，甘草5克。脘痞不舒加郁金、瓜蒌壳、枳壳各10克。水煎，代茶频饮之。

2. 陆氏温阳退热汤：黄芪50克，党参40克，甘草、升麻、柴胡、半夏各10克，当归、白术、陈皮、桂枝、五味子、远志、枣仁、柏子仁各15克，茯神30克，川芎

6 克。水煎，每日一剂，分三次服。

　　王某，女，26 岁。四年来长期低热不退，体温 37.5℃左右。多处求医治疗，始终低热，故求中医治疗。经诊，头晕痛，乏力，气短懒言，自汗，心悸，慌乱不安，少寐、多梦，畏风怕冷，手足不温，动则气急似喘，面色苍白，舌淡苔嫩，脉微弱。证系阳虚下陷，清阳不能上升头面，故头痛眩晕；虚阳不能外越而郁于肌肤，故 4 年来低热不退。服陆氏温阳退热汤 4 剂，体温降至 36.5℃，低热得以全除病愈。

### （四）感染高热

　　中医辨证为暑热挟湿，湿热秽浊相搏，阻滞气机，蕴蒸化热。治宜辛凉解肌，清热解毒，透表，清营通腑，疏和气机，清热化津。

　　1. 陆氏养阴退热汤：地骨皮、青蒿、生地、白芍、当归、知母、竹叶、何首乌、党参各 12 克，鳖甲 18 克，川芎 8 克。水煎，每日一剂，分三次服。冯某，女，36岁。低热年余，疲乏无力，头晕心悸，夜寐不安，失眠多梦，体温 38℃左右，舌红、苔少，脉细数。曾多处治疗无效，故求中医诊治。证系阴虚低热。服上方 8 剂，退热到 37℃，再服 8 剂体温正常，恢复健康。

　　2. 陆氏银翘石膏汤：适用于感染高热患者，如细菌性肺炎、伤寒、流脑、局部感染、病毒性上呼吸道感染、肺炎等。金银花、连翘、知母、青蒿各 15 克，生石膏 100克，葛根 30 克，甘草 10 克。无汗或汗少，喘咳者，加麻黄、杏仁各 8 克；纳呆，便溏，去知母、葛根，加藿香、佩兰各 10 克；便秘舌黄去青蒿，加芒硝、大黄各 8 克；脉细数者加犀角（以水牛角代）、玄参、生地各 12 克；疮疡脓毒者去青蒿，加薄荷 10克、蒲公英 30 克、川连 10 克。上方为成人量，儿童、年老、体弱者可酌情加减。

# 第十二章　疑难杂症验方

### 1. 陆氏六君子汤

主治阴虚气弱，脉来虚软，脾衰肺损，食少体瘦而黄，皮聚毛落，言语轻微，四肢无力，脾胃不和，泄痢虚绝。黄芪、山药各15克、人参、白术各10克，土炒茯苓10克，甘草5克，生姜3片，枣6枚。水煎服。

### 2. 陆氏补中益气汤

炙黄芪8克，人参、炙甘草各5克，白术、陈皮、当归各10克，升麻、柴胡各8克，生姜3片，枣4枚。血不足加当归；精神不佳加人参；肺热咳嗽去人参，加葛根；头痛加蔓荆子；痛甚加川芎；脑痛加藁本、细辛；风湿相搏；一身尽痛，加羌活、防风；有痰加半夏、生姜；胃寒气滞加青皮、蔻仁、木香、益智仁；腹胀加枳实、厚朴、木香、砂仁；腹痛加白芍、甘草；热痛加黄连；咽痛加桔梗；有寒加肉桂；湿胜加苍术；阴虚化火加黄柏、知母；阴虚去升麻，加熟地、山茱萸、山药；大便秘结加大黄；咳嗽，春季加旋覆花、款冬，夏加麦门冬、五味子，秋加麻黄、黄芩，冬加全麻黄不去根节；天寒加干姜；泻泄去当归，加茯苓、苍术、益智仁；如冬月恶寒无汗，脉浮而紧，加麻黄，脉浮而缓，有汗，加桂枝、芍药。水煎服。

### 3. 陆氏代赭旋覆汤

治伤寒发汗，若吞若下，心下痞梗，反胃噫食，气逆不降。旋覆花、甘草各10克，半夏、人参各6克，生姜10克，大枣10枚。水煎服。

### 4. 陆氏升阳益胃汤

主治脾弱胃虚，嗜卧，体痛，口苦，舌干，不思食，小便频数，大便不通。黄芪、半夏、甘草、人参、白芍、羌活、独活、防风、陈皮、白术、茯苓、泽泻、柴胡、黄连各10克，生姜3片，大枣6枚。水煎服。

### 5. 陆氏补脾胃泻火升阳汤

治饮食伤胃，劳倦伤脾，火邪乘之，而生大热，右关脉缓弱或弦浮数。黄芪、苍术、炙甘草、羌活各50克，升麻40克，柴胡80克，黄连25克，黄芩、人参35克，石膏50克。上药共研粉，每日三次，每次15克。

### 6. 陆氏橘皮竹茹汤

治久病体虚，呕逆不止。橘皮、竹茹各600克，甘草250克，人参50克，生姜100克，大枣30枚。研粉冲服，每日三次，每次20克。

### 7. 陆氏丁香柿蒂汤

治久病呃逆，因于寒者。丁香、柿蒂各10克，人参5克，生姜5片。水煎服。

**8. 陆氏四合汤**

治七情气逆，喘急，胸闷不食。槟榔、沉香、乌药、人参各 10 克。水煎服。

**9. 陆氏苍术地榆汤**

治脾经受湿，痢疾下血。苍术 15 克，地榆炒炭 10 克。水煎服。

**10. 陆氏芍药汤**

主治下痢脓血稠黏，腹痛。芍药 30 克，归尾、黄芪、黄连、大黄各 8 克，木香、炙甘草、槟榔各 6 克，肉桂 5 克。水煎服。

**11. 陆氏秦艽白术汤**

治痔漏有脓血，大便燥结，痛不可忍。桃仁、归尾、秦艽、白术、枳实、皂角子、泽泻、地榆各 10 克。水煎服。

**12. 陆氏麻黄人参芍药汤**

治吐血、尿血的外感寒邪症，内虚蕴热之症。麻黄、黄芪、甘草、白芍、人参、麦门冬、五味子、当归、桂枝各 10 克。水煎服。

**13. 陆氏当归补血汤**

主治伤于劳疫，肌热面赤，脉大而虚。黄芪 50 克，当归 10 克。水煎，早晚空腹服。

**14. 陆氏槐花散**

主治肠风脏毒下血。炒槐花、侧柏叶、荆芥炒黑、枳壳炒各 50 克，研粉开水冲服。每日三次，每次 15 克。

**15. 陆氏止血汤**

（1）治咳嗽痰血。青黛、瓜蒌仁、海浮石、山栀、诃子肉、杏仁各 50 克。研粉蜜丸。每日三次，每次 10 克，米水冲服。

（2）治肺有郁热，咳嗽吐血，衄血，下血，热淋消渴，口臭，口苦。黄芪、人参、木通、柴胡各等份。研粉蜜丸。每日三次，每次 10 克，米水送服。

（3）治伤寒胃火，热盛吐血，衄血，下血。生地 80 克，白芍 50 克，犀角（以水牛角代）、丹皮各 12 克，黄芩 50 克，栀子、柴胡各 50 克，研粉冲服。每日三次，每次 10 克。

**16. 陆氏归脾汤**

治思虑过度伤心脾，健忘，惊悸，盗汗，发热，体倦，食少，失眠。炙黄芪、当归、龙眼肉各 10 克，枣仁、白术各 8 克，人参、茯苓各 5 克，远志、木香、炙甘草各 5 克，生姜 3 片，枣 8 个。水煎服。每日一剂，分两次服。

**17. 陆氏人参营养汤**

治脾虚食少，无味，身倦，身瘦，肺虚，气短，毛发短落，小便赤涩，营血不足，惊悸，健忘。人参、白术、白芍各 10 克，黄芪、当归各 12 克，茯苓 6 克，熟地

16 克，炙甘草、陈皮、肉桂、远志、五味子各 6 克，生姜 3 片，大枣 6 枚。水煎服。

### 18. 陆氏养心汤

治心虚血少，神气不宁，惊悸。黄芪、茯苓、茯神、当归、川芎、半夏曲各 50 克，炙甘草 8 克，柏子仁、枣仁、远志、五味子、人参、肉桂各 12 克。共研粉冲服。每日三次，每次 5 克，米水冲服。

### 19. 陆氏还元汤

治咳血，吐血及产后出血，阴虚久咳，火蒸如燎。取十一二岁男童尿加藕汁、阿胶。有痰者加姜汁。冬天用温汤服。（注：男患者用男童尿，女患者用女童尿。）

### 20. 陆氏清咽太平丸

治膈上有火，早晨吐血，两颊赤，咽喉不洁。薄荷 500 克，川芎、防风、水牛角、柿霜、甘草各 100 克，桔梗 150 克。研粉蜜丸，每日三次，每次 10 克，米水冲服。

### 21. 陆氏止血汤

治热结下焦而成血淋。小蓟、蒲黄（炒黑）、藕节、滑石、木通、生地、栀子炒、竹叶、当归、甘草各 5 克。水煎服。

### 22. 陆氏复元羌活汤

治从高处坠下，恶心，留瘀肋下，疼痛不可忍。柴胡 25 克、当归、瓜蒌根、炮山甲、甘草、红花各 10 克，桃仁 12 克，大黄 50 克。研粉，每日两次，每服 20 克，米汤水冲服。

### 23. 陆氏补阴益气汤

治劳倦伤阴，精不化气或阴精内乏，以致外感不解，阴虚，便结。人参 5 克，熟地 25 克、当归 15 克，山药 10 克，炙甘草、陈皮各 5 克、柴胡 10 克，升麻 5 克，生姜 3 片、大枣 6 枚。水煎服。

### 24. 陆氏当归六黄汤

治阴虚盗汗发热。当归、生地黄、熟地黄、黄芩、黄柏、黄连各 6 克，黄芪 15 克，麻黄根 6 克。水煎服。

### 25. 陆氏八味丸

治命门火衰，不能生土，以致脾胃虚寒，食少、泄泻、腹胀，阳痿、精寒，脐腹疼痛，夜多尿，膝酸腰软，尺脉弱。熟地黄 400 克，山萸肉、淮山药各 200 克，茯苓、丹皮各 150 克，泽泻 150 克，肉桂、熟附子各 50 克。加五味子、鹿茸治阴阳俱虚。研粉蜜丸，每服 15 克，空腹用盐水汤服下。

### 26. 陆氏补脾丸

治元阳不足或先天不足，或劳伤过度，以致命门火衰，不能生土，脾胃虚寒，反胃腹胀，肚脐疼痛，畏寒冷，大便稀，小便遗，寒疝，水肿，心跳不宁，眼见邪祟。熟地 400 克，山药、山萸肉、枸杞、菟丝子、杜仲、鹿角霜各 200 克，当归 150 克，附子、肉桂各100克。人参100克，补骨脂150克，五味子150克，肉豆蔻150克，吴茱萸100克，胡桃肉200克，巴戟天200克。每日三次，每次10克，研粉，以淘米水煮开冲服。

### 27. 陆氏归脾汤

治命门阳衰阴盛。熟地20克，山药、杜仲、枸杞各10克，炙甘草8克，肉桂10克，制附子10克，山萸肉5克。真寒假热加泽泻10克；气虚血脱，虚狂短气者，加人参、白术各10克；小腹多痛，加吴茱萸8克；吐酸加炮姜5克；泄泻腹痛加人参、肉豆蔻各10克；淋带不止加补骨脂5克；腰膝软痛加当归15克。煎成用冷水浸冷后服之尤妙。

### 28. 陆氏六味地黄丸

治肝肾不足，真阴亏损，精血枯竭，憔悴瘦弱，腰膝酸痛，自汗，盗汗，发热咳嗽，头晕目眩，耳聋，耳鸣，遗精便血，消渴，舌燥喉痛，虚火牙痛，足跟痛，下部疮疡等症。熟地400克，山萸肉、山药各200克，茯苓、丹皮、泽泻各150克。共研粉制丸，每日三次，每次10克，空腹盐水送下。

### 29. 陆氏滋水清肝汤

治胃脘燥痛，气逆左肋下，呕吐酸水，忽热忽冷等症。熟地20克，山茱萸10克，山药20克，茯苓、丹皮、泽泻各15克，当归、白芍、柴胡、枣仁、山栀各10克。水煎，每日三次，空腹服。

### 30. 陆氏补阴丸

治真阴不足，虚热往来，自汗盗汗，口燥舌干，腰酸腿软，头晕眼花，耳鸣耳聋，精髓内亏等症。怀熟地400克，山药、山萸肉、枸杞、菟丝子、鹿角胶各200克，怀牛膝150克，龟胶200克。咳嗽者加百合150克；气虚加人参150克；大便干燥去菟丝子，加肉苁蓉150克；血虚加当归200克；腰膝疼痛加杜仲150克；肾气不足加补骨脂150克，莲肉、胡桃仁各200克，减用龟胶。共研粉，每次10克，每日三次，温开水送服。

### 31. 陆氏补肾汤

治肾水干枯，虚火上蒸，脾胃阴土受亏，饮食不进，大便干结，舌黑口焦，渴饮。熟地20克，山药、枸杞各10克，茯苓8克，炙甘草5克，山萸肉10克。如肺热而烦者加麦门冬10克；血滞者加丹皮10克；上实下虚者加川牛膝10克；心热而燥者加玄参10克；血热妄动者加生地20克；阴虚不宁者加女贞子10克；血虚而燥滞加当归10克；脾热易饿者加芍药10克；肾虚骨蒸多汗加地骨皮10克。每日一剂，分两次空腹服。

### 32. 陆氏滋阴汤

（1）凡肾水真阴亏损，虚火发热，脉虚气弱，频渴不止，潮热不退，汗多，伤阴水亏。熟地25克，生地、白芍、麦门冬、丹参各10克，杜仲8克，甘草5克。如火盛烦躁者加龟胶 10 克；气虚者加人参 10 克；心虚不眠者多汗加枣仁、当归各 10 克。汗多烦躁者加五味子 3 克，或山药、山茱萸各 10 克；微火加女贞子 10 克；虚火上浮吐血或衄血不止加泽泻、茜草各 10 克，川续断 10 克。水煎服。

（2）主治心经有热，水不制火，惊狂失志，多言多笑。生地 20 克，麦门冬 15 克，枣仁 10 克，玄参、茯神、木通各 8 克，黄连 5 克，生甘草 5 克，竹叶 10 克。如痰胜加胆南星 5 克，或天花粉 8 克。水煎服。

（3）主治肝脾虚损，精血不足，营虚失血之证。当归 15 克，熟地 25 克，芍药、枣仁各 10 克，人参、炙甘草各 5 克。如呕恶者加煨姜五片；多汗烦躁加五味子 5 克；气虚加黄芪 10 克；小腹隐痛加枸杞子 10 克；胀闷加陈皮 10 克；如腰膝筋骨无力，加杜仲、怀牛膝各 10 克水煎服。

（4）主治肺阴虚劳损，精枯消渴，咳嗽吐衄。生地 20 克，麦门冬、赤芍、百合各 10 克，生甘草 5 克，南沙参 10 克，茯苓 8 克。如夜盗汗加地骨皮 10 克；痰多气盛加贝母 10 克；多汗不眠，神魂不宁加枣仁 10 克；多汗又渴加五味子 8 克；热甚加黄柏 10 克，用玄参亦可；血少经枯加川牛膝 10 克；如血热吐衄，加茜草根 10 克；肺干咳加天门冬 10 克，或童尿亦可；如火载血上者，去甘草加炒山栀 10 克。水煎服。

（5）治真阴亏损，脾虚失血，溏泄。熟地 30 克，炒白芍 10 克，茯苓 8 克，炙甘草 10 克，五味子 6 克，人参 6 克，炒白术 10 克。水煎服。

（6）主治精血不足，肾虚无子，消渴淋沥，遗精崩滞。制首乌 15 克，白茯苓、怀牛膝、当归、枸杞子、菟丝子、补骨脂各 10 克。水煎服。

（7）温补心、肾、脾、胃一切虚损，症见腰脚沉重，体倦，消瘦食减，发热盗汗，遗精，白浊等。熟地 20 克，怀牛膝、枸杞子、山药、茯苓各 15 克，小茴香、杜仲、远志各 10 克，五味子、巴戟天、肉苁蓉各 8 克，石菖蒲 5 克，大枣 8 枚。水煎服。

（8）凡五脏气血亏虚皆治。人参、熟地、当归各 15 克，白术 8 克，炙甘草 5 克，生姜 3 片，大枣 6 枚。水煎服。

（9）治脾肾不足，房事虚损，形瘦无力，面色青黄。苍术、熟地各 15 克，五味子 10 克，干姜 8 克，枣 6 枚。水煎服。

（10）治真阴精血亏损，女子经迟血少，腰膝筋骨疼痛或虚寒心腹疼痛。当归 10 克，熟地 20 克，芍药、山药、枸杞 10 克，炙甘草 5 克。如惊恐不眠多汗者加枣仁、茯神各 10 克；气滞有痛者加香附 10 克。水煎服。

（11）治精血亏损，腰膝痛。当归、熟地各 25 克，枸杞、杜仲各 10 克，川牛膝 8 克，肉桂、炙甘草各 10 克。如带浊腹痛加炒补骨脂 5 克；气虚加白术、人参各 10 克；中气虚寒呕恶者加炒焦干姜 10 克。水煎服。

（12）治精血不足，骨痿弱及骨蒸劳热。黄柏、知母、熟地各 150 克，虎骨（以人工虎骨代）、龟板各 200 克，锁阳、当归各 80 克，怀牛膝、白芍、陈皮各 100 克。干姜、白术、茯苓、甘草、五味子、菟丝子、紫河车各 50 克。上药研粉蜜丸，每日三次，每次 10 克，盐开水送服。

（13）治中气虚弱，损伤元气。人参 10 克，白术 15 克。水煎服，每日一剂，分两次服。

（14）治精气内亏，虚在阴分，精不化气。人参 10 克，熟地 25 克。劳损咳嗽多痰加贝母 8 克。水煎服，每日一剂，分两次服。

（15）降心火，益肾水，滋阴养血。天门冬、熟地、人参各 10 克，黄柏、砂仁、炙甘草各 10 克，肉苁蓉 5 克。水煎服，每日一剂，分两次服。

（16）治肾虚腰脚痛。当归 15 克，熟地 25 克，山药、杜仲各 10 克，川牛膝 8 克，山萸肉 5 克，炙甘草 8 克。如下部虚寒加肉桂 10 克，甚者加附子 10 克；如多带浊去牛膝，加金樱子 10 克，或补骨脂 5 克；如气虚加人参 10 克，枸杞子 15 克。水煎服。每日一剂，分两次空腹服。

（17）治肺劳极。人参 100 克，天门冬、麦门冬、生地、熟地各 200 克。上药研粉蜜丸。每次 10 克，日服三次，米水空腹服。

（18）治男女精血不足，营卫不充。大熟地 25 克，枸杞子 15 克，沉香 3 克。水煎服，每日一剂，分两次服。

（19）治肾肝真阴不足，精衰血少，腰酸脚软，形容憔悴，遗、痿、泄等症。熟地 400 克，菟丝子、杜仲、枸杞子、茯苓、山萸肉各 200 克，当归 150 克。上药研粉炼蜜成丸。每次 10 克，日服三次，盐水下。

### 33. 陆氏补心丹

（1）治思虑过度，心血不足，健忘，心口多汗，大便秘或溏泄，口舌生疮等症。生地 200 克，柏子仁、当归、枣仁、天门冬、麦门冬、五味子各 50 克，人参、玄参、丹参、桔梗、茯苓、远志各 25 克。上药研粉炼蜜为丸。每次 10 克，每日两次，米水服。

（2）大补气血，能乌鬓发，壮体，培元赞化。血余、熟地各 400 克，何首乌、胡桃肉、肉苁蓉、茯苓、小茴香、巴戟天、杜仲、菟丝子、鹿角胶、当归、枸杞各 200 克，人参 100 克。滑精者加白术、山药各 150 克；便溏者去肉苁蓉，加补骨脂 200 克；阳虚者加附子、肉桂各 50 克。上药研粉炼蜜成丸，每次服 20 克，每日两次，空腹米汤下。

### 34. 陆氏增智丹

治读书善忘，久服令人聪明。龟板、龙骨、远志、九节菖蒲各 50 克，研粉，每次 5 克，每日三次。米汤空腹服。

### 35. 陆氏补阴丸

（1）治水亏火炎，耳鸣、耳聋，虚热，肾脉洪大。黄柏、知母各 200 克，熟地、龟板各 300 克，上药研粉，用猪骨髓秘制为丸，每次 10 克，盐水送下，每日三次。

（2）治虚损理百病，助颜益寿。鹿角胶或鹿角霜、菟丝子、柏子仁、熟地黄。又方：补骨脂、鹿茸、肉苁蓉、阳起石、附子、黄芪、当归、枣仁、辰砂。亦为斑龙丸。

（3）补肾之功甚大。羊腰 10 个，枸杞子、补骨脂、大茴香、小茴香各 150 克，肉苁蓉 400 克，加盐 300 克，水 5000 毫升，煮至半干加入黑豆 3 斤，再煮干备用。每次 15 粒，每日三次，小米汤水服。

（4）治瘦弱少气，梦遗泄精，目视不明。鹿角 100 克，龟板 50 克，人参、枸杞子各 50 克。先将鹿角、龟板粉碎，加水 5000 毫升，煮胶状加入枸杞、人参粉熬膏，晨起空腹服 15 克。

（5）补腰膝，壮筋骨，强肾阴，乌鬓发。价廉而功大。女贞子（冬青子）、旱莲草、桑椹子各等份，加水熬药膏成丸，每服 10 克，早晚米水服。久服能强阴黑发。

（6）治遗精虚弱，补脾滋肾。芡实 30 克，莲肉 20 克，枣肉 20 克，胡桃肉、熟地各 20 克，大茴香、人参、附子各 15 克，猪肾 6 个，加水同煎药，捣成饼，每日空腹服 10 克，用滚白汤送服。

（7）除风湿，助容颜，乌鬓发，去病延年。嫩桑叶，巨胜子（黑芝麻）。将桑叶、黑芝麻捣烂炼蜜成丸，每日空腹用盐开水送下，每次 10 克。

（8）治伤寒汗下太多，亡阳失血，及产后失血。当归、白芍、牡蛎各 50 克，龙骨 25 克，附子、生姜各 100 克，桂枝 38 克，羊肉 200 克，加葱白 5 个。加水煮沸后文火再煎 60 分钟，每服 50 克。

### 36. 陆氏益气明目汤

治白内障，目昏，耳鸣、耳聋。黄芪、人参各 25 克，葛根、蔓荆子各 15 克，白芍、黄柏各 10 克，升麻 8 克，炙甘草 5 克。水煎，于睡前和早起服用。

### 37. 陆氏百合固金汤

治肺伤咽痛，咳痰血。熟地 15 克，生地 10 克，麦门冬 8 克，百合、芍药、生甘草、当归、贝母各 5 克，玄参、桔梗各 4 克。水煎服。

### 38. 陆氏补肺汤

（1）治肺虚咳嗽。桑皮、熟地各 10 克，人参、黄芪、五味子、紫菀各 5 克。水煎服。

（2）治肺虚有火，嗽无津液而气哽者。阿胶 10 克，马兜铃 12 克，炙甘草 8 克，牛蒡子 10 克，杏仁 6 克，糯米 50 克。水煎服。

### 39. 陆氏紫菀汤

治肺伤气极，劳热久咳，吐痰吐血。紫菀、阿胶、知母、贝母各 5 克，桔梗、人参、茯苓、甘草各 4 克，五味子 6 克。水煎服。

### 40. 陆氏川芎汤

防治春夏感冒。黄芪、防己、白术各 10 克，桂枝、川芎、苍术、羌活各 8 克。水煎服。

### 41. 陆氏麻黄汤

治秋冬感冒。麻黄、黄芪、防风、白术、桂枝、川芎、苍术、羌活各 10 克。水煎服。

### 42. 陆氏妙香汤

治梦遗失精，惊悸。山药 20 克，人参 10 克，黄芪 15 克，远志、茯苓、茯神各 10 克，桔梗、木香、辰砂、甘草各 5 克，麝香 2 克。水煎服。

### 43. 陆氏参苓白术汤

治脾胃虚弱，饮食不消或吐或泄。人参、白术、茯苓、甘草、山药、扁豆、薏苡仁、莲肉、陈皮、砂仁、桔梗各 10 克。水煎服。

### 44. 陆氏止疟汤

止疟疾妙。人参、白术、当归、何首乌、炙甘草各 10 克。水煎服。如阳虚多寒加干姜、肉桂各 8 克，或加制附子 6 克；多热烦渴喜冷，宜滋阴清热，加麦门冬、生地、芍药各 10 克，甚者加知母、黄芩各 10 克；如肾阴不足，水不制火，虚烦，腰膝酸软，加熟地、山药、杜仲各 12 克；久疟加柴胡、麻黄、细辛、紫菀、苏子。水煎服，早晚各一次。

### 45. 陆氏丹溪脱肛汤

治气血虚脱肛。人参、白术、黄芪、当归、川芎、升麻各 15 克。水煎服。

### 46. 陆氏牡蛎汤

治阳虚自汗。牡蛎 30 克，黄芪 30 克，麻黄根 5 克，浮小麦 30 克。水煎服。

### 47. 陆氏柏子仁汤

治阴虚盗汗。柏子仁、人参、白术、半夏各 10 克，五味子 8 克，牡蛎 15 克，麻黄根 5 克，麦麸 30 克，大枣 8 枚。水煎服。

### 48. 陆氏固精汤

治梦遗滑精。菟丝子、牡蛎各 15 克，金樱子 10 克，茯苓 10 克。水煎服。

### 49. 陆氏金锁固精汤

治精滑不止。沙苑蒺藜、芡实、莲须各 10 克，龙骨、牡蛎各 15 克，莲肉 8 克。水煎服。

### 50. 陆氏苓术菟丝汤

治脾胃虚损，不能收摄，梦遗精滑，困倦。菟丝子 15 克，莲肉、白术、茯苓、杜仲各 10 克，山药 20 克，五味子 10 克，炙甘草 5 克。如气虚加人参 10 克。水煎服。

### 51. 陆氏治浊固本汤

治胃中湿热，渗出膀胱，下浊不止。甘草 15 克，猪苓、黄连、莲须各 10 克，黄柏、益智仁、砂仁、半夏、茯苓各 12 克。水煎服。

### 52. 陆氏神元汤

治遗精带浊。金樱子、枣仁、芡实各 10 克，山药 15 克，白术、茯神、人参各 10 克，炙甘草、远志、五味子各 8 克。水煎服。

### 53. 陆氏固阴汤

治阴虚滑泄带浊，淋浊遗精，经水不固。熟地 25 克，菟丝子 15 克，山药 10 克，山黄肉 5 克，炙甘草 10 克，远志 8 克，五味子 6 克，人参 8 克。如虚滑遗甚者加金樱子 15 克，或乌梅 2 个；阴虚化火经血不止加川断 10 克；下焦阳气不足，腹痛泄泻，加补骨脂、吴茱萸各 6 克；肝肾血虚腹痛，血不归经，加醋炒当归 15 克；脾虚湿热呕吐，加白术 10 克；气陷不固加升麻 5 克；心虚不眠或多汗者，加炒枣仁 10 克。水煎服。

### 54. 陆氏茯菟汤

治遗精白浊，阳强消渴。菟丝子 15 克，五味子 8 克，山药 20 克，白茯苓、石莲肉各 10 克。水煎服。

### 55. 陆氏菟丝子汤

治心脾气虚，思劳过度遗精者。山药 10 克，炒枣仁、茯苓各 8 克，当归 9 克，人参 15 克，制菟丝子 25 克，炙甘草 5 克，远志 4 克，鹿角霜 10 克，白术 10 克。水煎服。

### 56. 陆氏水陆二仙汤

治遗精白浊。金樱子、芡实各 15 克。水煎服。

### 57. 陆氏桑螵蛸汤

治小便数频而短。亦能安神魂，补心气，治健忘。人参 6 克，茯苓 15 克，远志、石菖蒲、桑螵蛸、龙骨、龟板、当归各 10 克。水煎服。

### 58. 陆氏止漏汤

治女子经血不固，崩漏不止及肠风下血等症。白术、山药各 10 克，白芍、荆芥穗炒、地榆、炒川断各 5 克，炙甘草 5 克，五味子、乌梅各 3 克。如火虚者加黄芩、黄连各 6 克；脾虚泄泻者加补骨脂、人参各 6 克。水煎空腹服。

### 59. 陆氏止汗汤

龙骨、牡蛎各 20 克，糯米 100 克。煮熟吃，止汗。

### 60. 陆氏葛根汤

（1）治太阳病项背强，无汗恶风者。葛根 20 克，麻黄、生姜、桂枝、芍药、炙甘草各 10 克，大枣 6 枚。先煎麻黄、葛根，沸后去沫，再入其他药，煎 20 分钟即可，每日三次服。

（2）治发热，恶寒头痛，项强，伤寒温病。黄芩 15 克，葛根 20 克，麻黄、生姜、桂枝、芍药、炙甘草各 10 克。加水先煎麻黄、葛根，沸后去沫，再入他药文火煎 25 分钟即可，每日一剂，分三次服。

（3）治阳明伤寒中风，头身痛，发热，恶寒无汗，口渴，目痛，鼻干不得卧，及阳明发斑，欲吐不出。升麻 15 克，葛根、芍药各 10 克，炙甘草 5 克，生姜 3 片。头痛加川芎、白芷各 10 克；身痛背强加羌活、防风各 10 克；热不退，春季加柴胡、黄芩、防风各 10 克，夏加黄芩 10 克、石膏 20 克；头面中风加防风、荆芥、连翘、白芷、川芎、牛蒡子各 10 克，石膏 15 克；咽痛加桔梗 10 克；斑出不透加紫草 15 克；脉弱加人参 10 克；胃虚食少加白术 12 克；腹痛芍药加大到 30 克。水煎，每日一剂，分三次服。

（4）治太阳、阳明合病。头目眼眶痛，鼻干不眠，恶寒无汗，脉微洪。柴胡、葛根、羌活、白芷、黄芩、芍药、桔梗、甘草、生姜、大枣、石膏各 10 克。恶寒无汗去黄芩。水煎，每日一剂，分三次服。

### 61. 陆氏柴胡升麻汤

治少阳阳明病，伤风壮热恶风，头痛、体痛，鼻塞咽干，咳痰盛，唾涕黏稠。柴胡、黄芩、升麻、葛根、桑皮、荆芥、赤芍、石膏各 12 克，生姜 5 克。水煎，每日一剂，分三次服。

### 62. 陆氏九味羌活汤

治伤寒伤风壮热，头痛、身痛，颈痛脊强，呕吐口渴，太阳无汗，及感四时不正之气。羌活、防风、苍术各 8 克，细辛 3 克，川芎、白芷、生地、黄芩、甘草各 5 克，生姜 3 片、葱头 3 个。如风症自汗者去苍术，加黄芪、白术各 10 克；胸满去生地、黄芪，加枳壳、桔梗各 10 克；喘加杏仁 10 克；汗下兼行，加大黄 5 克。以上诸药随症加减。水煎，每日一剂，分三次服。

### 63. 陆氏十神汤

治时气疫瘟，头痛发热，恶寒无汗，咳嗽，鼻塞声重。麻黄、葛根、升麻、川芎、白芷、紫苏、甘草、陈皮、香附、赤芍各 10 克，生姜 3 片，葱头 3 个。水煎，每日一剂，分三次服。

### 64. 陆氏神术汤

（1）治内伤饮冷，外感风邪而无汗者。苍术、防风、炙甘草各 15 克，生姜、葱白各 5 克，如太阳证，发热恶寒，脉浮紧者加羌活 10 克；脉浮紧洪大，是兼阳明经，加黄芩 15 克；浮紧带弦数者，是兼少阳经，男加柴胡女加当归各 10 克。水煎，每日一剂，分三次服。

（2）治头痛鼻塞，咳嗽伤风。苍术 20 克，川芎、白芷、羌活、藁本、细辛、炙甘草各 10 克，葱 5 克。水煎，每日一剂，分三次服。

### 65. 陆氏神朴汤

治感山岚瘴气，憎寒壮热，一身尽痛，头面肿大，俗名大头瘟。厚朴、苍术、陈皮各 10 克，炙甘草、藿香、石菖蒲各 8 克。水煎，每日一剂，分三次服。

### 66. 陆氏人参败毒汤

治伤寒头痛，项强，鼻塞，声重，风痰咳嗽，时气疫毒，岚瘴鬼疟，眼赤口疮，湿毒流注，脚肿，腮肿，喉痹，毒痢，斑疹。人参、羌活、独活、柴胡、前胡、川芎、枳壳、桔梗、茯苓各 20 克，甘草 10 克，姜 3 片，薄荷 2 克。口干舌燥加黄芩 10

克；脚气加大黄 10 克，苍术 15 克；肤痒加蝉蜕 8 克。水煎，每日一剂，分三次服。

### 67. 陆氏麻桂汤

治伤寒瘟疫，痰疟。肉桂 10 克，当归 15 克，炙甘草 5 克，麻黄 12 克，陈皮 5 克，生姜 10 克。若阴气不足加熟地 20 克；元气大虚加人参 8 克。水煎，每日一剂，分三次服。

### 68. 陆氏太平丸

治胸腹疼痛胀满，及食积气胀，气疝，血疝，邪实涩滞。陈皮、厚朴、木香、乌药、白芥子、草豆蔻、三棱、莪术、干姜、牙皂、泽泻各 10 克。研为细末。将巴豆 5 克滚汤泡去皮，用水一碗煮至半碗，将巴豆捞出研为细末，加入上药，以半碗煮巴豆水调匀做绿豆大小丸，每次 3~5 分，甚者 5 克，随症用汤引下。凡伤食停滞用本汤引下；女子血气痛用红花或当归汤下；气痛陈皮汤下；疝气茴香汤下；寒气姜汤下；欲泻之，用热汤下 5 克，未利再服；利多不止，用冷水一二口即止。

### 69. 陆氏木香槟榔丸

治胸腹积滞，痞满结痛，二便不通，或泻下痢，里急后重，食疟食积。莪术、三棱各 25 克，二药先用醋煮；黄连、黄柏、枳壳、陈皮、青皮、槟榔、木香各 25 克，大黄 50 克，香附、黑牵牛各 100 克，用芒硝水做成丸。用量据人虚实服用。每日二次，每次 10~15 克，开水冲服。

### 70. 陆氏百顺丸

治一切阳邪积滞，气积、血积、虫积、食积，伤寒实热秘结等症。川大黄、牙皂角炒黄各 50 克。研为末，汤浸蒸饼丸绿豆大小，每日二次，每次服用 2~3 克或 5~10 克，根据病人身体情况酌宜用药。

### 71. 陆氏平胃汤

治脾有停湿，素食不消，满闷呕泻，及感山岚瘴雾不服水土。苍术 10 克，厚朴、陈皮、炙甘草各 5 克，姜 3 片，枣 6 枚。伤食加麦芽、神曲各 30 克；痰多加半夏；脾倦不思食加人参 10 克，黄芪 15 克；痞闷加枳壳、木香各 10 克；大便秘结加大黄 6 克，芒硝 8 克；小便不利加茯苓、泽泻；伤寒头痛加葱头、豆豉取汁。水煎，每日一剂，分三次服。

### 72. 陆氏和胃汤

治寒湿伤脾，霍乱吐泻，及痰饮水气，胃脘不清，呕恶胀。陈皮、厚朴各 8 克，炒干姜 10 克，炙甘草 5 克。水煎，每日一剂，分三次服。

### 73. 陆氏保和丸

治食积饮停，腹痛泄泻，痞满吐酸，积滞恶食，下痢。去核山楂 150 克，神曲、茯苓、半夏各 50 克，陈皮、莱菔子、连翘各 25 克，麦芽 50 克。研粉和丸，每服 10 克，日服三次。

### 74. 陆氏痞气丸

治脾盛，食积瘀于胃脘，大如盘久不下，令人四肢不收，胆汁外溢出现黄疸证象。黄连40克，厚朴25克，吴茱萸15克，白芍、土炒黄芩各10克，酒炒茵陈、炮干姜、砂仁各8克，人参、茯苓、泽泻各5克，制川乌、川椒各3克，肉桂、巴豆霜各2克，蜜丸灯草汤下。水煎，每日一剂，分三次服。

### 75. 陆氏健脾丸

（1）治脾虚气弱，饮食不消化。白术、人参各100克，麦芽、陈皮各100克，山楂去核80克，枳实150克，神曲100克。研粉制丸，每次10克，每日三次。

（2）主治脾虚不足，饮食不养肌肤。白术、人参各100克，枳实150克，神曲100克，当归、芍药、川芎、麦门冬、柏子仁各50克。研粉制丸，每次10克，每日三次。

### 76. 陆氏解肝汤

治暴怒伤肝，气逆胀满。陈皮、半夏、厚朴、茯苓各8克，苏叶、芍药各5克，砂仁6克，煨姜5片。如胁胀加白芥子5克；胸膈气滞加枳壳、香附、藿香各8克。水煎，日服三次，空腹服。

### 77. 陆氏排气汤

治气逆食滞。陈皮、枳壳、藿香各8克，香附、泽泻、乌药各10克、厚朴5克、木香8克。如食滞加山楂、麦芽各15克；寒滞加焦干姜、肉桂各6克；气逆者加白芥子、沉香、青皮、槟榔各6克；呕而兼痛者加半夏、丁香各8克；小腹压痛加小茴香6克；疝气者加荔枝核8~15克，煨熟捣碎用。水煎，每日一剂，分三次服。

### 78. 陆氏葛花解毒汤

专治酒积，或呕吐或泄泻，痞塞，头痛，小便不利。葛花、豆蔻、砂仁各5克，木香2克，青皮、人参、白术、茯苓各4克，神曲、干姜、猪苓、泽泻各3克。水煎，每日一剂，分三次服。

### 79. 陆氏龟甲汤

治久疟不愈，腹中结块，疟母也。醋炙龟甲、土炒白术、黄芪、白芍、槟榔、草果、厚朴、陈皮、甘草各10克，姜3片，枣3枚，乌梅2个。水煎服。

### 80. 陆氏滋生丸

健脾开胃，消食止泻，调和脏腑，滋养营卫。又善治胎前恶阻。白术、人参、薏苡仁各150克，神曲、山楂、橘红各100克，芡实、麦芽、云苓、怀山药各80克，扁豆、莲肉各50克，桔梗、藿香、甘草各25克，川连、白豆蔻仁、泽泻各12克。研粉蜜丸，每次10克，日服三次。

### 81. 陆氏黄芩汤

（1）治太阳少阳合病，自下利者。黄芩15克，芍药、甘草各10克，大枣3枚。去大枣，治热痢腹痛后重，身热，下脓血黏稠，鼻衄不止，脉洪数。水煎，每日一剂，分三次服。

（2）治干呕下痢。黄芩、人参、干姜各15克，桂枝5克，大枣4枚，半夏10克。水煎，每日一剂，分三次服。

### 82. 陆氏黄连汤

治伤寒胸中有热而呕，胃中有寒而腹痛。炒黄连、炒干姜、桂枝、甘草各15克，人参10克，半夏10克，大枣4枚。水煎，每日一剂，分三次服。

### 83. 陆氏温胆汤

（1）治胆虚痰热不眠，烦悸，口苦呕涎。姜半夏、茯苓、陈皮、甘草、枳实、竹茹各10克，姜3片，枣6枚。如心虚加人参、枣仁各10克；心内烦热加黄连、麦门冬各10克；口燥舌干去半夏，加麦门冬、五味子、天花粉各10克；表热未清加柴胡10克；内虚大便自利去枳实，加白术10克；内实心烦加黑栀子10克。水煎，每日一剂，分三次服。

（2）治梦遗惊悸。人参、枣仁、远志、熟地、姜半夏、茯苓、陈皮、甘草、枳实、竹茹各10克。水煎，每日一剂，分三次服。

### 84. 陆氏八味逍遥汤

（1）治血虚干燥，骨蒸劳热，潮热咳嗽，口干，月经不调，肋痛头眩，胃脘痛；女子郁怒伤肝致血妄行，赤白淫闭，砂淋，崩浊等。当归、白芍各8克，土炒白术、柴胡、茯苓各5克，炙甘草3克，煨姜、薄荷各2克。水煎，每日一剂，分三次服。

（2）治怒气伤肝，血少，目暗。丹皮、山栀、当归、白芍各10克，白术、柴胡、茯苓各8克，炙甘草5克，煨姜、薄荷各3克。水煎，每日一剂，分三次服。

### 85. 陆氏藿香正气散

治外感风寒，内伤饮食，发热头痛，呕逆胸满闷，咳嗽气喘，疟疾，中暑，霍乱吐泻，感岚瘴不正之气，增减用之。藿香、紫苏、白芷、大腹皮、茯苓各150克，白术、陈皮、半夏曲、厚朴、桔梗各100克，甘草50克。研粉，每服25克，日服三次。

### 86. 陆氏六和汤

治夏令饮食不调，内伤生冷，外伤暑气，寒热交作，霍乱吐泻，及暑夏烦闷，倦卧口渴，便赤，醉酒等症。砂仁、藿香、厚朴、杏仁、半夏、扁豆、木瓜、人参、白术、赤茯苓、甘草各10克，生姜3片，大枣4个。水煎，每日一剂，分三次服。

### 87. 陆氏消脾汤

治疟脉弦数，但热不寒，或热多寒少，膈满不食，口苦舌干，烦躁，小便赤涩，大便不利。青皮、厚朴、柴胡、黄芩、半夏、茯苓、白术、甘草、草果各10克。大渴加麦门冬、知母各10克；疟不止加酒炒常山5克，乌梅2个。水煎服，疟前两小时服。

### 88. 陆氏归柴汤

治营虚不能作汗，真阴不足，外感风邪难解者。当归50克，柴胡25克，炙甘草

4克，生姜3片，陈皮5克，人参5克。大便多溏者以白术代当归亦佳。水煎，每日一剂，分三次服。

### 89. 陆氏防风通圣散

治一切风寒湿暑，内外诸邪所伤，发热，头目昏晕，目赤睛痛，耳鸣，口苦舌干，咽喉不利，唾涕黏稠，咳嗽上气，大便秘结，小便赤涩。防风、荆芥、连翘、麻黄、薄荷、川芎、当归、白芍、白术、炒山栀、大黄、芒硝各25克，黄芩、石膏、桔梗各50克，甘草100克，滑石150克，生姜5片，葱白5头。水煎服。或研粉，每次服15克，日服三次。

### 90. 陆氏麻黄白术汤

治大便不通，小便赤涩，身面俱肿，色黄，麻木、身重，喘促无力，吐痰唾沫，发热时躁，振寒，项额如冰，目中留火，鼻不闻香，小腹急痛。青皮、陈皮、黄连、黄柏、炙甘草、升麻各2克，柴胡、桂枝、人参、黄芪、苍术、白术、厚朴、猪苓各3克，泽泻、吴茱萸、茯苓各4克，白豆蔻、炒神曲各5克，麻黄6克，杏仁4粒打碎。上药水煎，日服两次。

### 91. 陆氏香苏汤

治四时感冒，头痛发热，胸膈满闷，嗳气恶食。炒香附、紫苏各10克，陈皮5克，甘草3克。加姜葱煎服。咳嗽加杏仁、桑白皮各10克；有痰加半夏10克；头痛加川芎、白芷各10克；伤风鼻塞头晕加羌活、荆芥各10克；心中卒痛加延胡索10克。水煎，日服三次。

### 92. 陆氏柴苓汤

治风湿发黄，发热身痛，脉紧，表里俱病，小便不利，中寒泄泻。柴胡15克，茯苓、猪苓、泽泻各5克，白术15克，肉桂10克。邪盛者加生姜5片，汗出热不退加芍药10克。水煎，每日一剂，分三次服。

### 93. 陆氏黑散

治四肢烦重，心中恶寒。菊花40克，白术、防风各10克，桔梗8克，黄芩5克，人参、茯苓、当归、川芎、干姜、桂枝、细辛、牡蛎、矾石各3克。上药研粉，用温酒调服，每次5克，日服三次。20日后再冷服40日。禁荤腥、辛辣。共服60日止，即药积腹中不下，热食即下矣。冷食自能助药力。

### 94. 陆氏风引汤

治大人风引瘫痪，小儿惊痫瘛疭。大黄、干姜、龙骨各200克，牡蛎、甘草各100克，桂枝150克，寒水石、滑石、赤石脂、白石脂、紫石英、生石膏各300克。上药研粉，每次45克，用水3000毫升煮沸至1000毫升，分三次服。

### 95. 陆氏防己地黄汤

治病如狂状，妄行，独语不休，无寒热，脉浮。桂枝、防风各3克，防己、甘草各1克，酒渍一宿取汁；生地黄100克，研末用水蒸汁同服。

### 96. 陆氏续命汤

治中风不省人事，半身不遂，口眼歪斜，痰火偏多，六经中风。防风6克，桂枝、麻黄、杏仁、川芎、白芍、人参、炙甘草、黄芩、防己各8克，附子4克，研粉，取15克，加姜枣煎服，日服3次。筋急语迟，脉弦者倍用人参，加薏苡仁、当归，去芍药；烦躁不大便去桂枝、附子，加竹沥；日久不大便，胸中不快加大黄、枳壳；脏寒下痢去防己、黄芩，倍加附子、白术；呕逆加半夏；语言不清加石菖蒲、竹沥；身痛抽搐加羌活；口渴加麦门冬、花粉；烦渴多惊加水牛角；汗多去麻黄、杏仁，加白术；口渴去桂枝、附子，加石膏。

### 97. 陆氏秦艽汤

治中风手足不能运动，舌强不言。秦艽、石膏各150克，当归、白芍、川芎、生地、熟地、白术、茯苓、炙甘草、黄芩、防风、羌活、独活、白芷各50克，细辛25克，生姜5克。春夏加知母40克；心下痞加枳壳40克。上药研粉调匀，药粉每50克加生姜5克，煎服，日服三次。

### 98. 陆氏地黄汤

治中风不能言，足痿不能行，此少阴经病。熟地、巴戟、山萸肉、苁蓉、附子、肉桂、石斛、茯苓、石菖蒲、远志、麦门冬、五味子等份。每服25克，加姜、枣、薄荷煎服。每日一剂，分三次服。

### 99. 陆氏天麻丸

养血祛风壮筋骨。天麻、怀牛膝、萆薢、玄参、杜仲、当归、羌活、附子各25克，研粉调匀蜜丸，每服20克，日服两次。

### 100. 陆氏消风散

治风热上攻，头目眩痛，项背拘急，皮肤顽麻，瘾疹瘙痒，女子血风。厚朴、陈皮、炙甘草、荆芥各25克，防风、蝉蜕、羌活、藿香、白僵蚕、川芎、茯苓、人参各100克。研粉末调匀，每服15克，日服三次。

### 101. 陆氏薏苡仁汤

治痹在手足，湿流关节，并治手足流注疼痛，麻木不仁，难以屈伸。薏苡仁40克，当归、芍药各15克，肉桂8克，麻黄、甘草、苍术各10克，生姜3克。水煎，每日一剂，分三次服。

### 102. 陆氏人参补气汤

治手指麻木。人参、黄芪各10克，升麻、柴胡、芍药、生甘草、炙甘草、五味子各5克。每日一剂，水煎，日服三次。

### 103. 陆氏通痹散

治腰以下至足，风寒湿三气成痹，两足至脐冷如冰，不能自举，或因酒后立冰水中久而成疾。天麻、独活、当归、川芎、白术、藁本各20克，研末，每服10克，热酒调服。

## 104. 陆氏治瘫药酒

治中风语言不清,手足拘挛,半身不遂,痿痹不仁。炒白僵蚕、龟甲、虎骨、松节、防风、杜仲、萆薢、川牛膝、当归、白术、羌活各 100 克,苍耳子、秦艽各 200 克,枸杞 250 克,茄根 400 克。共研为粗末,用纱布袋浸入 5000 毫升酒内,煮沸退火毒。每日数次,有酒醉感觉醺醺不断。

## 105. 陆氏独活寄生汤

治肝肾虚热,风湿腰膝作痛,冷痹无力,屈伸不便。独活、桑寄生、秦艽、防风、细辛、当归、芍药、川芎、熟地、杜仲、川牛膝、人参、茯苓、甘草、肉桂各等份。研粉调匀,每服 20 克,日服三次。

## 106. 陆氏益寿解语汤

治中风舌强不语,半身不遂。防风、附子、天麻、枣仁各 5 克,羚羊角、肉桂各 4 克,羌活、甘草各 3 克,竹沥 10 克,生姜 3 片。水煎服。

## 107. 陆氏不换金丹

退风散热,治中风口歪。荆芥穗、炙甘草、防风、天麻、白僵蚕各 50 克,薄荷叶 150 克,羌活、川芎、白附子、乌头、蝎子、藿香叶各 25 克。研粉蜜丸,每服 15 克,日服三次。

## 108. 陆氏搜风顺气丸

(1)治风燥便秘,气闭不行。车前子 125 克,白槟榔、火麻仁、怀牛膝、郁李子、菟丝子、山药各 100 克,枳壳、防风、独活各 50 克,大黄 27 克。研粉蜜丸,每服 20 克,日服三次。

(2)治中风中气,半身不遂,口歪眼斜。白术 10 克,乌药 8 克,人参、天麻各 4 克,沉香、炙甘草、青皮、木瓜、苏叶、白芷各 3 克,生姜 3 克。水煎服,日服三次。

(3)治一切卒中,不论中风、中寒、中暑、中湿、中气及痰厥。先将皂角、细辛、生南星、半夏为末,吹入鼻中取喷嚏再饮药。如牙关紧闭,用生南星、半夏、细辛末,以手指点末,并乌梅肉频搽自开。半夏 8 克,南星、南木香、苍术、细辛、生甘草、石菖蒲各 5 克。痰盛者加全蝎。水煎,每日一剂,分三次服。

(4)治风气攻注,四肢骨节疼痛,遍身顽麻瘫痪,语言不清,脚气步履艰难,手足不遂。麻黄、陈皮、乌药各 100 克,白僵蚕、川芎、白芷、炙甘草、枳壳、桔梗各 50 克,干姜 25 克。研末调匀,每次服 5 克,加生姜 3 片,枣 3 枚。水煎服,每日三次。

## 109. 陆氏八味顺气散

(1)治中风正气虚,痰涎多。白术、白茯苓、青皮、白芷、陈皮、台乌药、人参各 5 克,甘草 3 克。水煎,每日三次服。

(2)治初中风,不知人事,口噤不开。藜芦、生甘草、细辛、人参、川芎各 5

克，石膏 25 克。研粉调匀，用 1 克，吹入鼻中有喷嚏者肺气未绝可治，再服顺风匀气还元汤：黄芪 50 克，党参 15 克，熟地 20 克，山萸肉、肉苁蓉、菟丝子、赤芍、当归、地龙、桃仁各 15 克，川芎、红花各 10 克，每日一剂，水煎，三次服。

（3）治中风自汗，发热不恶寒，不能安卧，此是风热烦躁之故。当归、川芎、栀子、羌活、大黄、防风、龙胆草各 10 克。水煎，每日一剂，分三次服。

### 110. 陆氏疏筋保安散

治左瘫右痪，筋脉拘挛，身体不遂，脚腿少力，干湿脚气，及湿滞经络。龙骨、萆薢、五灵脂、川牛膝、续断、白僵蚕、松节、白芍、乌药、天麻、威灵仙、黄芪、当归、防风各 50 克，木瓜 250 克。将上药用粮食酒浸泡半月，紧封扎口，用时取药焙干为末，每服 10 克，用浸药酒调下。

### 111. 陆氏上中下通用痛风方

痛风有寒、热、湿、痰、血之不同，此方通治。黄柏、苍术、南星、神曲、川芎、桃仁、龙胆草、防己、白芷各 50 克，羌活、威灵仙、桂枝各 15 克，红花 13 克。研粉，每服 15 克。水煎，每日一剂，分三次服。

### 112. 陆氏三痹汤

治气血凝滞，手足拘挛，风、寒、湿三痹。人参、黄芪、茯苓、甘草、当归、川芎、白芍、生地黄、杜仲、川牛膝、秦艽、独活、防风各 10 克，肉桂、细辛各 5 克，生姜 5 片，大枣 6 枚。水煎，每日一剂，分三次服。

### 113. 陆氏理中汤

治伤寒阴病，自利不渴，寒多而呕，腹痛便溏，脉沉无力或厥逆拘急。炒白术 100 克，炮白僵蚕、炙甘草、人参各 50 克。白痢腹痛加木香；不痛痢多者，倍加白术；渴者倍加白术；倦卧沉重加附子；腹满去甘草；呕吐去白术加半夏、生姜；脐下动气去白术，加桂枝；心悸加茯苓；黄加茵陈；寒实结胸加枳实。水煎，每日一剂，分三次服。

### 114. 陆氏理阴汤

治真阴虚弱，腹满呕逆，恶心，吐泻腹痛，女子经迟血滞等症。熟地 35 克，当归 15 克，干姜 10 克，炙甘草 6 克，肉桂 6 克，附子 8 克，柴胡 10 克。水煎服。泄泻不止及肾泻少用当归，加山药、扁豆、吴茱萸、补骨脂、肉豆蔻、附子；若腰腹痛加杜仲、怀牛膝；腹胀痛加陈皮、木香、砂仁。

### 115. 陆氏六味四防汤

治命门火衰，阴中无阳，阴阳皆脱者。人参 50 克，制附子 15 克，炮干姜 15 克，炙甘草 5 克，熟地 50 克，当归身 15 克。如汗多者加黄芪 50 克，白术 15 克；泄泻者加乌梅 2 个，五味子 6 克；虚阳上浮加茯苓 10 克；如肝经郁滞加肉桂 10 克。水煎服，日服三次。

### 116. 陆氏四逆汤

治三阴伤寒，身痛腹痛，恶寒不渴，四肢厥冷。附子 1 枚，干姜 50 克，炙甘草

100 克。水煎冷服。面赤者加葱头通阳；腹痛是真阴不足，加芍药 100 克；咽痛阴气上结加桔梗 50 克；痢止脉不出加人参 100 克；呕吐者加生姜 100 克。研粉，每次 15 克，日服三次。

### 117. 陆氏当归四逆汤

治厥阴伤寒，手足厥冷，脉细欲绝。当归、桂枝、芍药、细辛各 150 克，炙甘草、木通各 100 克，大枣 25 枚。久寒者加吴茱萸、生姜。研粉，每服 10 克，生姜煮水，分三次服。

### 118. 陆氏吴茱萸汤

治阳明病，食欲呕，得汤反剧，属上焦阳明经证，吐利手足厥冷，烦躁欲死，干呕，吐涎，头痛。吴茱萸、人参各 150 克。大枣 12 枚，生姜 300 克。加附子，名吴茱萸加附子汤，治寒疝腰痛，牵引睾丸，尺脉沉迟。水煎，每日一剂，分三次服。

### 119. 陆氏回阳救急汤

治三阴中寒，初病身不热，头不痛，四肢厥冷寒战，腹痛吐泻，口中不干，或指甲唇青，口吐涎沫，或无脉，或脉沉迟无力。附子、干姜、肉桂、人参各 5 克，白术、茯苓各 8 克，半夏、陈皮各 6 克，甘草 3 克，五味子 9 粒，生姜 3 片，麝香 3 厘。无脉加猪胆汁；泄泻加升麻、黄芪；呕吐加姜汁；吐涎加盐炒吴茱萸。水煎服。

### 120. 陆氏中满分消汤

治中满寒胀，寒疝，二便不通，四肢厥冷，食入反出，腹中寒，心下痞，下虚阴燥，奔豚不收。川乌、干姜、荜澄茄、生姜、黄连、人参、当归、泽泻、青皮、麻黄、柴胡各 10 克，草蔻仁、厚朴、黄芪、黄柏各 3 克，益智仁、吴茱萸、木香、半夏、茯苓、升麻各 2 克。水煎热服。

### 121. 陆氏温胃饮

治中寒呕吐，吞酸，泄泻，不思饮食，及女子脏寒呕恶，胎气不安等症。白术 10 克，当归 8 克，人参 15 克，白扁豆 10 克，炙甘草 5 克，炒黄干姜 10 克，炒陈皮 5 克。下寒滞浊者加补骨脂 5 克；气滞兼胸胀者加藿香、丁香、白蔻仁、砂仁、白芥子之属；兼外邪及肝肾之病者加桂枝、肉桂，甚者加柴胡；脾陷身热者加升麻 4 克；水泛为痰而胸膈痞满者，加茯苓 10 克；如脾胃虚极，大呕大吐不能止者，宜倍加参、术。水煎，每日一剂，分三次服。

### 122. 陆氏四神丸

治肾泻，脾泻。补骨脂 200 克，炒五味子 150 克，肉豆蔻 100 克，吴茱萸 50 克，大枣百枚，生姜 400 克。同煮烂去枣核、姜渣，捣丸。每服 10 克，临卧盐汤服下。

### 123. 陆氏乌头赤石脂丸

治心痛彻背，背痛彻心。赤石脂、蜀椒、炮乌头、炮附子、炮干姜各 25 克，研粉，蜜丸，每次 15 克，日服三次。

### 124. 陆氏九痛丸

治久寒心痛，卒中恶，腹胀痛，口不能言，连年积冷，心胸痛，并冷肿上气，落马坠车血疾等。附子 150 克，生狼牙、炙香巴豆、人参、干姜、吴茱萸各 50 克。研粉，蜜炼为丸桐子大，酒下，强者初服三丸，弱者两丸。

### 125. 陆氏导气汤

治寒疝疼痛。川楝子 20 克，木香 15 克，茴香 10 克，吴茱萸 5 克。水煎服。

### 126. 陆氏天台乌药散

治小肠疝气，牵引脐腹痛。巴豆 70 粒，川楝子 10 粒，乌药、木香、盐炒茴香、炒良姜、青皮各 25 克，槟榔 2 个。先将巴豆打破，同川楝子麸炒黑，去麸及巴豆，同余药为末，酒下 5 克。

### 127. 陆氏橘核丸

治四种癫疝。橘核、川楝子、海藻、海带、昆布、桃仁各 100 克，延胡索、厚朴、枳实、木通、肉桂、木香各 25 克。为末糊丸，盐汤或酒送下。每服 20 克，日服三次。

### 128. 陆氏寿脾汤

治脾虚不能摄血，凡忧思怒劳及误用攻伐等药损脾阴，致中气亏陷、神魂不宁，大便脱血不止或女子崩淋等症。白术 15 克，当归、山药各 10 克，枣仁 8 克，炙甘草 5 克，远志 3 克，炮姜 15 克，莲肉 20 粒，人参 10 克。如血未止加乌梅 2 个。凡胃酸者不可用，或加地榆 8 克亦可；滑脱不禁加醋炒百合 5 克；下焦虚滑不禁加鹿角霜 10 克；气虚者加炙黄芪 15 克；气陷而坠者加炒升麻 3 克，或白芷亦可；兼溏泄者加补骨脂 5 克；阳虚寒者加附子 15 克；血去过多，阴虚心跳不宁，加熟地、人参 40 克或 50～100 克。水煎服。

### 129. 陆氏清暑益气汤

治夏季湿热暑蒸，四肢倦怠，胸闷气促、身热，心烦口渴，恶食少，自汗身重，肢体疼痛，小便赤涩，大便溏，脉虚者。黄芪、人参、白术、苍术、神曲、青皮、陈皮、炙甘草、麦门冬、五味子、当归、黄柏、泽泻、升麻、葛根各 10 克，生姜 5 片，大枣 4 个。水煎服。

### 130. 陆氏补肝汤

治阴汗如水，阴冷如冰，脚痿无力。茯苓、猪苓、柴胡、羌活、防风、连翘、知母、黄芪、人参、苍术、陈皮、神曲、炙甘草、当归、黄柏、泽泻、升麻、葛根各 10 克。水煎服。

### 131. 陆氏清燥汤

治肺金受湿热之邪，足痿喘促，胸满少食，头晕体重，身痛肢倦，口渴便秘。黄芪 8 克，苍术 5 克，炒白术、陈皮、泽泻各 3 克，人参、茯苓、升麻各 3 克，当归、生地黄、麦门冬、炙甘草、炒神曲、黄柏、猪苓各 2 克，黄连 1 克，五味子 9 粒，柴胡 3 克。水煎服。

### 132. 陆氏生脉散

治热伤元气，口渴多汗，肺虚而咳。人参、麦门冬各 5 克，五味子 10 粒。水煎服。加陈皮、炙甘草名五味子汤；治肺虚少气咳嗽自汗；加黄芪、甘草、桔梗，名为补气汤，治气虚自汗；加伏神、远志、木通名伏神汤，治脉虚咳心痛，喉中肿。

### 133. 陆氏猪苓汤

治阳明病，脉浮，发热，渴欲饮水，小便不通。猪苓、茯苓、泽泻、滑石、阿胶各 15 克。水煎服。

### 134. 陆氏防己黄芪汤

治风水，脉浮身肿，汗出恶风，及诸风诸湿麻木身痛。防己、黄芪各 50 克，白术 35 克，炙甘草 25 克。研末，每服 25 克，加姜枣煎服。腹痛加芍药 25 克；咳喘加麻黄 8 克；有寒加细辛 5 克；气上冲加桂枝 15 克；热肿加黄芩 15 克；寒痛加干姜、肉桂各 6 克；气痛加陈皮、枳壳、苏叶各 10 克；湿盛加茯苓、苍术；气满坚痛加陈皮、枳壳、苏叶各 10 克。

### 135. 陆氏加味肾气丸

（1）治脾肾大虚，肚腹胀大，四肢浮肿，喘急痰盛，小便不利，大便溏黄。亦治消渴。熟地黄 200 克，茯苓 150 克，山药、丹皮、山萸肉、泽泻、牛膝、车前子、肉桂各 50 克，附子 25 克。研粉蜜丸。每服 20 克，分三次服。

（2）治水肿水胀，形气俱实。黑牵牛 200 克，大黄 100 克，甘遂、大戟、芫花、青皮、橘红各 50 克，木香 25 克，轻粉 5 克。研粉为丸，每服 5 克。

（3）治遍身水肿，喘呼口渴，大便秘。羌活、秦艽、槟榔、商陆、椒目、大腹皮、茯苓皮、木通、泽泻、赤小豆各等份。加姜皮煎服。

（4）治肢体浮肿，色悴声短，口中不渴，二便通利。白术、茯苓、炙甘草、厚朴、大腹皮、草豆蔻、木香、木瓜、附子各 10 克。加姜枣煎服。

（5）治水溢肢体皆肿。麦门冬 50 粒，粳米 50 粒。煮熟服。

### 136. 陆氏五皮汤

治水病肿满，上气喘急，或腰以下肿。五加皮、地骨皮、茯苓皮、大腹皮、生姜皮。加陈皮、桑白皮各 10 克，治病后脾肺气虚而致肿满者。

### 137. 陆氏分清汤

治积热秘结，小水不力，或致腰腹下部极痛，或湿热不利，黄疸，溺血，邪热蓄血，腹痛淋闭等症。茯苓、泽泻、木通各 10 克，猪苓、栀子、枳壳、车前子各 5 克。如内热者，加黄芩、黄柏、龙胆之属；如大便坚硬腹胀者，加大黄 10 克；如黄疸小水不利，热甚者，加茵陈 10 克；如邪热蓄血腹痛者，加红花、青皮各 8 克。水煎服。每日一剂，分三次服。

### 138. 陆氏萆薢分清汤

治阳虚白浊，小便频数，膏淋。川萆薢、石菖蒲、乌药、益智仁各 20 克，甘草

10 克，茯苓 15 克。水煎加盐 3 克，沸后再煎 30 分钟。每日一剂，分三次服。

### 139. 陆氏琥珀散

治气、血、膏、砂四淋。滑石 10 克，琥珀、木通、萹蓄、木香、当归、郁金各 5 克。研末服。

### 140. 陆氏茵陈蒿汤

治伤寒阳明病，但头汗出，腹满口渴，二便不利，湿热发黄，脉沉实者。茵陈 300 克，大黄 100 克，炒栀子 14 粒。大黄易黄连名茵陈三物汤。加厚朴、枳实、黄芩、甘草、生姜、灯草，名茵陈军汤，治同。去栀子、大黄，加附子、干姜，治寒湿阴黄。水煎，每日一剂，分三次服。

### 141. 陆氏消渴汤

治胃热消渴，上消渴，中消饿，下消尿多。黄连 6 克，天花粉 20 克，生地汁 50 克，藕汁 50 克，牛乳 100 克。将黄连、天花粉研粉调匀，每日一剂，分三次服。

### 142. 陆氏滋燥养营汤

治火烁肺金，血虚外燥，皮肤干燥，筋急爪枯，或大便秘结。当归 10 克，生地黄、熟地黄、赤芍、黄芩、秦艽各 5 克，防风、甘草各 2 克。水煎服，每日一剂，日服三次。

### 143. 陆氏白茯苓丸

治下消，肾热尿多，胃热入肾，消烁肾脂，令肾枯燥，两腿渐细，腰脚无力。茯苓、黄连、天花粉、萆薢、熟地黄、覆盆子、人参、玄参各 50 克，蛇床子 38 克，鸡内金 30 个炒黄，石斛 38 克。研粉蜜丸，每服 10 克，磁石 30 克，水煎 2 小时，每日三次冲服。

### 144. 陆氏黄芪汤

（1）治心中烦躁，不生津液，不思饮食。黄芪、熟地黄、芍药、五味子、麦门冬、人参、甘草、茯苓、生姜各 10 克，大枣 3 个，乌梅 2 个。水煎服。

（2）治心移寒于肺，消瘦，食少溲多，当补肺平心。黄芪 150 克，五味子、人参、麦门冬、桑白皮各 100 克，枸杞子、熟地黄各 75 克。研粉，每服 25 克。

### 145. 陆氏黄连解毒汤

治一切火热，表里俱盛，狂躁烦心，口燥咽干，火热干呕，错乱不眠，吐血、衄血，热甚发斑。黄连、黄芩、黄柏、栀子各 10 克。水煎服，日服三次。

### 146. 陆氏保阴汤

治男女下浊，遗淋色赤带血，脉滑多热，便血不止，及血崩血淋，一切阴虚内热动血症等。生地、熟地、芍药各 10 克，山药、川断、黄芩、黄柏各 8 克，生甘草 5 克。怒火动血者加栀子 10 克；身热加地骨皮 8 克；肺热多汗者加麦门冬，地骨皮；血热甚者加黄连 8 克；血虚血滞，筋骨肿痛者加当归 15 克；气滞而痛者去熟地，加青皮、陈皮、丹皮、香附；血脱血滑及便血者加地榆 10 克，或乌梅 2 个；少年、壮年气血壮者不必用山药、熟地；肢节肿痛者加秦艽、丹皮各 10 克。水煎，每日一剂，分三次服。

### 147. 陆氏滋肾丸

治下焦邪热，口不渴而小便频，及肾虚蒸热，脚膝无力，阴痿阴汗，脉上冲而喘。炒黄柏 100 克，知母 50 克，肉桂 5 克，研粉蜜丸，每服 15 克，日服三次。

### 148. 陆氏升阳散火汤

治肌表热，四肢热，骨髓热，热如火燎。此病多因血虚，及胃虚过食冷物得之。柴胡 40 克，防风 12 克，葛根、升麻、羌活、独活、人参、白芍各 25 克，炙甘草 15 克，生甘草 10 克。研粉调匀，每服 25 克，姜枣煎服。

### 149. 陆氏抽薪汤

治诸火盛，而不宜补者。黄芩、石斛、木通、炒栀子、黄柏各 25 克，枳壳 8 克，甘草 3 克。水煎服。

### 150. 陆氏彻薪汤

治三焦气火，一切内热。黄芩 10 克，麦门冬、芍药、黄柏、茯苓、丹皮各 8 克，陈皮 8 克。如多郁气逆伤肝，肋痛，或致动血者，加青皮、栀子。水煎服，每日一剂，分三次服。

### 151. 陆氏龙胆泻肝汤

治肝胆经实火湿热，肋痛耳聋，胆溢口苦，筋痿阴汗，阴肿痛，白浊溲血。龙胆草、炒黄芩、栀子、泽泻、木通、车前子、当归、生地黄、柴胡、生甘草各 10 克。水煎服。

### 152. 陆氏清胃散

治牙床出血或唇口颊腮肿痛。生地黄、牡丹皮、黄连、当归、升麻、石膏等份，研粉开水冲服，每服 10 克，日服三次。

### 153. 陆氏泻黄散

治脾胃伏火，口燥唇干，口臭口疮，烦渴易饮，热在肌肉。防风 200 克，藿香 35 克，烧黑山栀 50 克，石膏 25 克，甘草 100 克。炒黄研粉，酒调匀服，每服 10 克。

### 154. 陆氏莲子清心汤

治忧思抑郁，发热烦躁，或酒色过度，火胜克金，口苦咽干，渐成消渴，遗精淋浊，遇劳即发，四肢倦怠，五心烦热，及女子崩带。石莲肉、人参、黄芪、茯苓、柴胡、炒黄芩、地骨皮、麦门冬、车前子、炙甘草各 10 克。水煎，空腹服，日服三次。

### 155. 陆氏白术除湿汤

治午后发热，背恶风，四肢沉困，小便色黄。又治汗后发热。人参、赤茯苓、炙甘草、柴胡各 25 克，白术 50 克，生地黄、地骨皮、知母、泽泻各 35 克，研粉调匀，每服 25 克。有刺痛加当归 35 克；小便利，减茯苓、泽泻各半。

### 156. 陆氏清骨汤

治骨蒸劳热。银柴胡 8 克，胡黄连、秦艽、龟甲、地骨皮、青蒿、知母各 5 克，炙甘草 3 克。水煎服。

### 157. 陆氏辛夷散

治鼻生息肉，气息不通，不闻香臭。辛夷、白芷、升麻、藁本、防风、川芎、细辛、木通、甘草各等份。为粉，每服 15 克，茶调服下。

### 158. 陆氏顺气化痰丸

（1）治心下有痰饮，胸胁支满，目眩。茯苓 200 克，桂枝、白术各 150 克，甘草 100 克。水煎，分三次服。

（2）治酒食生痰，胸膈膨闷，五更咳嗽。姜半夏、胆南星各 100 克，青皮、陈皮、莱菔子、苏子、山楂、麦芽、神曲、葛根、杏仁、香附各 50 克，研粉蒸饼为丸，姜汁拌。每服 10 克，日服三次。

（3）治肺肾虚寒，水泛为痰，或年迈阴虚，血气不足，外受风寒，咳嗽呕哕，多痰喘急等症。当归 15 克，熟地 25 克，陈皮 8 克，半夏 10 克，茯苓 10 克，炙甘草 5 克，生姜 5 片。水煎服。大便不实而多湿者去当归加山药；痰盛气滞，胸膈不快加白芥子 3 克；阴寒盛而嗽不愈加细辛 3 克；兼表邪寒热加柴胡 10 克。

（4）治肺经伤风，头目昏痛、咳嗽多痰。旋覆花（即金沸草）、前胡、细辛各 5 克，荆芥子 8 克，赤茯苓 3 克，半夏 3 克，炙甘草 2 克，生姜 3 片，枣 3 枚。水煎服。满闷加枳壳、桔梗；有热加柴胡、黄芩；头痛加川芎；风热上壅加荆芥、细辛发汗而散风；痰涎内结加前胡消痰而降气。

（5）治脾胃内伤，眼黑头晕，头痛如裂，身重如山，恶心烦闷，四肢厥冷。此乃足太阴痰厥头痛。姜半夏、麦芽各 8 克，神曲、炒白芍各 5 克，苍术、人参、炙黄芪、陈皮、茯苓、泽泻、天麻各 3 克，干姜 2 克，黄柏 2 克。水煎服，日服三次。

（6）治风寒咳嗽，痰滞气逆。陈皮 8 克，半夏 15 克，茯苓 10 克，甘草、杏仁各 5 克，白芥子 3 克，生姜 3 片。水煎服。寒气盛加细辛 5 克；冬月寒邪加麻黄、桂枝亦可；风盛而邪不盛者加防风 5 克，或苏叶亦可；若头痛鼻塞加川芎，白芷、蔓荆子皆可；兼寒热者加柴胡、苏叶；风邪咳嗽不止而兼肺胃火者加黄芩 10 克，甚者再加知母、石膏，所用生姜只宜一片；凡寒邪咳嗽不利者加当归 15 克，老年尤宜；若气血不足者加人参 6 克；凡痰胜而气不顺者加藿香 8 克，兼胀满者加厚朴 5 克，去杏仁、白芥子，加炒干姜 10 克，砂仁 3 克，名和胃二陈煎，治胃寒生痰，恶心呕吐，满闷嗳气；去杏仁、白芥子，加猪苓、泽泻、茯苓各 8 克，白术 10 克，炒黄干姜 10 克，名苓术二陈煎，治痰饮水气停蓄心下，吐酸等症；如肝肾兼寒加肉桂 10 克。去杏仁，加干姜、猪苓，为末，汤浸饼为丸，白沸汤下，名瓜痰丸，治一切停痰积饮，呕吐酸水胀闷、乳胸肋疼痛者，加天台乌药 10 克。

（7）治实痰、老痰怪症百病。青礞石 50 克，沉香 25 克，大黄、黄芩各 400 克。将礞石打碎，用焰硝 50 克同入瓦缸，盐泥固，晒干火煅色如金为度，研末为丸，量任虚实服之。汤服下后仰卧，不宜饮水行动。

（8）治痰因火动，气壅喘满，内热烦渴等症。陈皮8克，贝母15克，胆南星10克，海浮石、木通各10克，白芥子3克。火痰不降加童便小盅；渴者加天花粉10克；热在上焦，头面红赤，烦渴喜冷，加生石膏15克；痰火上壅，而小水不利，加泽泻10克；痰火闭结，大便不通而胀满者，加大黄10克，或朴硝10克，酌宜用。水煎，每日一剂，分三次服。

（9）治痰停中脘，两臂疼痛。半夏曲100克，茯苓50克，枳壳25克，风化硝12克（芒硝刮亦可用）。研粉，姜汁糊丸，姜汤下，每服15克。

（10）治人忽患胸背手足腰项筋骨牵引钓痛，走易不定，或手足冷痹，气脉不通，乃痰涎在胸膈上，误认为瘫痪也。甘遂、大戟、白芥子各50克。研粉糊丸，临睡前以姜汤送服10克。脚气加槟榔、木瓜、松枝、卷柏；惊痰加朱砂、全蝎；惊气成块加穿山甲、龟甲、延胡索、苍术。

（11）治风痰诸痫，癫狂心疾。辰砂50克，乳香、炒枣仁各25克。研粉匀，温酒调下，饮下沉醉入睡一二日勿动，若惊醒不可复治也。加入人参50克，蜜丸，名宁志丸，每服10克，薄荷汤下，治同上。

### 159. 陆氏三子养亲汤

治老人气实痰盛，喘满少食。紫苏子、白芥子、莱菔子，各微炒研粉，可丸服、煎服，酌配等份。

### 160. 陆氏涤痰汤

治中风痰迷心窍，舌强不语。半夏、胆南星各12克，橘红、枳实、茯苓各10克，人参、菖蒲各5克，竹茹4克，甘草3克，生姜3片。水煎服，日服三次。

### 161. 陆氏清肺汤

治痰湿气逆而咳嗽。杏仁、贝母、茯苓各5克，桔梗、甘草、五味子、橘红各3克，生姜3片。水煎服。湿痰去贝母，加半夏、南星；燥痰加瓜蒌、知母、天门冬。午前嗽属胃火，宜清胃，加石膏、黄连。午后嗽属阴虚，宜滋阴降火，加川芎、当归、芍药、生地、知母、黄柏、麦门冬、竹沥。黄昏嗽为火浮于肺，不可用凉药，宜五倍子、五味子、诃子而降之。劳嗽见血多为肺受热，宜加当归、芍药、阿胶、天门冬、知母、款冬、紫菀之类。久嗽肺虚加人参、黄芪。如肺热用沙参。

### 162. 陆氏清气化痰丸

治热痰。姜半夏、胆南星各75克，橘红、枳实、杏仁、瓜蒌仁、黄芩、茯苓各50克。研粉姜汁糊丸，姜汤服下，每服15克。

### 163. 陆氏苏子降气汤

治虚阳上攻，气不升降，上盛下虚，痰涎壅盛，咳嗽呕血，或大便不利。苏子、半夏、前胡、厚朴、橘红、当归各5克，炙甘草、肉桂各3克，生姜3片。煎服。

### 164. 陆氏定喘汤

治肺虚哮喘。白果30个炒黄去壳，麻黄、款冬花各15克，桑白皮、苏子各10

克，杏仁、黄芩各 8 克，甘草 5 克，半夏 15 克，生姜 3 片。水煎服。

### 165. 陆氏七气汤

（1）治七情气郁，痰涎结聚，咯不出，咽不下，胸满喘急，或咳或喘，或攻冲作痛。姜半夏 25 克，厚朴 15 克，茯苓 20 克，紫苏 10 克，生姜 3 片，大枣 3 枚。水煎服。加白芍、陈皮、人参、肉桂，亦名七气汤，治七情郁结，吐利交作，寒热眩晕，痞满噎塞。

（2）治七情气郁，痰涎结聚，虚冷上气，或腹绞痛，或膨胀喘急。人参、肉桂、半夏各 5 克，甘草 3 克，加生姜水煎服。心腹痛加延胡索。

### 166. 陆氏温经汤

治女子小腹寒，久不受胎。兼治崩中去血，或月经过多，不断下血。吴茱萸 150 克，当归、川芎、芍药、人参、桂枝、阿胶、丹皮、生姜、甘草各 100 克，麦门冬、半夏各 500 克。加水 5000 毫升煮至 3000 毫升，分温三次服。

### 167. 陆氏理经汤

（1）治崩漏身热，自汗，短气，倦怠懒食。炙黄芪 8 克，人参、炙甘草各 8 克，白术、陈皮、当归各 3 克，升麻、柴胡各 2 克，白芍、黑山栀各 10 克，生姜 5 片，大枣 6 枚。水煎服。

（2）治月经来而不止。黄芪、当归、白术各 15 克，羌活、防风、藁本各 10 克，独活、附子、甘草各 8 克，人参、熟地、川芎各 5 克，细辛 3 克，桃仁 10 个，红花、肉桂、芍药各 3 克。研粉匀，每服 15 克，逐渐加至 25 克。

（3）治经行不止及崩中漏下紫黑成块。炙龟板 200 克，芍药、黄柏各 150 克，黄芩 100 克，香附、樗皮 75 克。研粉酒拌为丸，每服 20 克。

（4）治女子气滞血积，经脉不利，痛经拒按，及产后瘀血、实痛，并男女血逆结之症。归尾 25 克，山楂、香附、红花各 10 克，木香 4 克，乌药 10 克，青皮、泽泻各 8 克。水煎服。寒滞者加肉桂 5 克；火盛内热，血燥不行者，加炒栀子 10 克；微热血虚者加芍药 10 克；血虚涩滞者加牛膝 10 克；血瘀不行者加桃仁 8 克，或加苏木、延胡之类；瘀极大便结燥者加大黄 5～15 克，或朴硝、苍术亦可。

（5）治月经后期紫黑成块。当归、生地各 15 克，芍药 10 克，川芎 8 克，香附、黄连各 10 克。水煎服。

（6）治月经过多。当归、生地各 15 克，芍药 10 克，川芎 8 克，黄芩、白术各 10 克。水煎服。

### 168. 陆氏调经汤

（1）治经脉阻滞，气逆不调，多痛而实者。当归 25 克，牛膝、山楂各 10 克，香附、青皮、茯苓各 8 克。水煎服。因不忌生冷而寒滞于内，加肉桂、吴茱萸各 10 克；胀闷加厚朴 5 克，或砂仁亦可；气滞者加乌药 5 克；痛在小腹者加小茴香 8 克。

（2）治一切诸气，气上冲心，心胸肋刺痛，月水不调。香附 40 克，乌药 10 克，陈皮、苏叶各 5 克，干姜 3 克。研粉，每服 30 克。水煎服。

（3）治女子血气俱虚，经血不调或断续，或滞浊，或腹痛腰酸，或饮食不香，瘦弱不孕者。甘草、川芎各50克，熟地、菟丝子、当归各200克，杜仲、人参、白术、茯苓、芍药、鹿角霜、川椒各100克。研末蜜丸，空腹白汤送下，每服15克。如经迟腹痛加补骨脂、肉桂各50克，甚者加吴茱萸25克，或龙骨50克；如子宫寒甚，或泄或痛，加制附子或炮姜25克；郁怒气不顺为胀为滞者，宜加香附100克，甚者再加沉香25克；血热化火加川断、地骨皮各100克；男子宜加枸杞子、胡桃肉、鹿角胶、山药、山茱萸、巴戟天各100克。

（4）治子宫脂满不能孕。川芎、白术、半夏曲、香附各50克，茯苓、神曲各25克，橘红、甘草各10克。研粉为丸，每服10克，一日三次。

（5）治女子血虚凝滞，蓄积不行，小腹急痛，产难经滞。当归35克，熟地20克，白芍10克，川芎5克，肉桂15克。如兼胃寒或呕恶者加干姜；水道不利加泽泻或茯苓；气滞者加香附或丁香、木香、砂仁、乌药；阴虚疝痛者加小茴香；血瘀不利，积块者，加桃仁或红花。

（6）治血瘕，瘀血凝聚。丹皮、肉桂、归尾、延胡索各3克，牛膝、赤芍、莪术各4克，三棱3克。水酒各半煎服。

### 169. 陆氏逍遥汤

（1）治女子思郁过度，致伤心脾，冲任之源，血气日枯，渐至经脉不调。当归15克，熟地25克，枣仁10克，芍药、茯神各8克，炙甘草5克，陈皮4克，远志3克。气虚加人参10克；月经过期腹痛加香附10克。水煎，每日一剂，分三次服。

（2）治崩漏不止。地榆、乌梅各50克，黑姜75克。共研粉，每服10克。崩甚者加三七粉10克。每日三次服。

### 170. 陆氏人参荆芥散

治血风劳。因血虚受风寒，盗汗晨不止。人参、白术、熟地、枣仁炒，炙龟甲、水牛角、枳壳、柴胡、荆芥各3克，防风、炙甘草、川芎、当归、肉桂各2克，生姜3片。水煎服。

### 171. 陆氏固下丸

（1）治赤白滞下。樗皮75克，白芍25克，良姜煅黑、黄柏煅黑各15克。研粉为丸，米汤下，每服10克，每日三次。

（2）治赤白带，滑脱不禁。煅白芷50克，煅海蛸螵100克，胎发炒焦25克。研粉酒调，每服10克。

（3）治赤白带下，腹中痛，少食消瘦。当归、熟地、阿胶、续断、白芍炒、煅牡蛎各100克，地榆炒黑15克。研粉醋糊丸，米汤下，每服10克，每日三次。

（4）女子漏下，有半产后因续下血不绝者；有妊娠忽下血，假妊娠腹中痛，为胞阻。干地黄300克，艾叶、当归各150克，川芎、阿胶、芍药各200克，甘草100克，水酒各半煮去渣，加阿胶。日服三次。亦可加黄芪、干姜各100克。

（5）治女子妊娠腹中痛、绞痛、急痛。芍药500克，泽泻250克，茯苓、白术各

200 克，当归、川芎各 150 克。研粉，每服 10 克，日服三次。

### 172. 陆氏桂枝茯苓丸

妇女行经时遇冷，余血留为瘕，有孕而仍有血漏下，伤胎也，故胎动。桂枝、茯苓、牡丹皮、桃仁、芍药各等份。研粉炼蜜为丸。每服 3 克，每日三次。

### 173. 陆氏橘皮汤

治妊娠呕吐不下食。橘皮、竹茹、人参、白术各 10 克，生姜 10 克，厚朴 12 克。水煎服。

### 174. 陆氏半夏茯苓汤

治妊娠恶阻。半夏、生姜各 15 克，干地黄 10 克，旋覆花、白芍、人参、川芎、细辛、橘皮、甘草、桔梗各 8 克。水煎服。

### 175. 陆氏安妊汤

（1）治瘛疭胎动不安。即抽搐也。钩藤、当归、茯神、人参各 10 克，桔梗 8 克，桑寄生 3 克。风热加黄芩、栀子、柴胡、白术；风痰加半夏、南星、竹沥；风胜加全蝎、白僵蚕。水煎服。

（2）治妊娠小便难，饮食如故。当归、贝母、苦参各 50 克。研粉炼蜜丸。每服 10~15 克。日服 3 次。

（3）治妊娠中风，涎潮忽仆，口噤，角弓反张，名为子痫。羚羊角挫屑 5 克，独活、防风、川芎、当归、枣仁、茯神、杏仁、薏苡仁各 3 克，木香、甘草各 2 克，生姜 3 片。水煎服。

### 176. 陆氏紫苏汤

治气不和上冲胸腹，腹满头痛，心腹腰肋痛，名子悬。苏叶 5 克，当归 4 克，川芎、芍药、人参、陈皮、大腹皮各 3 克，甘草 2 克，生姜 3 片。水煎，空腹服。心痛甚者加木香、延胡索。

### 177. 陆氏天仙藤散

治子气。妊娠受风，足肿，喘闷，脚趾出黄水。天仙藤（即青木香藤炒）、香附、乌药、陈皮、炙甘草各 10 克，紫苏叶 1 克，木瓜、生姜各 2 克。水煎服，日服三次。

### 178. 陆氏白术汤

治子肿，面目肢体虚如水状。白术 5 克，姜皮、陈皮、茯苓皮、大腹皮各 3 克。水煎服，日服三次。

### 179. 陆氏竹叶汤

治妊娠心虚胆怯，终日烦闷，为子烦。麦门冬 8 克，茯苓、黄芩各 5 克，人参 3 克，竹叶 10 片。有痰加竹沥。水煎服。

### 180. 陆氏紫菀汤

治子嗽。紫菀、天门冬各 5 克，桔梗 3 克，炙甘草、桑白皮、杏仁各 2 克，竹茹 1 克。水煎服。亦可少加蜜服。

### 181. 陆氏安荣散

治子淋，心烦闷乱。人参、细辛各50克，当归、甘草、灯草各25克，木通、滑石、麦门冬各15克。共研为粉。每服10克，麦门冬汤调下。

### 182. 陆氏胎元汤

治女子冲任失守，胎元不安、不固。人参、当归、杜仲、芍药各10克，熟地15克，白芍8克，炙甘草5克，陈皮4克。如下元不固而多遗浊者，加山药、五味子、补骨脂之类；气分盛者多加白术、黄芪；气滞，胃、胸、膈、胞满不快者慎用；虚而多寒兼呕者，加炮姜4克或10克；虚而热者加黄芩8克或生地10克；阴虚小腹作痛加枸杞子10克；多怒气逆加香附或砂仁；有动血者加川断、阿胶各10克；呕吐不止加神曲10克，煨姜3片。水煎服。

### 183. 陆氏固胎汤

治脾滞胎火旺，而屡堕胎者。黄芩10克，白术8克，黄柏8克，当归8克，砂仁4克，陈皮5克，芍药8克。水煎，每日一剂，分三次服。

### 184. 陆氏凉胎汤

治胎气内热不安。生地、芍药各10克，当归8克，黄芩10克，枳壳、石斛各5克，茯苓8克，生甘草3克。如热甚者加黄柏10克。水煎，每日一剂，分三次服。

### 185. 陆氏参术汤

治妊娠转胞。当归、熟地黄、川芎、芍药、人参、白术、陈皮、半夏、炙甘草各10克，生姜3片。空腹水煎服。

### 186. 陆氏当归散

治妇女胎动不安，产后百病。当归、川芎、芍药、黄芩各250克，白术125克。研粉酒调，每服15克，日服两次。

### 187. 陆氏达生散

妊娠八九月服十剂易生有力，可顺产。当归、芍药、人参、炒白术、紫苏各5克，炙甘草10克，大腹皮、陈皮各5克，枳实、砂仁各10克。水煎，日服三次。

### 188. 陆氏当归补血汤

治产后无乳。当归10克，黄芪50克，葱白10茎。煮汤，日服三次。

### 189. 陆氏保产汤

（1）治产后胞损成淋或遗尿。人参13克，白术10克，黄芪8克，茯苓、陈皮、桃仁各5克，炙甘草3克。用猪羊胞煮汤入药，煎服。

（2）治产后恶露不尽，攻冲作痛，及胞衣不下，胎死腹中。熟地黄、归尾、赤芍、蒲黄、肉桂、炒干姜、甘草各200克，黑豆1000克。每服10克，酒、童便各半煎。

（3）治产后阳气虚寒，或阴邪入脏，心腹疼痛，呕吐不食，四肢厥冷。茯苓8克，吴茱萸3克，当归、熟地各15克，芍药酒炒焦8克，炙甘草、炒干姜、肉桂、细辛各5克，熟地、归尾、赤芍、肉桂、甘草各10克。水煎服。

（4）治产后因火发热，及血热妄行，阴亏诸火不清等症。白芍、麦门冬各10克，丹皮、茯苓、生地、石斛各15克，黄芩5克。骨蒸多汗者加地骨皮8克；热甚而渴或头痛者加石膏15克；内热便涩者加木通10克，或黄柏、栀子皆可。可随症用之。兼外邪发热加柴胡10克。水煎服。

### 190. 陆氏柴归汤

治痘疹初起，发热未退，无论是痘是邪均可用之。有毒者可托，有邪者可散。当归15克，芍药8克，荆芥5克，炙甘草5克，柴胡5~10克，加姜煎服。血热者加生地；阴虚者加熟地；气虚脉弱者加人参；虚寒者加炮姜、肉桂；腹痛者加木香、砂仁；呕吐者加干姜、陈皮；若治麻疹，以干姜、葛根易荆芥。

### 191. 陆氏疏邪汤

治痘疹初起发热，凡气血强盛，单宜解邪，不滋补。芍药、柴胡、炙甘草、苏叶各15克，荆芥穗8克。水煎热服。无火者加生姜3片；火盛内热者加黄芩10克；渴者加干葛。水煎，日服三次。

### 192. 陆氏透肌汤

（1）治痘出见点未尽。羌活、陈皮、柴胡、前胡、半夏、茯苓、甘草、桔梗、川芎、当归、山楂各10克。水煎服。

（2）治气虚痘出不尽。紫草10克，木通8克，白芍、人参、蝉蜕、升麻、甘草各3克。水煎服。

### 193. 陆氏紫草化毒汤

治痘疹初出，热壅不快。紫草10克，陈皮5克，升麻、甘草各3克。小便赤加木通。水煎服。

### 194. 陆氏搜毒汤

治痘疹热毒、紫黑干枯、烦热便结等症。紫草、地骨皮、牛蒡子、黄芩、木通、连翘、蝉蜕、芍药各10克，水煎服。渴者加花粉、麦门冬；热甚头面牙肿痛者加石膏、知母；大肠干结，脐腹实胀，加大黄、芒硝；血热妄行者加犀角（以水牛角代）、童便；小便热闭加山栀、车前子，兼表热者加柴胡。

### 195. 陆氏痘疹汤

（1）治痘疹血虚血热，色红热渴或色燥不起，及便结溺赤，凡阳盛阴虚等症。生地、当归、白芍、甘草、地骨皮、紫草、黄芩、红花各10克。水煎服。量儿大小加减。渴加天花粉；肌热无汗加柴胡；血热毒不透者加犀角（以水牛角代）；毒热甚者加牛蒡子、木通、连翘之属。

（2）治痘疹咽喉肿痛，膈上热盛。牛蒡子10克，荆芥穗5克，防风、甘草各3克。水煎服。

（3）治痘疹中夹淡红色斑。炙红花、当归各5克，前胡4克，荆芥2克，白芷、甘草节、赤芍、陈皮各 3 克，郁金 4 克，胡荽子 30 粒。水煎服。

（4）治痘疹气血凝滞。木香 10 克，当归尾、赤芍、川芎、紫草、炙红花各 25 克，血竭 5 克。研粉匀，每服 15 克。

（5）治实热内壅，腹胀便秘，痘不能出。大黄、当归、芍药各 10 克。水煎服。

（6）治痘疹小便秘涩。车前子、赤茯苓、山栀仁、生甘草梢、木通、萹蓄、龙胆草各等份。研粉，每服 15 克。

### 196. 陆氏当归黄连汤

治痘疹毒盛，灰白色不痒。当归 10 克，黄连 6 克，丹皮 12 克，白僵蚕 10 克，牛蒡子 12 克，天花粉 15 克，金银花 15 克，生地 20 克，灯芯 1 克。水煎，日服三次。

### 197. 陆氏保元汤

（1）痘疹自行起发，而因气虚有险症者。人参、黄芪各 15 克，甘草 10 克，生姜 3 片。水煎服。

（2）治痘疹寒战咬牙，并治男女阳气虚寒等证。人参、当归、熟地各 15 克，炙黄芪、炮干姜、制附子各 10 克，肉桂 5 克，甘草 4 克，丁香 4 克。泄泻腹痛加肉豆蔻、白术各 10 克。水煎，日服三次。

（3）治痘疹气血不足，随症加减，神效。并治男女气血俱虚等症。熟地、炙甘草、当归、芍药各 10 克，川芎 3 克，人参 5 克（身强者可不用）。如发热不解，或痘未出之先，宜加柴胡或加防风。水煎，日服三次。

### 198. 陆氏六气汤

治痘疹气虚，寒战咬牙；并治男女阳气虚寒。黄芪 15 克，肉桂 5 克，人参 5 克，白术 10 克，当归 8 克，炙甘草 6 克。水煎服。

### 199. 陆氏当归活血汤

治痘疹色紫色枯。生地 20 克，当归 12 克，川芎 10 克，赤芍 15 克，红花 10 克，紫草 15 克。水煎服。

### 200. 陆氏内托汤

治痘疹表虚里实，气血皆虚。人参、黄芪、甘草、当归、川芎、白芍、厚朴、防风、白芷、肉桂、木香、桔梗各 10 克。痘疹红深黑陷属热毒者，去桂枝加紫草、红花、黄芩各 10 克；痘疹淡白灰陷属虚寒者加丁香 5 克温里，肉桂 4 克温表；当贯脓而不贯脓者倍加人参 20 克，黄芪 20 克，当归加糯米 100 克煎熟，每日一剂，早中晚三次服。

### 201. 陆氏治肠痈秘方

凡肠痈生于小肚，小腹隐痛不止者。若气不散渐大内攻而溃，则成大患，宜用此药治之。先以红藤 50 克，好酒 1000 毫升，煎至 500 毫升，午前服，醉卧 60 分钟，午后用紫花地丁 50 克。如前煎服，服后痛必渐止为效。然后服后药除根：蝉蜕、白僵蚕各 5 克，当归、蒲公英、大黄、白花蛇舌草各 25 克，老蜘蛛 2 个火煅。研为粉，空腹每服5克，三日连服自消。

### 202. 陆氏托里散

（1）治一切恶疮、发背疔痈、便毒，始发脉弦洪实数，肿甚欲作脓者。金银花、当归各50克，大黄、朴硝、花粉、连翘、牡蛎、皂角刺各15克，黄芩、赤芍各5克。研粉，每服25克，半酒半水煎服。

（2）治痈疮初发或已发，邪高痛下，疮盛形羸，脉无力者。当归、黄芪、人参各10克，川芎、肉桂、白芷、防风、厚朴、桔梗、甘草各5克。研粉匀，每服10克，可加至30克，热酒调下。加芍药、连翘、木香、乳香、没药，亦名托里散，治发背疔疮。

（3）治疮疡寒变而内陷，脓出清解，皮肤凉，心下痞满，肠鸣切痛，大便溏，食则呕逆，气短呃逆，不得安卧。炮附子20克，炮干姜、羌活各15克，茴香、丁香、沉香、益智仁、炙甘草、陈皮各5克，木香8克，生姜5片。水煎服。

（4）治诸疮溃后，脓多内虚。黄芪、人参、当归、肉桂、茯苓、远志、麦门冬、五味子各等份。为粉匀，每服25克，空腹。

### 203. 陆氏止痛当归汤

治脑疽、背疽穿溃疼痛。当归、生地黄、芍药、黄芪、人参、炙甘草、肉桂各10克。水煎服。

### 204. 陆氏园明眼水

治内障生翳及瞳子散大，多因劳心过度，饮食失节。柴胡、麻黄、黄连、生地各25克，诃子、粉甘草各10克，归身15克。以水二碗先煎麻黄至一碗去沫，入后药同熬至滴水不散去渣，入蜜少许再熬点之。

### 205. 陆氏滋阴地黄丸

治血虚气盛，不能养心。心火旺盛，瞳孔散大，眼疾视物不清。熟地50克，生地40克，柴胡、黄芩、当归各25克，黄连、五味子、地骨皮、麦门冬、枳壳、炙甘草、人参各10克。研粉蜜丸，每服20克，日服2次。忌辛辣之物。

### 206. 陆氏消风养血汤

治目赤肿痛。荆芥、蔓荆子、菊花、白芷、麻黄、防风、桃仁、红花、川芎各5克，当归、白芍、草决明、石决明、甘草各8克。水煎，日服三次。

### 207. 陆氏补阳汤

治青白目翳。人参、酒黄芪、炒白术、茯苓、甘草、陈皮、柴胡、羌活、独活、防风、知母、当归、生地、熟地、白芍、泽泻、肉桂各10克。水煎，日服三次。

### 208. 陆氏益阴补肝肾丸

（1）治肾虚目暗不明。熟地400克，山萸肉、山药、茯苓、丹皮、泽泻各150克，研粉匀蜜丸，空腹盐汤下。每服15克。

（2）治肝肾阴虚，两目昏暗。枸杞子、车前子各100克，熟地黄250克，菟丝子

400 克，当归 250 克，五味子 100 克，川椒 50 克。共研粉，每服 10 克，白开水冲服，日服三次。

### 209. 陆氏定志丸

治目不能远视，能近视者。常服能益心健智疗健忘。远志、菖蒲 100 克，人参、茯苓各 50 克。研粉匀蜜丸，朱砂为衣。每服 10 克，日服三次。

### 210. 陆氏明目丸

（1）安神定惊明目。茯神、柏子仁、酸枣仁、远志、人参、茯苓各 50 克。研粉，酒糊丸，每服 10 克，姜汤下，日服三次。

（2）治目不能远视，不能近视。生地黄、天门冬各 200 克，枳壳、甘菊花各 100 克。研粉蜜丸，每服 10 克，酒水下。

（3）治肾水虚竭，肝有风热，目昏多泪。熟地黄、生地黄、川椒，研粉，蜜丸桐子大，每服 50 粒，空腹盐汤下。

### 211. 陆氏花苓汤

治出血热。金银花、土茯苓各 50 克，连翘、苦参、甘草各 15 克，板蓝根、白花蛇舌草、北沙参各 30 克。水六碗煎至三碗，每次一碗，日三服。

### 212. 陆氏黄白汤

治内伤、外感胃痛，健运不化。黄芪、鸡内金、山药、党参各 15 克，白花蛇舌草、麦芽、谷芽各 30 克，甘草 6 克。水煎，每日一剂，分三次服。

### 213. 陆氏桂忍汤

主治类风湿关节炎。桂枝、赤芍、秦艽、知母、威灵仙各 15 克，忍冬藤、青风藤、何首乌、鸡血藤各 30 克，寻骨风 18 克，鲜桑枝 50 克。水煎，每日一剂，分三次服。

### 214. 陆氏芪甲汤

主治乳糜尿。黄芪、生薏苡仁、茯苓、菟丝子、草薢各 20 克，炮山甲、桃仁、红花各 15 克。水煎，每日一剂，分三次服。

### 215. 陆氏骨刺汤

主治颈椎、腰椎、足跟骨质增生所引起的骨刺疼痛、麻木等症。杭白芍 60 克，木瓜 10 克，威灵仙 15 克，生甘草 10 克。颈椎骨质增生加葛根 30 克，姜黄 10 克；气虚加生黄芪 30 克；痛剧加桃仁、红花各 10 克；腰椎骨质增生加川续断、桑寄生各 30 克；足跟骨质增生加牛膝、淫羊藿各 15 克。如服药后脾虚出现腹泻，可加入苍术 15 克健脾祛湿。水煎，每日一剂，分三次服。

# 陆氏食疗歌

豆类花生含有钾，紫菜红枣多有钠。
乳类豆类多有钙，蔬菜肉类含有镁。
鱼类蔬菜含磷多，木耳豆类多有铁。
肝脏蔬菜多有铜，核桃瘦肉含锌多。
豆类茶叶含有锰，豆类蔬菜多有钴。
鸡鱼海产多有铬，扁豆黄豆含钼多。
蚕蛹海产含硒多，海带菠菜多有碘。
鱼类豆类含氟多，维生素 A 鱼肝油。
粗米粗面维 $B_1$，动物肝中维 $B_2$。
米糠鸡肉维 $B_6$，动物肝中维 $B_{12}$。
新鲜蔬菜含维 C，蛋黄牛奶多维 D。
植物油中含维 E，动物肝脏含维 K。
冬瓜香蕉通便秘，大蒜马菜治痢疾。
韭菜含铁补血液，萝卜顺气去肺疾。
蛇胆活络明双目，柿果醒酒通耳鼻。
茄子宽肠可散血，芹菜能使血压低。
黄梨消炎润咽喉，红枣生津补精气。
莲子用心清醒脾，肾虚还需食枸杞。
西瓜利尿治消渴，山楂散结能健脾。
花生生吃除胃痛，苹果常吃增智力。
强筋健身有黑豆，破滞消坚是青皮。
葱白发汗逐肺邪，山药补阴生肉肌。
桂圆止怔医健忘，橄榄开胃消积食。
海藻性寒治瘿瘤，槐花无毒治五痔。
芝麻能教容颜美，木耳会令发如漆。
动物肝脏含有硒，白菜帮叶多维 C。
黑菜微含铁元素，黄豆富含蛋白质。
甜菜含糖热量升，苦瓜虽苦将神提。
称作人参胡萝卜，媲美鸡蛋西红柿。
瓜果蔬菜千百种，忌偏忌过多选取。
一日三餐变花样，保君健康强身体。